王晓燕儿科临证丛书

王晓燕儿科临床经验集

主编 王晓燕

全国百佳图书出版单位
中国中医药出版社
·北 京·

图书在版编目（CIP）数据

王晓燕儿科临床经验集 / 王晓燕主编 . — 北京：中国中医药出版社，2022.8

（王晓燕儿科临证丛书）

ISBN 978–7–5132–7651–1

Ⅰ . ①王⋯　Ⅱ . ①王⋯　Ⅲ . ①中医儿科学 – 中医临床 – 经验 – 中国 – 现代　Ⅳ . ① R272

中国版本图书馆 CIP 数据核字（2022）第 095135 号

中国中医药出版社出版

北京经济技术开发区科创十三街 31 号院二区 8 号楼

邮政编码　100176

传真　010-64405721

三河市同力彩印有限公司印刷

各地新华书店经销

开本 880×1230　1/32　印张 13　字数 298 千字

2022 年 8 月第 1 版　2022 年 8 月第 1 次印刷

书号　ISBN 978–7–5132–7651–1

定价　55.00 元

网址　www.cptcm.com

服 务 热 线　010-64405510

购 书 热 线　010-89535836

维 权 打 假　010-64405753

微信服务号　**zgzyycbs**

微商城网址　**https://kdt.im/LIdUGr**

官 方 微 博　**http://e.weibo.com/cptcm**

天猫旗舰店网址　**https://zgzyycbs.tmall.com**

如有印装质量问题请与本社出版部联系（010-64405510）

版权专有　侵权必究

《王晓燕儿科临床经验集》
编委会

　　王晓燕，河南陕县人，主任医师，硕士生导师，国务院特殊津贴专家，全国第六批中医药学术经验继承工作指导老师，河南省首届名中医，郑州市首届百名名医。兼任中国中医药促进会综合儿科分会副会长、中华中医药学会儿科分会常务委员、中国中医药高等教育理事会儿科教学研究会常务理事、河南省中医药学会儿科专业副主任委员、郑州市中医药学会儿科专业主任委员。

　　王晓燕1985年毕业于河南中医学院，同年分配至郑州市中医院工作，一直战斗在儿科一线，从事儿科临床、科研、教学工作。2006年以来担任儿科主任及学科带头人，带领科室获批国家临床重点专科、国家十二五中医临床重点专科。在日常工作中秉承"爱心、细心、耐心、匠心、恒心、童心"的科训，始终贯彻"中西合璧、防治一体、内外兼施、用心护童"的科室宗旨。王晓燕主持科研课题近20项，多次获省市厅局科研奖励，发表专业学术论文四十余篇，作为主编、副主编编写医学专著六部，获发明专利1项、使用新型专利4项。

王晓燕从医数十载，深感中医博大精深、奥妙无穷，凭借着对中医的热爱与执着，集诸家之长，创自己之路。

王晓燕崇尚"上工不治已病治未病"，主张把"辨体保健"作为中医儿科预防保健的方向，即以辨识小儿体质为基础，以"未病而防"为指导思想，根据小儿成长的动态，不同年龄段、不同体质给予个性化的保健建议，充分发挥中医、中药的优势，调节小儿偏颇体质，达到预防保健的目的。

小儿之病，古人谓之"哑科"，王晓燕观病周详，去伪存真，临床辨证丝丝入扣，知常达变。王晓燕不但精于辨证施治，且主张辨证、辨质及辨病三结合；治疗用药因小儿体属"稚阴稚阳"，多采用法取中庸、性不偏依的"和"法，和其不和，以缓济急，以巧取胜。

小儿年幼无知，依从性差，针对中药汤剂口感苦难于喂服，注射剂因疼痛难于接受的情况，王晓燕积极挖掘创新开展中医特色外治途径，带领科室开展了膏药贴敷、中药结肠滴注、香囊、中药熏蒸、穴位埋线、推拿按摩等技术，并研制出简、验、廉、便的丸散煎煮特色制剂，受到家长及患儿的认可和好评。

作为中医人，王晓燕心怀悬壶济世之志，肩负薪火传承之责，临证问诊不厌其烦，交代事宜无论巨细，以"老吾老，

以及人之老；幼吾幼，以及人之幼"的博爱之心深得患者爱
戴。她研读经典、笔耕不辍，融会贯通、古为今用，跟师带
徒、传道授业，科研创新、从不懈怠。《王晓燕儿科临证丛
书》为其门人收集、整理相关资料所编纂的介绍王晓燕学术经
验的系列丛书，以紧密结合临床、指导临床实际应用为宗旨，
系统介绍了王晓燕的学术思想、绿色外治经验及临证验案。本
丛书的出版将对深入挖掘名中医学术思想、弘扬名中医学术经
验、提高名中医专家传承工作影响力和知名度、促进中医人才
培养起到积极的推动作用。

《王晓燕儿科临证丛书》指导委员会

2022年7月

编写说明

王晓燕从事儿科临床、科研、教学近40年，数十年的行医路上，她以精湛的医术、博爱之心赢得病患的赞誉，用实际行动诠释着一名中医儿科专家的执着和坚守。王晓燕曾师从著名儿科泰斗刘弼臣先生、马融教授，并深得其言传身教，师其法而不泥其方，擅长诊治小咳嗽、厌食、抽动症、小儿女科等疾病。王晓燕临床辨证丝丝入扣，知常达变，不但精于辨证施治，且主张辨证、辨质及辨病三结合；治疗用药考虑到小儿体属"稚阴稚阳"，多采用法取中庸、性不偏依的"和"法，和其不和，以缓济急，以巧取胜；"以人为本"，守正创新，把传统中医中药灵活变通，剂型改良便于服用，内外之法择优施治。

《王晓燕临床经验集》为其门人搜集、整理资料所编纂，介绍了王晓燕的学术思想及临床经验，以紧密结合临床，指导临床实际应用为宗旨，继承创新，颇多新意。

因小儿"脾常不足，肝常有余"，加之目前社会竞争激烈，父母的期望值过高，压力过大，使众多孩子性情乖张，肝气不舒，气机不畅，影响脾胃升降功能，致脾运化功能下降，气血化生乏源，从而百病丛生。王晓燕认为"土木并治，肝脾同调"是谓治疗小儿疾病的王道之法，自拟的柴术调肝理脾汤在临床应用屡有卓效。

对于反复发作、缠绵难愈的小儿哮喘，王晓燕提出"防治结合、精治细防、分期施治"的观点，特别强调稳定期的防治，主张"病了治，治了好，好了还治"，务求除"夙根"，以达到根治的目的。在稳定期防治上，王晓燕根据中医"春夏养阳、秋冬养阴"理论及《张氏医通》"白芥子涂法"，研究出了符合小儿的伏九贴。

外感发热是儿科常见病，小儿"体禀少阳"，脏腑薄、藩篱疏，易于发病及传变，且易从阳化热，致使小儿外感发热就诊时，常常是太阳、少阳、阳明三阳合（并）病。王晓燕主张治疗时要抓住三阳之枢的少阳，以和解少阳为主，兼以清泻阳明、疏散太阳，创建"三阳清解法"治疗小儿外感发热，其处方获国家发明专利。

近年来"抽动障碍"的发病逐年增多，王晓燕潜心研究，认为抽动症的病因病机为素有"伏邪（伏风、伏痰）"，外感风邪，内伤七情、饮食而诱发，提出了从"伏邪"论治儿童抽动障碍的观点。

　　本书可供中医临床工作者临证时参考，期盼读者在阅读本书后能有所启发，解决中医学习和临床治疗中遇到的问题。本书的编写虽然认真负责，几易其稿，但仍难免疏漏，不当之处敬请专家批评指正，以便再版时修订、提高。

《王晓燕儿科临床经验集》编写委员会

2022年7月

目录

第一章 学术思想

第一节 历代小儿生理特点之说在儿科临床中的指导意义

小儿生理特点历代有"纯阳之体""稚阴稚阳""体禀少阳""五脏有余不足"的四种说法，在中医儿科临床中具有重要的指导意义，探讨如下。

一、历代小儿生理特点之说的认识

(一)纯阳之体

"纯阳"一词首见于《周易》。《周易》是最能体现中国文化的经典，它认为世界万物是发展变化的，其变化的基本要素是阴(--)和阳(—)。《周易·系辞》云："一阴一阳之谓道。"世界上千姿百态的万物和万物的千变万化都是阴阳相互作用的结果。在周易中"纯阳"指有阳无阴，如八字纯阳，即天干地支都是阳干、阳支时称为八字纯阳。三阳爻的卦象，亦属纯阳之卦。

"纯阳之体"之说，首见于我国现存最早的儿科专著《颅囟经》。《颅囟经·脉法》曰："凡孩子三岁以下，呼为纯阳，元气未散。"但此句对"纯阳"一词的概念未予阐明，从而使后世医家众说纷纭。要理解此处之"纯阳"，首先要理解何为

"元气未散"。

"元气"，是中国古代的哲学概念，始见于先秦哲学著作《鹖冠子》。元，通"原"，"始也"（《说文解字》），指天地万物之本原。《辞海》指出"元气"，亦称"原气"，是人体组织、器官生理功能的基本物质与活动能力。中医学认为"元气"就是真气，是由肾脏中的先天之精气化蒸腾而成的，随生命而来，是生命之本源，藏之于肾，依赖后天之精气不断滋养，通过三焦分布全身，其运动的表现形式有阴阳两个方面，是谓元阴元阳。

元阴在全身的体现包括精、血、津、液的功能，对机体起着滋养濡润作用；元阳在全身的体现包括宗气、中气、卫气和脏腑之气的功能，对机体起着推动、激发、温煦、固摄、防御、蒸腾气化的作用。《颅囟经·脉法》中"凡孩子三岁以下，呼为纯阳，元气未散"中的"元气"，是指由肾脏中的先天之精气化蒸腾而成的，随生而来的部分，在生命诞生伊始，其量是最足的，也是最为强大的。随着形体的不断发展，"元气"一方面供应着身体生长发育的需要，另一方面人体活动也逐渐耗散着元气，到生命将终之时，人体内的元气亦终将耗尽。

三岁之内的婴幼儿，生长发育迅速，需要的营养物质相对较多，而因"脾常不足"，生化之气血主要供应其生长发育，而鲜少能用来补充元气，故用"纯"来表示。"纯阳之体"用"阳"来表示，说明了小儿时期，尤其是3岁以内的婴幼儿生机蓬勃、发育迅速、"以阳为用"的生理特点。

有医家单纯从"纯阳"字意或从周易中八字纯阳、三阳爻代表的纯阳将小儿"纯阳之体"理解为有阳无阴或阳盛阴微，如明代万全《万氏家藏育婴秘诀·鞠养以慎其疾》曰："小儿纯阳之气，嫌于无阴，故下体要露，使近地气以养其阴也。"其中"嫌"字作"近似"解，这种说法显然是违背了中医学"孤阴不生，独阳不长"的观点。部分医家因对"小儿为纯阳之体"的片面理解，认为临床治疗小儿疾病无须温补，如《小儿药证直诀·四库全书目录提要》说："小儿纯阳，无烦益火。"（烦应作"须"解），但我们临床对危重患儿进行观察，发现年龄越小，病情越重，辨证为阳气衰微的证候越多。

又因小儿纯阳之体的生理状态，小儿患病后容易从阳热化出现热证，有些医家把小儿纯阳之体当成阳旺热盛解，在临证时肆用寒凉，以致伤脾败胃甚或克伐小儿生生之气。

（二）稚阴稚阳

随着"纯阳之体"之说在临床应用上出现的弊端，众多医家提出了异议。温病学家吴鞠通在《温病条辨·解儿难》中指出："古称小儿纯阳，此丹灶家言，谓其未曾破身耳。非盛阳之谓，小儿稚阳未充，稚阴未长者也。"明确指出"纯阳"非"盛阳"，创立了小儿为"稚阴稚阳"之体的新说。此说是对儿科鼻祖钱乙有关小儿"肌骨嫩怯""脏腑柔弱""五脏六腑成而未全、全而未壮"生理特点的高度概括。

江育仁对"稚阴稚阳"进行了较全面的解释："这里的阴，一般是指体内精、血、津、液等物质；阳，是指体内脏腑的各种生理功能活动。"稚阴稚阳的观点充分说明了小儿无论在物质基础还是生理功能上都是幼稚、不完善的。

"稚阴稚阳"说的确立，使中医学从功能和物质的角度对小儿生理体质的认识趋向全面，被中医界大多医家所公认。

（三）体禀少阳

少阳学之说源于《黄帝内经》中的阴阳学说。《素问·阴阳类论》云："一阳者，少阳也。"王冰注曰："阳气未大，故曰少阳。"杨上善在《太素·阴阳合·卷五》中说："阳气正月未大，故曰少阳。"所以"少阳"少者，小也，少阳也就是小阳，是阳气初升。明代万全首次提出小儿"体禀少阳"之说。《育婴家秘》指出："儿之初生曰芽儿者，谓如草木之芽，受气初生，其气方盛，亦少阳之气，方长而未已。"

少阳在人体，象征着少火，少火是维系小儿生长发育的生生之气，是人体生命之源。小儿"体禀少阳"，虽然阳气偏盛，生长发育迅速，但是相对成人而言，小儿之阳气仍处于稚嫩和脆弱的状态。小儿初生，阳之始生。阳生阴长，阴随阳长，阴阳互根，相互依存，相互为用，构成了小儿时期阳气占主导地位的阴阳平衡。近代儿科名医徐小圃认为："阳气在生理状态下是全身动力，在病理状态下又是抗病的主力。"当外邪侵袭或内郁之时，阳气首先表现抗邪能力，阴津抗邪作用需要化生阳气来实现。

"阳在外，阴之使也"（《素问·阴阳应象大论》），在小儿阴阳两伤的病例中，往往是阳伤重于阴伤，此与小儿"稚阳"有关，多需及时扶阳，壮阳可统阴，而阴不可统阳。小儿之阴相对于阳来说，是从属地位，临床之中也易出现阴津不足，用药宜"酸甘化阴""宜甘多酸少"。

综上所述，"纯阳之体"之说仅表述了小儿生长发育迅速，以阳为用的特点，对小儿阴阳稚嫩、不足则阐述不够，容易误导一些医家认为小儿"纯阳之体"是有阳无阴或阳盛阴微，而在治疗上忽略温补治疗。因小儿纯阳之体的生理状态，小儿患病后容易从阳热化出现热证，有些医家把小儿纯阳之体当成阳旺热盛解，在临证时肆用寒凉，以致伤脾败胃甚或克伐生生之气。"稚阳稚阴"仅强调了小儿在物质基础与生理功能上幼稚、不完善的一面，而忽略了小儿生长发育迅速的一面。

小儿"体禀少阳"之说则将"纯阳"和"稚阳稚阴"两种论点有机结合起来。

近人安效先、刘弼臣、徐荣谦、虞坚尔教授均推崇和倡导小儿"体禀少阳"学说，认为其涵盖了小儿稚阴稚阳和生机蓬勃、发育迅速的双重特点，是二者的协调统一。小儿稚阴稚阳，无论在物质基础还是功能活动方面都是稚弱的，正因为稚弱不成熟，才不断生长发育以逐渐完善。在小儿生长发育的整个过程中，正气相对稚弱、抗病能力不足和少阳升发是两大突出特点，这是小儿的体质和常态，也是其不同于成人的本质区别所在。因此，小儿发病容易，传变迅速，易虚易实，易寒易热，脏气清灵，随拨随应，易趋康复。

（四）五脏之有余不足

钱乙在《小儿药证直诀》中指出"五脏六腑成而未全……全而未壮""脏腑柔弱，易虚易实，易寒易热"。明代万全通过长期临床探索，总结出小儿"五脏之中肝有余，脾常不足，肾常虚，心热为火同肝论，娇肺遭伤不易愈"的特点。这里万氏强调的五脏有余不足，是属于小儿体质范围内的生理属性，是一种自然的倾向，而不是病理状态下的，即所谓"本脏之气"。"盖肝之有余者……乃阳自然有余也，脾常不足者……乃谷气之自然不足也，此所谓有余不足者，非经云虚实之谓也。""肝属木，旺于春，春乃少阳之气，万物之所资以发生者也。儿之初生曰芽儿者，谓如木之芽，受气初生，其气方盛，亦少阳之气，方长而未已，故曰肝有余。有余者，乃阳自然有余也。""脾司土气，儿之初生，所饮食者乳耳。水谷未入，脾未用事，其气尚弱，故曰不足。不足者，乃谷气之自然不足也。"心常有余是因"心属火，旺于夏，所谓壮火之气也"，肺常不足乃缘"肺为娇脏，难调而易伤也"。肾常不足是由于"肾主虚者，此父母有生之后，禀气不足之谓也"。

西医学认为，新生儿及幼婴儿咳嗽反射及气道平滑肌收缩功能差，纤毛运动功能亦差，难以有效地清除吸入尘埃及异物颗粒。婴幼儿的SIgA、IgG和IgG亚类含量均低。此外，小儿肺泡巨噬细胞功能不足，乳铁蛋白、溶菌酶、干扰素、补体等的数量及活性不足，故易患呼吸道感染。小儿呼吸道相对狭窄，婴幼儿黏膜柔嫩并富含血管，感染时黏膜肿胀易造成堵塞，导致呼吸困难或张口呼吸。

对于消化系统，西医学认为一方面小儿消化系统发育不成熟，胃酸和消化酶分泌较少，而且消化酶的活性较低，对食物耐受力差，不能适应食物质和量的较大变化。另一方面，小儿生长发育快，所需营养物质相对较多，因此消化道负担较重，经常处于紧张状态。再者，小儿机体防御功能较差，胃内酸度低，而且婴儿胃排空较快，对进入胃内的细菌杀灭能力减弱，胃肠道SIgA数量较少，新生儿尚未建立正常肠道菌群。因此，小儿易患消化不良、消化功能紊乱和肠道感染等疾病。对于泌尿系统，西医学认为婴幼儿输尿管壁及弹力纤维发育差，膀胱功能发育不成熟，肾脏调节功能较弱，常表现为不能自主排尿、原发性夜间遗尿。小儿肝脏较成人的大，贮血量和血流量也较成人的多，肝细胞再生能力较强，故肝损害后较易恢复。婴幼儿神经髓鞘完全形成，兴奋易于扩散，高热时易惊厥。小儿交感神经占优势，心率较快。这些与万全的"小儿肺、脾、肾常不足，心、肝常有余"的认识是一致的。

二、小儿生理特点之说在儿科临床中的指导意义

从以上论述可知，四种学说均是指小儿的生理状态。了解这些生理状态，可预知小儿患病后的病理改变，从而可以

指导临床用药。充分认识小儿的生理状态及脏腑"有余不足"的体质特征，对于掌握小儿发病特点、变化趋势及疾病的防治是大有裨益的。

（一）患病后易从阳热化，要早用寒凉之品

因小儿为纯阳之体，阳常有余，可预知患病后容易从阳热化出现热证。刘完素曰："大概小儿病者纯阳，热多冷少也。"叶天士曰："襁褓小儿，体属纯阳，所患热病最多。"《圣济总录·小儿风热》曰："小儿体性纯阳，热气自盛，或因触犯风邪，与热气相搏，外客皮毛，内壅心肺，其状恶风壮热……"如临床上风寒犯肺引起小儿肺炎喘嗽，风寒为时短暂，基本在能明确肺炎喘嗽的诊断时，已入里化热，转为风热闭肺、热毒闭肺或痰热闭肺。临床中此种现象比比皆是。小儿感邪后邪气易于鸱张，从阳化热，由温化火，邪易深入，内陷心包，引动肝风，出现手足抽搐，角弓反张。古代医家将其归纳为"心常有余""肝常有余"。小儿食积也比成人更易酿食化热，上攻咽喉而患乳蛾。所以在治疗小儿无论外感内伤疾病时，均要早加清热之品，以防邪气鸱张，化火动风。但"小儿年幼，阳气未充，故曰纯阳，原非阳气足有余也"（《浮溪医论选》），不可过用苦寒以防克伐生生之气。正如《温病条辨》云："夫苦寒药，为儿科之大禁也，儿科用苦寒最伐生生之气也。"

（二）治疗以"和"为用，慎用大辛、大热、大苦、大寒

"稚阴稚阳"既是小儿生理特点，也是病理基础。《温病条辨·解儿难》认为"肌肤嫩，神气怯，易于感触""脏腑薄，藩篱疏，易于传变""邪之来也，势如奔马，其传变也，急于掣电"。小儿体禀"稚阴稚阳"，阴阳均属不足，寒温不能自

调，外易为六淫所侵；乳食不能自节，内易为饮食所伤。由于小儿"稚阴未长"，故易见阴伤阳亢，表现为热证；又由于小儿"稚阳未充"，也易见阳气虚衰，表现为寒证。临床寒、热、虚、实往往交错出现，形成四者迅速转化或兼夹的情况。小儿寒热虚实的迅速转化均较成人突出，即"易虚易实、易寒易热"。如风寒犯肺之肺炎咳喘可迅速入里化热，而热毒闭肺或痰热闭肺之肺炎喘嗽可因正不胜邪，或失治误治迅速出现面白肤冷、大汗淋漓、唇紫等正虚邪陷、心阳暴脱之虚证；再如小儿外感暑湿或湿热之邪出现腹泻，泻下急迫，脘腹胀痛，属实热之证，若失治误治或正不敌邪，则很快出现湿热留恋不去，气阴两伤的正虚邪恋之变证，甚或出现阴竭阳脱之变证。

但因"稚阴稚阳"，所以治疗用药大辛大热易助热劫伤阴精，大苦大寒易克伐生发之气，正如《温病条辨·解儿难》指出："其用药也，稍呆则滞，稍重则伤，稍不对证，则莫知其乡。"万氏遵《黄帝内经》"以平为期"之旨，提出了"调理但取其平，补泻无过其剂"的治疗思想，总结出小儿用药"贵用和平"。治疗小儿疾病的处方用药应秉承"阴阳不可偏伤"的原则，既要重视保护阳气，又要勿伤阴津，选方力求轻巧灵通，慎用大辛、大热、大苦、大寒之品。要以"和"为用，调其偏胜，扶其不足，祛除寒热，使病祛人安。

（三）调肝理脾，治疗小儿诸多疾病之王道

脾居中属土，为后天之本，气血生化之源。《素问·六节藏象论》曰："五味入口，藏于肠胃，味有所藏，以养五气。"《素问·玉机真脏论》曰："五脏者，皆禀气于胃，胃者五脏之本也。"说明五脏功能在胃气的支持下，才能发挥其各自的生理功能。张仲景在《金匮要略》首篇就指出"四季脾旺不

受邪"，"内伤脾胃，百病由生"。

小儿生长发育迅速，对水谷精微的需求更为迫切，但是小儿"脾常不足"，且饮食不知自制，如调护失宜，过食生冷肥甘厚腻，或突然改变饮食品种，超越正常的脾胃耐受能力，饮食自倍，肠胃乃伤。小儿"肝常有余"，独生子女生活的特殊性，致使小儿所欲不遂，所好未达，性情乖张。繁重学业的负担、考试的竞争压力、父母的期望值过高及家庭的不和等原因致使小儿情志不遂，肝气不疏，气机不畅，影响脾胃升降功能，致脾运化功能下降，气血化生乏源，从而百病丛生。所以"土木同举""肝脾同调"是治疗小儿诸多疾病之王道。

（四）治疗要中病即止，防止伤及正气

因小儿体禀"稚阴稚阳"，以阳为用，虽有发病容易，变化迅速，病情易于恶化的不利一面，但同时也具有气机灵活，反应迅捷，一有转机即容易恢复的一面。正如《景岳全书·小儿则》云："其脏气清灵，随拨随应，但能确得其本而撮取之，则一药可愈。"由于生理上稚阴稚阳的特点，在用药时必须做到治疗迅速，用药准确，剂量适宜，要中病即止。万氏指出临床治疗"勿过剂""犹不可犯其胃气""偏热偏寒之剂，不可多服""有毒之药，皆宜远之"等。总之泻实防伤正，补虚避余邪，对寒热错杂之证须辨明寒重热重，虚实相兼之证要分清主次，谨慎选药，适当配伍，时时顾护脾胃，中病即止。

《素问·宝命全形论》云："人生有形，不离阴阳。"说明小儿初生即开始了自身独立的阴阳平衡。小儿为"纯阳之体""稚阴稚阳""体禀少阳"之说及"五脏有余不足"之说，明确了小儿的阴阳有不同于成人之特点，即受气初生，其气方盛，方盛而未已，稚阴未充，稚阳未长，肺、脾、肾不足，心肝有余，处于阳气始终占主导地位的阴阳平衡。而儿童生长发育过程中的阴阳平衡处于不稳定状态，随着阳气的生发，旧的阴阳平衡被打破，伴随着阴液的补充，又形成新的阴阳平衡。儿童这种阴阳平衡不断地更迭与替换构成儿童期间身体不断生长发育的现象。

尽管疾病的病理变化非常复杂，但是总不外乎阴阳失衡，而阴阳的偏盛和偏衰是阴阳失衡中最基本的变化。充分了解小儿之阴阳偏盛偏衰特点，掌握小儿"脏腑娇嫩，形气未充；生机蓬勃，发育迅速"的生理特点和"发病容易，变化迅速；脏气清灵，易趋康复"的病理特点，可以有效指导儿科临床实践。

第二节　"和法"在儿科的应用

一、概述

"和"是中华文化人文精神和价值取向，起源于先秦古哲学中自然和谐的思想。儒家主张："礼之用，和为贵。"道家创始人老子提出："万物负阴而抱阳，冲气以为和。"认为道蕴含着阴阳两个对立面，阴阳相互作用而构成的"和"是宇宙万物的本源及生存的基础，这是《黄帝内经》《伤寒论》之"和"与"和法"产生的理论渊源。《黄帝内经》虽没有提出明确的治法，但其继承了《周易》的象数思维方式，汲取了"和"的思想精华，以阐释生命和疾病的原理，甚至直接引用了"和"的概念解释病机的变化，如《灵枢·血络论》云："阴阳之气，其新相得而未和合，因而泻之，则阴阳俱脱，表里相离，故脱色而苍苍然。"

《黄帝内经》理论体系的核心思想就是如何保持人体的整体协调和动态平衡，为后世医家奠定了以"和"作为治则的指导思想。

《伤寒论》明确提出了汗法、吐法、下法，虽未言明其他治法，但从其治疗方药分析，已概括了汗、吐、下、和、温、清、补、消八法，或单用，或数法结合应用，或分阶段论治，方治灵活而法度谨严。

清初王子接所著《绛雪园古方选注》将《伤寒论》诸方分为"和、寒、温、汗、吐、下"六剂，其中和剂共44方，桂枝汤列为和剂之首。

金代医家成无己在《伤寒明理论》中提出和解的概念，并首次指出小柴胡汤是和解之剂。"其于不外不内，半表半里，既非发汗之所宜，又非吐下之所对，是当和解则可矣，小柴胡为和解表里之剂也"，成无己用的是"和解"而非"和法"二字，而他所说的"和解"被后世习称为"和法"。

刘完素对"和解"有不同的认识，认为其主要有两层含义：第一，病在半表半里，既不可汗，又不可吐，法当和解；第二，和解之剂用药多平和。元代危亦林《世医得效方》专列"和解剂"一章，亦认同邪在半表半里之间，可用和解之法，以小柴胡汤为代表，指出小柴胡汤非特为表里和解法，还可解血热、消恶血。危氏认为和解剂的特点是"用药致和而且平"。

明代徐春甫首次将"和"作为独立的治法提出，在《古今医统大全》中指出治法有6种，即汗、吐、下、利、温、和。徐春甫认为和法是治疗伤寒非表非里、不寒不热，不可汗，不可下时采用的一种治法，和法的代表方是小柴胡汤和建中汤。

张景岳将自己所制186首新方，分为补、和、散、攻、寒、热、固、因八阵。《新方八阵·和略》将"和方"定义为"和其不和者也"，指出"凡病兼虚者，补而和之；兼滞者，行而和之；兼寒者，温而和之；兼热者，凉而和之。和之为义广矣，亦犹土兼四气，其于补泻温凉之用无所不及，务在调平元气，不失中和之为贵也。和之义则一，而和之法变化无穷焉"。

汪昂认为邪气在半表半里，宜和解，代表方是小柴胡汤，在《医方集解》专列"和解之剂"，下列正方17首，包括小柴胡汤、逍遥散、痛泻要方等；附方36首，对每方的组成、主治、加减、归经、方义、变化方、煎服法、来源等进行详细的注释，涵盖了现代中医方剂学和解少阳、调和肠胃、调和肝脾3个方面的和解剂，成为现代方剂学和解剂的分类基础。

程国彭《医学心悟》首次提出"医门八法"，即汗、和、下、消、吐、清、温、补，并对每一种治法进行详细论述。程氏"医门八法"，为后世广大医家所首肯。程国彭明确和法概念，指出"伤寒在表者可汗，在里者可下，其在半表半里者，唯有和之一法焉""应用柴胡汤和解之"等，并对和法的及误用和法的情况进行总结概括，包括：当和不和误人者；有不当和而和以误人者；有当和而和，和之不当者，如当和而和，而不知寒热之多寡，当和而和，而不知禀质之虚实，当和而和，而不知脏腑之燥湿等。

戴天章在《广瘟疫论》中拓展了和法之义，"寒热并用之谓和，补泻合剂之谓和，表里双解之谓和，平其亢厉之谓和"，戴氏认为和法包含"中和"之义，调和寒热、表里双解、补泻同用，以及平其太过皆可谓之和法，和法之功用在于调和人体气血津液等，使人体阴阳皆达到平和，无太过亦无不及。

综上所述，和法有广义与狭义之分，广义指调和的治疗作用，去除寒热，调其偏性，扶其不足，达到祛邪愈病的治疗法则；狭义是指通过和解的治疗方法，如和解枢机、调和营卫、调和脾胃、调和内外、调和升降等达到治疗目的。

二、部分学术思想

孙思邈《备急千金要方》指出，初生婴孩直至童稚，血气柔弱，易受邪侵，若阳气郁闭则壮热，若寒气袭胃则下痢，冷暖常不能自知，以令儿多病易病。因其为"稚阴未充，稚阳未盛"之体，用药苦寒能削伐生发之气，辛热则耗损真阴精血，攻伐之剂用之不当则耗伤气血。吴鞠通谈到临证给小儿用药时，特指出世医皆误认为小儿纯阳之体，为阳盛热多，故临证时多重用苦寒之药，此举最伤小儿生长之气，正如《温病条辨·解儿难》所言，"其药也，稍呆则滞，稍重则伤，稍不对证，则莫知其乡……"

因此，王晓燕老师临床诊疗多采用中庸、不偏不倚的和法，并且不断扩展与实践"和"的思想，和其不和，以达缓济急调其偏胜，扶其不足，达到"疏其血气，令其调达，而致和平"之目的。

现代治法之中皆有和。和法其于补泻温凉之用无所不及，凡病兼虚者，可补而和之；兼滞者，可行而和之；兼寒者，可温而和之；兼热者，可凉而和之。寒热并用，补泻兼施，调和气血，调理营卫，平衡阴阳，使不和的病理变化重新得到和谐，以平为期。正如张景岳所说："和方之剂，和其不和者也。"临床常采用和解少阳、调和营卫、调和肝脾、调和胃肠、调和脾胃、开膜达原等治疗方法，用于少阳表里失和、太阳营卫不和，肝胆脾胃脏腑气机失和、气血失和、寒热不调、虚实夹杂等病证。

（一）和解少阳法

小儿脏腑薄弱、藩篱疏松、抗病能力差，感邪之后传变迅速，单纯太阳表证阶段非常短暂，往往表证未解即入半表半里之间，甚或入里，或太阳少阳并病、少阳阳明并病，甚或三阳病证同时并见。此病机在于正渐衰而病渐进，邪陷少阳，病在胆与三焦经，然波及阴阳、表里、上下、内外，正邪交争，互有进退。少阳外邻太阳，内近阳明，为三阳之枢机，故和解少阳最为重要。

基于上述思想，王晓燕老师以《伤寒论》之小柴胡汤加减化裁用于临床，方中主用质轻味薄之柴胡，入肝胆二经，既能透解少阳半表之邪，又可疏畅气机之郁滞，是少阳病主药，堪当君药之任；辅以苦寒之黄芩，亦入胆经，善清少阳半里之热，是为臣药。柴、芩合用，一散一清，可使半表之邪得以外透，半里之热得以内彻，凡少阳有邪热者，仲景每以柴、芩相伍。方中生姜、半夏皆为辛温之品，俱入脾胃而调中降逆止呕，凡胃逆呕吐者，仲景大多姜、夏并用。更用人参、甘草、大枣味甘能补，益气和中，扶正祛邪。

王晓燕老师临床常加用葛根辛凉解表，清太阳之热，加用石膏以透热外出，祛阳明气分之热，且尤其注重小儿脾胃的顾护，遣方用药时虽用清热之药，但加入陈皮、神曲、大枣等性温之品以反佐他药寒凉，保护脾胃；辛开、苦降、甘调融为一体，虽治在肝胆，又旁顾脾胃，既和解少阳之邪，清三阳之热，又培补中焦之气，功可疏利三焦，宣通内外，和畅气机。临床不必拘于"伤寒五六日"的天数，只要见"寒热往来"即可用之。

验案一

张某，女，7岁。

现病史：患儿以"发热、咽痛4天"为主诉于2016年6月12日就诊。患儿4天前受凉，发热，流清涕，咽痛，在他院诊为"扁桃体炎"，静脉输注头孢他啶、喜炎平3天，效果欠佳。现症见：每日午后发热，多汗，流黄涕，咽红肿疼痛，干呕，饮食欠佳，大便稍干，舌质红，苔黄厚腻，脉滑数。

此为太阳表证未解，又陷太阳、少阳、阳明三阳合病。治宜和解少阳，兼以解表清里。予小柴胡汤加减。拟方：柴胡12g，黄芩10g，姜半夏5g，石膏20g，荆芥10g，知母6g，鸡内金10g，炒牵牛子10g，炙甘草3g，生姜3片，大枣3枚为引。服药3剂后，患儿热退，饮食好转，大便正常。

（二）调和营卫法

卫属阳，营属阴。根据阴阳属性，卫气宜温宜固，营气宜养宜敛，阴阳互根，故应平调之。王晓燕老师常用仲景滋阴和阳、调和营卫之桂枝汤治疗。桂枝辛温，解肌祛风，温通卫阳，以散卫分之邪；白芍酸甘，滋阴和营，和血脉、固腠理；生姜辛甘以助卫阳，大枣甘平以调和营；一阴一阳，一表一里，滋阴和阳，从而达到调和营卫、调和气血、调和脾胃、调和阴阳的治疗作用，正所谓"察阴阳所在而调之，以平为期"。营卫之气的化生之源乃中焦脾胃，小儿脾胃娇弱，只有中焦脾胃功能正常，营卫之气才能旺盛畅行，故调和营卫又应以调脾胃为基础，以求营卫阴阳平衡。临床中可加用地骨皮、浮小麦等治疗卫气虚弱，营阴不守，营卫失和所致的小儿体虚反复感冒。王晓燕老师用此方治外感表证，也可用于治疗内伤杂症，如加用苍耳子、蝉蜕、僵蚕等用于过敏性鼻炎、荨麻疹，联合痛泻要方治疗过敏性肠炎，联合龙骨、牡蛎治疗多汗、失眠等。

验案一

王某，男，3岁。

现病史：患儿以"发热、咳嗽6天"为主诉于2017年3月6日就诊。患儿6天前因受凉出现发热，体温高达38.9℃，伴咳嗽，有痰，平素体质较弱，易反复出现流涕、鼻塞、咳嗽，饮食欠佳，二便正常。查体：咽充血，扁桃体Ⅱ度肿大，双肺听诊呼吸音粗，未闻及干湿啰音。血常规示细菌感染，支原体阴性。经静滴头孢曲松、炎琥宁5天，体温由高热转为低热，仍咳嗽，少痰，多汗。查体：舌质淡红，苔花剥，指纹紫滞。

此患儿诊为"体虚感冒"，辨证为营卫失和，邪毒留恋。治以扶正固表，调和营卫，兼清热止咳。拟方：桂枝6g，芍药6g，煅龙骨20g，煅牡蛎20g，百部5g，柴胡8g，射干3g，地骨皮10g，神曲10g，炙甘草3g，生姜3片，大枣3枚为引。服药3剂后，患儿热退，咳嗽明显减轻。上方调整为：桂枝5g，芍药6g，浮小麦10g，百部3g，知母6g，地骨皮6g，神曲10g，炙甘草3g。继服药4剂后病愈。

验案二

黄某，女，8岁。

现病史：患儿以"间断流涕、鼻塞3个月"为主诉于2016年5月20日就诊。患儿3个月前因调护失宜出现流涕、鼻塞症状，服用小儿解感颗粒、小儿感冒颗粒后症状稍好转，每日晨起时打喷嚏，流涕。随天气渐暖，遇花粉、柳絮后上述症状加重。查体：舌质红，苔薄黄，脉浮数。

此患儿诊为"鼻鼽"，辨证为肺气虚弱，卫表不固，风寒乘虚而入，犯及鼻窍，邪正相搏，肺气不得通调，鼻窍壅塞。治以调和营卫，宣肺通窍，方以桂枝汤加减。处方：桂枝6g，芍药10g，辛夷6g，苍耳子10g，川芎6g，白芷10g，蝉蜕

6g，僵蚕10g，桔梗5g，陈皮6g，薄荷6g，神曲10g，炙甘草3g。服药5剂后，鼻塞、流涕减轻，晨起症状明显好转，继服5剂，上述症状消失。

（三）开膜达原法

吴又可在《温疫论·原病》中提出膜原"内不在脏腑，外不在经络，舍于夹脊之内，去表不远，附近于胃，乃表里之分界，是为半表半里"。湿热郁伏膜原，邪在半表半里之间，汗之伤表，下之伤里，治必以达原饮之开透直达病所，祛邪外出。小柴胡汤以和表里之气，是以邪得外解、里得其和。临床凡出现寒热如疟，湿热阻遏，表里之证并见者，即可予柴胡达原饮加减为治。

验案一

孟某，男，8岁。

现病史：患儿以"间断发热6天"为主诉于2016年5月20日就诊。患儿间断发热6天，最高体温38.9℃，伴咽痛。查血常规、CRP未见异常，流感病毒（-）。服用蒲地蓝消炎口服液、小儿柴桂退热颗粒，疗效欠佳，体温反复。就诊时患儿精神可，饮食欠佳，大便稍干。查体：咽充血，听诊两肺呼吸音粗，腹稍胀。舌质红，苔厚腻，脉滑数。

此为邪伏膜原，治以疏利气机、宣散祛邪。方用柴胡达原饮。拟方：柴胡10g，黄芩10g，石膏30g，桔梗10g，板蓝根15g，僵蚕10g，草果6g，厚朴6g，槟榔10g，知母10g，青蒿10g，炒牵牛子10g，炙甘草3g。服药5剂后热退，体温未再反复。

（四）调和胃肠法

幼儿智识未开，乳食不知自节，饥饱不均，因喂养不当或夏令调护失宜，积滞不消，损伤脾胃，寒热错杂，升降失调，清浊混淆可致胃肠不和、肚腹胀痛、呕吐泄泻、不思饮食等疾病。临床可根据不同表现，灵活选用半夏泻心汤、生姜泻心汤、甘草泻心汤、黄连汤、旋覆代赭汤等，寒热互用以和其阴阳，苦辛并进以调其升降，补泻兼施以顾其虚实。

若出现呕而肠鸣下利，心下痞证，可选用半夏泻心汤，功在和调脾胃，降逆消痞，为和而消痞法；若出现干噫食臭，肠鸣下利之心下痞硬证，可选用生姜泻心汤，功在和调脾胃，化饮消痞，为和而化饮消痞法；若出现干呕心烦，肠鸣下利日数十行，谷不化之心下痞硬证，可选用甘草泻心汤，功在和调脾胃，补虚消痞，为和而补中消痞法。若出现上热下寒之腹痛欲呕吐证，可选用黄连汤，功在和调升降，清上温下，为和而清温法。若出现噫气不除，心下痞硬证，可选用旋覆代赭汤，功在和调脾胃，化痰降气，为和而化痰法。

六腑以通为用，脾运化失职，六腑不通，气滞经脉，胃纳不开，用药时加用半夏、陈皮、黄芩、苍术等，燥湿与行气并用，燥湿以健脾，行气以祛湿，使湿去脾健，气机调畅，脾胃自和。患儿久病，脾胃气阴不足，可加用薏苡仁、山药、白芍等，以健脾益气，滋阴养胃。

验案一

钱某，女，10岁。

现病史：患儿以"纳差、脘腹胀满4天"为主诉于2016年7月6日就诊。患儿4天前因食冷饮出现胃部胀满，伴呕吐，纳差，睡眠不安，大便稀溏，舌质红，苔白厚腻，脉滑。

此因脾胃素有蕴热，又过食冷饮，损伤中阳，以至寒热互结，胃气不和而成。治以寒热并用，和胃降逆，开结除痞。方用半夏泻心汤加减。拟方：黄连6g，黄芩8g，干姜8g，姜半夏5g，茯苓10g，黄芩6g，陈皮6g，鸡内金10g，炙甘草3g。服药4剂而愈。

（五）调和肝脾法

小儿肝常有余，肝气郁结，横犯脾胃或脾虚不运，影响肝之疏泄而致胸闷胁痛、脘腹胀痛、不思饮食、大便不调等肝脾不和之证，可选用四逆散、逍遥散等。治疗过程中可加苍术、陈皮运脾燥湿，加半夏化痰降逆、和胃止呕，加佛手、延胡索、柴胡、木香疏肝理气健脾，加白芍、石斛、竹茹滋阴柔肝，使肝胃得和，气血得行，以收全功。若脾虚肝乘，痞满呃逆者，重在安胃，治以旋覆代赭汤加减。

若肝旺乘克脾胃，脾失健运，加之小儿过度紧张，神机受累或外邪留恋致肝失疏泄，郁而化火，引动肝风而抽动者，治以疏肝健脾，多选逍遥散加味。柴胡疏肝解郁，当归、白芍养血柔肝，白术、茯苓健脾祛湿，使运化有权，气血有源；方中甘草既有益气补中，又可缓肝之急。痰湿盛者可加用陈皮、半夏燥湿化痰；久病多瘀者，可加桃仁活血化瘀。运用过程中应体用兼顾，气血同治，肝脾同调。

验案一

张某，男，7岁。

现病史：患儿以"间断腹痛、呕吐半年"为主诉于2017年4月7日就诊。患儿半年来不明原因反复出现腹痛，伴呕吐，多因精神紧张、生气发作，近日上诉症状加重，大便不畅。查体：面色萎黄，精神可，心肺听诊无异常，腹软，脐周有压痛，无紧张及反跳痛，脾未触及。查血常规、CRP未见异常，Hp（-）。舌红，苔白厚，脉弦滑。

此病为肝气犯胃，胃失和降引起的肝胃不和之证。治以疏肝理气，健脾和胃。方用二陈汤合左金丸加减。拟方：苍术6g，陈皮6g，姜半夏6g，黄连3g，佛手6g，炒白芍10g，延胡索10g，柴胡6g，木香6g，石斛10g，竹茹5g，炒鸡内金10g，炒麦芽10g，炙甘草3g。服药1周后上述症状明显减轻，上方加减继服用1周后痊愈。

验案二

吴某，男，7岁。

现病史：患儿于2013年3月20日以"反复眨眼、耸鼻、歪嘴、吭吭半年余"为主诉就诊。患儿半年来反复出现以上动作，每因精神紧张加重，平素性情急躁，饮食欠佳，二便正常。舌质淡红，苔薄黄，脉细弦。检查脑电图未见异常。

此患儿诊断为抽动症，辨证为肝气郁结，横犯脾胃而致脾虚肝旺。治以健脾疏肝，方用逍遥散加味。拟方：柴胡6g，茯苓10g，白术10g，当归6g，炒白芍10g，夏枯草12g，钩藤12g，僵蚕10g，全蝎3g，木蝴蝶6g，陈皮6g，半夏5g，桃仁10g，炙甘草3g。以此方加减调理3个月痊愈。

第三节 "三阳清解法"治疗小儿外感发热

中医学认为发热是指人体受到外邪侵袭，体内正气与外在邪气抗争而产生的热性病证的病理过程，致病因素分为内因和外因。内因归咎于小儿脏腑柔嫩，形气未盛，抵御外邪能力不足，外邪容易乘虚而入导致发病；外因多是外感六淫之邪或疫毒之气，伤及肺卫，加上小儿"纯阳之体""脾常不足"，风热夹滞是临床常见证型。

王晓燕老师认为小儿气血未充，脏腑脆薄，藩篱不固，易于传变，往往太阳表证未解而病邪即入少阳半表半里，正气抗邪，导致胆经郁热，上波及心神，下逆犯脾胃，以致小儿就诊时大多太阳、少阳、阳明三证并见。治疗时要抓住三阳之枢的少阳，以和解少阳为主，兼以清泻阳明、疏散太阳。王晓燕老师称之为"三阳清解法"，根据多年的临床经验拟定了三阳清解方，临床以此方加减治疗小儿外感发热取得良好疗效。

一、外感发热的认识

外感发热是机体受外邪侵袭，使得营卫功能失和，脏腑功能失调，气机运行逆乱，阳气郁闭，正气抗邪而产生的热性病证的病理过程。中医虽无小儿外感发热病名，但根据其表现将其归属到"感冒""伤寒""中风""冒风"等范畴。外感发热具备骤然起病、时间较短、快速传变的特征，易从温化热，从阳化火，从卫表深入气分。若病情未得到控制，更深入蔓延至营血，导致神昏、抽搐等诸多变证，甚或对小儿生命造成威胁。

（一）外感发热的病因

小儿外感发热病因分为内因、外因两方面。

1.外感六淫及疫毒

小儿脏腑稚嫩，形气未充，藩篱不固，寒热不能自控，家长如有顾护不周，易受外邪侵袭而致外感发热。《素问·至真要大论》认为疾病的发生，都源于风寒暑湿燥火。风、寒、暑、湿、燥、火六淫可以单独致病，亦可以两种以上病邪兼夹致病。外感发热病因的差异性，与季节、时令、气候、地域等因素有关。

风为百病之长，外感多以风邪为常见，夹杂寒、热、暑、湿、燥等发病。风为阳邪，善行而数变，在不同季节，往往随着时气自皮毛或口鼻侵犯人体，如冬季多兼寒邪而为病，恶寒甚；春天多夹热邪，发热较明显；夏日、梅雨节多伴暑湿之邪，头身困重明显；秋季多夹燥邪，伤津、干咳、口渴多见。

疫毒又称戾气、异气、疫邪，为一种特殊的病邪，致病力强，具有较强的季节性和传染性。疫疠之毒，其性猛烈，一旦感受疫毒，则起病急骤，传变迅速，卫表症状短暂，较快出现高热。

2.饮食不当

小儿脾脏常虚，生理功能稚嫩，形态结构脆薄，但儿童正处在生机蓬勃发展时期，身体对各种精微物质需求大，脾胃负担重。然小儿神志未开，饮食随性缺乏调控，如若父母调养失当，容易伤及脾胃。临床常见致病因素有：①饮食不节，损伤脾胃：进食性质失宜，进食量和质失度，都会引起脾气受损，运化失司。②饮食不足，正气虚弱：饮食量少、质差等引起水谷精微摄入不足，使脏腑失养、气血虚弱等。③饮食偏颇，营养不均：挑食、嗜食某物，使得某一方偏盛、另一方虚弱，造成小儿体质不平和，阴阳强弱不均。④饮食不洁，损脾伤胃：如误食被邪气污染或变质的食物等。以上因素均可为导致脾胃机体受损，伤及正气，为外邪侵入提供了内在基础及条件。

3.情志因素

《严氏济生方·中风论治》认为或由忧思，或由惊恐，或由喜怒，致真气先虚，荣卫失和，腠理疏松，外邪乘虚而入，说明情志因素的变化可为外感病的发生提供可乘之机。小儿神气怯弱，心主神明功能稚嫩，易受惊吓，加之"肝常有余"，筋脉未盛，风木易动，受外邪侵袭热犯肝经，心神难安，可导致高热、惊厥、甚至昏迷等现象。

4.体质因素

《灵枢》认为："风雨寒热不得虚，邪不能独伤人……此必因虚邪之风，与其身形，两虚相得，乃客其形。"《幼科释谜·感冒》载："感冒之原，由卫气虚，元府不闭，腠理常疏，虚邪贼风，卫阳受摅。"《灵枢·寿夭刚柔》说："人之生也，有刚有柔，有强有弱，有短有长，有阴有阳。"人与人之间存在着个体差异，与先天禀赋有关。这些理论阐明疾病的发生是内外因相互影响的结果，内因为主导，而小儿肺常虚、卫外不固，使其易于感触外邪，若胎禀虚弱更易外感。

（二）外感发热之风热夹滞病机

外邪伤人多以风邪为主，常兼他邪气，临床尤以风寒、风热二证常见，而小儿体禀纯阳，受外邪侵袭后容易化热，临床多见风热证型，正如《宣明论方·小儿门》言："大概小儿之病，多属纯阳，多热少冷。"《幼科要略·总论》亦云："襁褓小儿，体属纯阳，所患热病居多。"

小儿"脾常不足"，受外邪侵犯后，伤及脾胃功能，致使乳食停滞，集聚中焦，出现腹胀满、乳食差、恶心、腹泻等夹滞证候，此为先有外感后有滞；若进食不节，食滞不化，脾胃运化失司，津不上承，肺失宣降，卫外不固，招致外邪，此为先有滞后有外感。外感发热虽多犯肺卫，但和脾胃功能是否健全有着非常重要的联系。临床所见也证实小儿外感发热几乎均夹有积滞。

（三）"三阳"病机

《伤寒论》是我国第一部研究外感热病的专著，系统地论述了外感热病的病因病机和证治规律，提出了外感热病的六经辨证理论，揭示了诸外在致病因素（包括误治）引起疾病传变的共性规律及外感六淫之邪（包括疫病之邪）所致疾病传变规律的纲领性原则。《伤寒论》六经传变规律的基本内涵是：把外感疾病的传变，看成是一个发展变化的过程，这一过程具有明显的阶段性，其具体表现可概括为性质完全不同的两个病变阶段，即疾病性质属阳、属热、属实的三阳阶段和疾病性质属阴、属寒、属虚的三阴阶段。在这两个阶段中，又各有不同的阶段。三阳阶段主要反映邪正斗争，由初起到炽盛的阶段。三阴阶段主要反映正气由始到衰竭的阶段。而疾病由三阳阶段演变到三阴阶段，则反映了疾病性质的质变。

三阳阶段是外邪由浅入深的传变。其顺序一般为太阳→少阳→阳明，其中太阳为表，阳明为里，少阳位于表里之间，是谓半表半里。亦有病发少阳或直中阳明者，在此阶段，邪气强盛，正气不衰，邪正相争是疾病的主要病理表现。随着邪气的步步深入，人体正气也必然层层奋起与邪气相争。这样，邪正斗争随着外邪深入愈演愈烈，疾病也就由轻到重地发展演变，于是就表现出疾病由浅入深的传变。

太阳病为热病初期，相当于西医的感冒发热初期，由鼻病毒、腺病毒、呼吸道合胞病毒等引起的上呼吸道感染，表现为鼻塞、喷嚏、咽痛、乏力、发热、恶寒、无汗等症状。而流行感冒是由流感病毒引起，以高热、全身肌肉酸痛等全身症状为主，西医学主张以对症治疗为主，抗病毒治疗疗效不确切。此阶段邪气未盛，阴气未伤，阳气受伤不明显，因阳气郁闭至一定程度出现发热，当治以汗解。

阳明病多为热病极期，是指外感疾病过程中，邪气传入阳明经、腑，以致阳热充盛，胃肠燥热，经腑同病，不得通泄，郁而化热，其性质为里实证。阳明病是外感病发展过程中，正邪斗争最为剧烈的阶段。阳明病以"胃家实"为主要病机，即指胃肠的实证、热证。阳明为多气多血之经，阳气旺盛，邪入阳明最易入里，郁而化热。但阳明病的发热，既不同于太阳病的恶寒发热，也不同于少阳的寒热往来，它是表邪入里，热邪没有外出通道，导致热邪在里，郁而化热所致，具有但热不寒、潮热、壮热等特征，当治以清、下解。

少阳处于太阳、阳明之间，外则从太阳之开，内则从阳明之合，称之为枢，所以说少阳主枢是调达内外之枢纽。少阳病是在此生理基础上发生的。外邪侵犯少阳，胆火上炎，三焦经脉不和，枢机不利，经气不利，进而影响脾胃，故以"口苦、咽干、目眩"为总纲。根据少阳自身的生理特点，少阳病易经腑同病，易气郁、化火，易生痰、生饮、生水，易伴发太阳、阳明、太阴之气不和等特点，当治以和解。

三阳的传变规律是"太阳—少阳—阳明"，为何仲景及王书和编排为"太阳—阳明—少阳"？因欲言中者，必先言其表里，表里明则中自现也。因为少阳处于表里之间，多有兼夹，不先言明太阳阳明的证治，则无法更清晰地讲少阳，比如少阳兼太阳的柴胡加桂枝汤证、少阳兼阳明的大柴胡汤证和柴胡加芒硝汤证等，所以先讲阳明，后讲少阳，此也乃仲圣之大智也。且《伤寒论》有云："恶寒何故自罢？答曰：阳明居中，主土也。万物所归，无所复传。始虽恶寒，二日自止，此为阳明病也。"既然为"万物所归，无所复传"，又怎么会阳明经证罢再传少阳？

太阳病邪在表，故恶寒或恶寒发热并见，少阳病在半表半里之间，故寒热往来，阳明病是但热不寒，故此也可反证三阳的传变规律是"太阳—少阳—阳明"。临床上外感病发生发展的实际情况要复杂得多，这就决定了六经传变的复杂性。初起大多表现为太阳病，发病后，病情按排列次序传变的称为"循经传"，不按排列次序传变的称为"越经传"。但也有未经传变，初起即为少阳或阳明病的，称为"本经自病"；初起两经病同时发病的，称为"合病"；初起阳经与阴经同时发病的称"两感"；先有一经病证然后逐步出现另一经病证，从而两经病证同时存在的称为"并病"。

少阳病的成因，主要是太阳病失治或者误治由太阳传来，也可以是厥阴之邪外出少阳；也可以是少阳本经受邪，少阳经脉循行于人体的体表，它直接和外界接触，所以它直接感受外来的风寒邪气而发病，然后邪气循经入腑，这就形成了少阳病。少阳病可以传阳明，但阳明病不可传少阳。

太阳与少阳合（并）病：表证宜以汗法，而少阳证忌汗、吐、下法。《伤寒论》认为："太阳与少阳并病，头项强痛，或眩冒，时如结胸，心下痞硬者，当刺大椎第一间、肺俞、肝俞，慎不可发汗，发汗则谵语。"本病头项强痛为太阳证，又见头眩昏冒，胸胁痞满之少阳证。邪在太阳则当汗，邪在少阳则禁汗。太阳与少阳并病，亦不可汗。既不可汗，则两经郁经之邪无可解之法，故治当刺大椎、肺俞、肝俞，亦可用柴胡桂枝汤和解少阳为主，兼散表邪，不可峻汗或攻下。

《伤寒论》172条曰："太阳与少阳合病，自下利者，与黄芩汤，若呕者，黄芩加半夏生姜汤主之。"对于此条，普遍认为是有合病之名而无合病之实，此方中无一味解表治疗太阳病的药，说明此时太阳病已罢。方中黄芩入胆经，主治气分。芍药入肝经，属血分药，提示下利属胆火内郁，波及大肠，气分有热涉及血分，说明邪已在少阳。然以无一味解表之药，就断定无太阳病未免太过武断。此条之本意确为"太阳与少阳合病"，而并非仅为里、或为半表半里之说，是仲景对合病的症状描述择其要、其甚、其急，治疗抓住重点病机，先治其要，故用黄芩汤以清少阳里热，此处正是体现了仲景在治疗合病时的思路。少阳之邪热一解，少阳枢机则利，太阳之邪因而自解。

少阳与阳明合（并）病：少阳之病宜和解而忌汗、吐、下法，阳明里热结实宜用下法。少阳若误用下法，则易成结胸、成痞，后果严重。《伤寒论》229条云："阳明病，发潮热，大便溏，小便自可，胸胁满不去者，与小柴胡汤。"条文明确写了"阳明病"，其确有"发潮热"一证，然"大便溏"可见阳明未成实，且有"胸胁满"一证，可见少阳证为主，少阳之邪还没有完全进入阳明，阳明热邪还未成实。虽有阳明之热，但比燥实之热要轻。故用小柴胡汤和解少阳之枢。

《伤寒论》230条云："阳明病，胁下硬满，不大便而呕，舌上白苔者，可与小柴胡汤。"此条是少阳与阳明合病，胁下硬满是少阳病的一个主要症状，为少阳之气不和，呕是胃气上逆。不大便属于阳明病，而阳明病不大便应用大柴胡汤，但其舌苔应黄，此处舌苔白，应是少阳之苔，说明邪在少阳还未入阳明。且此处的不大便并不是阳明燥热，而是肝胆之气郁结，上焦不通所致，小柴胡汤能疏通三焦，上焦得通，气就得利，津液得下，大便自通。

《伤寒论》136条曰："伤寒十余日，热结在里，复往来寒热者，与大柴胡汤。"这说明邪已并入阳明化热成实，但病变仍未离少阳。方中柴胡的配伍仍为外解少阳之邪，枢转少阳之机，使热从外解，而大黄则泄里清热，使阳明腑实热结从内解，以达表里双解之功。在治法上，病在少阳，本禁用下法，但在兼有阳明热结腑实的情况下，必须表里兼顾。因此《医方集解》曰："少阳固不可下，然兼阳明腑证则当下。"大柴胡汤配伍既不悖于少阳禁下的原则，又可表里同治，使少阳、阳明之邪得以双解。

三阳合（并）病：太阳、阳明、少阳三经合病，太阳表证宜汗，阳明里证宜下，少阳半表半里宜和解。那么三阳合病治疗当如何应用？《伤寒论》中明确提到三阳合病的有两条，《伤寒论》219条云："三阳合病，腹满身重，难以转侧，口不仁而面垢，谵语遗尿。发汗则谵语，下之则额上生汗，手足逆冷。若自汗出者，白虎汤主之。"少阳枢机不利则身重而难以转侧，阳明胃肠病则腹满，阳明胃热蒸于上则口不仁而面垢，阳明胃中热盛出现谵语神昏，热邪逼迫膀胱致不能控制小便而遗尿。发病之初是太阳、少阳、阳明同时受病，随着病情的发展变化，太阳与少阳之邪渐减，病邪聚于阳明而出现阳明里热炽盛，故当从阳明热证主治，宜用白虎汤清而解之。

经方大师胡希恕对该条文有不同的见解，他认为此处是一个倒装句，最后一句"若自汗出者，白虎汤主之"应该挪到前面，全句为："三阳合病，腹满身重，难以转侧，口不仁而面垢，谵语遗尿。若自汗出者，白虎汤主之。发汗则谵语，下之则额上生汗，手足逆冷。"这样就容易理解了。

《伤寒论》268条云："三阳合病，脉浮大，上关上，但欲眠睡，目合则汗。"此条虽没有明确写出三阳合病的治法，但在文中，提出了三阳合病之脉。浮为太阳之脉，大为阳明之脉，上关上是言脉势有余，长直有力，与少阳之弦脉相同。可见，"脉浮大，上关上"为三阳合病之脉象。而"但欲眠睡"，是三阳合病，热邪较盛，三阳经郁热之气上蒸于头目，而令人神昏但欲眠睡。阳明热盛，热邪迫津液外出而见盗汗。可见此条亦是三阳合病，以阳明热盛为主。

除以上两处明确提及"三阳合病"之外,《伤寒论》中实为三阳合病但中未明言的还有三处,均用小柴胡汤治疗。

1.伤寒四五日,身热恶风,颈项强,胁下满,手足温而渴者,小柴胡汤主之(《伤寒论》99条)。身热恶风、颈项强属太阳表证;胁下满属少阳半表半里证;手足温而渴属阳明里证。可见本条是三阳症见,治从少阳,以和解为主,治以小柴胡汤。

2.阳明中风,口苦咽干,腹满微喘,发热恶寒,脉浮而紧。若下之,则腹满,小便难也(《伤寒论》189条)。本条句首明言属"阳明""发热恶寒,脉浮而紧"属太阳,"口苦咽干"属少阳。柯琴对此有精到述评:"此为阳明初病在里之表,津液素亏,故有是证。若以腹满为胃实而下之,津液既竭,腹更满而小便难,必大便反易矣。此中风转中寒,胃实转胃虚,初能食而致反不能食之机也。伤寒中风,但见有柴胡一证便是,则口苦咽干,当从少阳证治。"

3.阳明中风,脉弦浮大而短气,腹都满,胁下及心痛,久按之气不通,鼻干不得汗,嗜卧,一身及面目悉黄,小便难,有潮热,时时哕,耳前后肿,刺之小差。外不解,病过十日,脉续浮者,与小柴胡汤(《伤寒论》231条)。阳明中风,即太阳中风转属阳明。弦为少阳脉,浮为太阳脉,大为阳明脉。腹都满即上下腹俱满,为里有水气;胁下及心痛,指胁下及心下俱痛,属少阳证;鼻干属阳明证;不得汗即不得汗出,属太阳证;嗜卧属少阳证;一身及面目悉黄,小便难,为黄疸病;有潮热,时时哕,属阳明证;耳前后肿属少阳证。由以上脉证可知,此为三阳合病并发黄疸,湿热不解郁而发黄疸的证治,只要大便不干结,仍可用小柴胡汤。

后世医家对于三阳合病的治疗也有阐发,如柴葛解肌汤。

《医宗金鉴·卷三·删补名医方论》有云："治三阳合病，头痛发热，心烦不眠，嗌干耳聋，恶寒无汗，三阳证同见者，石膏、柴胡、羌活、白芷、黄芩、芍药、桔梗、甘草、葛根，加姜枣，水煎服。"对此，吴谦有专门注释："陶华制此以代葛根汤，不知葛根汤，只是太阳、阳明药，而此方君柴胡，则是又治少阳也；用之于太阳，阳明合病，不合也。若用之以治三阳合病，表里邪轻者，无不效也。仲景于三阳合病，用白虎汤主之者，因热甚也，曰汗之则谵语遗尿，下之则额汗厥逆，正示人惟宜以和解立法，不可轻于汗下也。此方得之葛根、白芷，解阳明正病之邪，羌活解太阳不尽之邪，柴胡解少阳初入之邪，佐膏、芩治诸经热，而专意在清阳明，佐芍药敛诸散药而不令过汗，桔梗载诸药上行三阳，甘草和诸药通调表里。施于病在三阳，以意增减，未有不愈者也。"

综上所述，合病的治疗要遵循六经病的治疗原则，如太阳病宜发汗外解，少阳病宜用和解之法，阳明病宜用清法、下法。在遵循六经病的治疗原则的同时也要重视三阳经各经治法的禁忌，如太阳病禁下法，少阳病禁汗、吐、下法，阳明病禁汗法等，违反治疗原则和禁忌，则易出现变证、坏证，甚至加重病情，危及生命。在遵循相应的治则治法情况下，"临证当注意症状的主次先后，详审病机，分轻重缓急"，针对小儿特殊体质，一定明确判断是以哪经病变为主，哪经病变为从。要协调相互间的矛盾，解决主要矛盾的同时兼顾次要矛盾。

二、"三阳清解法"经验总结

（一）理论探讨

小儿如春之草木始生，各种功能都娇弱稚嫩，机体阴阳平衡处于一种较低水平的平衡状态，经不起外邪侵袭，所以较成人易于感触邪气而生病且较容易传变，如《温病条辨·解儿难》认为小儿"肌肤嫩，神气怯，易于感触""脏腑薄，藩篱疏，易于传变""邪之来也，势如奔马，其传变也，急如掣电"，即"易虚易实，易寒易热"。治疗用药大辛大热易助热劫伤阴精，大苦大寒易克伐生发之气。正如《温病条辨·解儿难》指出："其用药也，稍呆则滞，稍重则伤，稍不对证，则莫知其乡。"因此，王晓燕老师在临床特别主张使用"和"法，指出小儿用药"贵用和平"。

和法是通过和解或调和的作用，以扶正祛邪，协调内脏功能的治法。它既不同于补法中的扶正为主，也不同于汗、吐、下法专事攻邪。

和法最早见于《黄帝内经》，其意主要是调和的意思，张仲景创制了被后世称之为和解剂主方的小柴胡汤，但并没有具体指出它是"和法"的代表方剂，成无己《注解伤寒论》始以小柴胡为和剂，他在《伤寒明理论》中说："伤寒邪气在表者，必渍形以为汗；邪气在里者，必荡涤以为利。其于不外不内，半表半里，既非发汗之所宜，又非吐下之所对，是当和解则可矣。小柴胡为和解表里之剂也。"而仲景的原始意思，似乎是不用大发汗、大攻下，用较轻和的方药即可缓解病情，这种方法就是和解。后世对和法有较大扩展，而和法的适应范围也较广，临床运用和法时须掌握适应证，不可因"和法"作用平稳而滥用，应该"和而勿泛"。

和法是通过和解与调和的方法，针对阴阳、升降、寒热、表里等错杂的病机矛盾，顺应人体自和趋势，采用比较和缓的药物或寒热并用，或升降并举，或散收并行，从而调整人体阴阳、脏腑、气血等，使之归于平复的治法，主要包括和解少阳、调和阳明、调和脾胃、调和肝脾与调和营卫等内容。"胃者，五脏之本也"，因小儿处于快速生长发育阶段，身体对各种水谷精微的需求量大，一旦脾胃功能出现异常，则各种营养摄入不足，致使机体免疫低下，百病丛生，正所谓"脾胃虚弱，百病蜂起"。所以，治疗疾病时强调对"脾胃"的调护，脾胃为本，兼顾他脏，在遣方用药方面以"和"为贵，调和诸脏平衡，少用药性峻猛、苦寒或毒副作用大的药物，即使对于热毒炙盛之病邪，也是中病即止，绝不因贪图一时之快，而伤及脾胃。

针对小儿外感发热一病，王晓燕老师认为小儿外感发热病位虽在肺，但"小儿脾常虚"，遭受邪气侵袭，多易伤及运化功能，饮食稍有不慎，极易出现乳食积聚，停滞不前，阻滞中焦，多见乳食欠佳、脘腹胀满等夹滞证候，而导致阳明胃病。加之小儿脏腑薄弱、藩篱疏松、抗病能力差，疾病容易传变，单纯太阳表证阶段非常短暂，往往表证未解即入半表半里，侵犯少阳胆经，胆热内郁，郁热而生，枢机不利，致使太阳、阳明、少阳三经受累，三证并见。然少阳为三阳之枢，故在治疗三阳合病时应以和解少阳为主，兼以清泻阳明、疏散太阳，王晓燕老师称之为三阳清解法。基于上述思想，在《伤寒论》白虎汤，大、小柴胡汤及《伤寒六书》柴葛解肌汤基础上衍化出三阳清解方。

（二）临床应用

三阳清解方：葛根、柴胡、黄芩、生石膏、生栀子、莪术、生大黄、甘草。

方中葛根辛凉解表入太阳；柴胡轻清升散，黄芩清泻相火，和解少阳；石膏甘寒清解阳明气分热邪，大黄泄热通便荡涤阳明腑热，栀子苦寒，能清三焦湿热。全方共奏辛凉解表、和解少阳、清泻阳明之效。且据现代研究，柴胡、黄芩、栀子、大黄均有抑制病毒、细菌及解热、抗炎作用，葛根、石膏均有很好的解热作用。

方中加入莪术，其意有四：一用其活血化瘀之功，增进药物的吸收；二用其消积行气之能，增强患儿的食欲；三取其苦温辛散之性，反佐上药过于寒凉之弊；四取其挥发油抑制病毒、细菌及增强免疫之效。

风热表邪得解，积滞内热得清，少阳枢机得疏，随着汗出体温渐降，进而脉静身和，退热平稳，体温很少反跳，且伴随症状改善迅速。根据临床表现可随症加减：恶寒无汗加羌活、藿香；呕吐加姜半夏；纳食减少加炒鸡内金；心烦懊恼加淡豆豉；咳嗽有痰加浙贝母、陈皮；惊厥加蝉蜕、钩藤；大便稀，去大黄，加车前草、薏苡仁。

小儿年幼无知，中药汤剂口感较差难于喂服，吐药拒药现象时有发生。据此王晓燕老师将"三阳清解液"改为直肠、乙状结肠滴注给药，不仅有效解决了小儿吃药怕苦、打针怕疼的难题，同时减少小儿静脉滴注用药的情况，减轻了家庭经济负担。

外感发热病在肺卫，"肺与大肠相表里"，采用中药直肠、乙状结肠滴入可使药力循经上达肺卫而奏祛邪退热之功，达到"内病外治"的目的。这也是中医"上病下取""六腑以通为用"在儿科治疗中的具体体现。采用直肠、乙状结肠滴注给药可控制药液滴入速度，给药速度慢，药液不至于很快在肠道蓄积过多，使患儿产生便意而排出，有利于药物的吸收，对肛门、直肠的刺激较保留灌肠法小得多。

药物通过直肠滴入可透过黏膜吸收入血而发挥作用，其途径有三：一是通过直肠上静脉经门静脉进入肝脏，二是通过直肠中静脉、下静脉和肛管静脉进入下腔静脉，绕过肝脏直接进入大循环，三是直肠淋巴系统的吸收。有研究认为50%～70%的药物经第二途径吸收，避免了肝药酶代谢产生的首过效应。

现代药理研究证明，大黄泻下作用的有效成分为番泻苷类结合性蒽醌苷，柴胡皂苷对实验动物有镇静、解热等作用，黄芩苷、汉黄芩苷亦是黄芩清热解毒的有效成分等，这些苷类在偏酸或偏碱的环境中会水解为苷元与糖类而失去生物活性。莪术具有活血化瘀、消食化积之功，但其成分口服进入小肠与碱结合生成不溶性盐，很难被吸收。

直肠、结肠黏膜的pH值为7.4，近中性且无缓冲能力，药物进入肠道到达肠壁时，非解离型的药物比解离型的药物容易吸收。因此直肠、乙状结肠给药不但避免了口服药物对胃黏膜的刺激及可能产生的胃肠道不良反应，避免了胃内酸性环境及小肠内碱性环境及肝脏对药物有效成分的破坏，且使药物更易吸收，血中药物保持较强的活性，防止或减少了药物对肝脏的毒副作用，在儿科又解决了小儿服药困难的问题，对伴有呕吐的患者尤其适用。

众所周知，小儿感冒占儿科发病率首位，乳食积滞是其常见兼夹症，发热是其常见临床表现，治疗失当可诱发惊厥的发生，或转为肺炎、心肌炎等，给患儿带来极大痛苦，也给家长带来极大困扰。我院（郑州市中医院）采用直肠、乙状结肠滴注给药治疗该病，临床已应用十余年，取得了较好的临床疗效。此种给药方式操作简便，价格低廉，毒副作用小，临床疗效好，有效解决了小儿吃药怕苦、打针怕痛的难题，家长及患儿依从性高，具有良好的推广应用前景，是一种特别适合推广使用的中医外治方法。

第四节 "调肝理脾法"治疗小儿常见病

一、整体辨证，注重肝脾

《证治准绳·幼科》云："此皆五脏相胜，病机不离五行生克制化之理者，盖小儿初生襁褓，未有七情六欲，只是形体脆弱，血气未定，脏腑精神未完，所以有脏气虚实胜乘之病。"人体是一个统一的有机整体，以五脏为中心，配以六腑，通过经络的枢纽作用，连接腠理、筋骨、百骸。人体不仅在结构上相关联，生理、病理也是相互影响和制约的。各脏腑组织各有不同的功能，但它们并不是各不相关、各自为政的，而是通过五行之间的生克制化进行调节控制，从而维持一定的相对稳态，构成生命活动的整体。如《素问·经脉别论》云："饮入于胃，游溢精气，上输于脾，脾气散精，上归于肺，通调水道，下输膀胱，水精四布，五经并行。合于四时五脏阴阳，揆度以为常也。"人体的阴平阳秘正是五脏六腑相互交织调和的结果，辨证施治时要立足于整体全面考虑，才能在因时、因地、因人制宜的实际应用中体现原则性和灵活性，取得较好的治疗效果。

然五脏中，脾为后天之本，气血生化之源，肝贯阴阳，统气血，居真元之间，握升降之枢，肝脾二者对人体生理功能的正常运行起着至关重要的作用，肝脾功能的协调是维持人体各脏腑功能正常的关键所在。

二、肝脾生理病理的辨证统一

肝属木，性喜条达而恶抑郁，藏血而主疏泄。脾属土，性喜燥恶湿，统血而主运化，为后天之本，气血化生之源。肝脾同居中焦，关系密切。脾气得肝气疏泄，则能发挥运化水谷、水湿之功能；脾气旺盛，生血充足，肝才能有所藏，藏血充足，肝气得以濡养而使肝气冲和条达，从而助脾之运化。肝脾生理关系为"土得木以疏通""木赖以土滋养"。肝脾二者之间木疏土、土养木；木克土，土生金制木，这种相互依存、相互制约的功能关系，称为肝脾调和。若肝脾任何一方偏盛或偏衰，出现木乘土、土侮木等各种乘侮表现，统称为肝脾失调。小儿"脾常不足"，而维持生长发育及日常活动所需营养相对较多，且饮食不知自制，如调护失宜，过食生冷肥甘厚腻，或突然改变饮食品种，超越正常的脾胃耐受能力，均可损伤脾胃，致脾胃运化无力、健运失常。小儿"肝常有余"，独生子女生活的特殊性，致使小儿所欲不遂，所好未达，性情乖张。繁重学业的负担、考试的竞争压力、父母的期望过高及家庭的不和等原因致使小儿情志不遂，肝气不疏，气机不畅，影响脾胃升降功能，脾的运化功能下降，气血化生乏源，从而百病丛生。

三、调肝理脾王道之法

调肝理脾思想源于《金匮要略·脏腑经络先后病脉证》："夫治未病者，见肝之病，知肝传脾，当先实脾，四季脾旺不受邪，即勿补之……夫肝之病，补用酸，助用焦苦，益用甘味之药调之，肝虚则用此法，实则不在用之。"小儿的生理病理特点，导致其临床非常容易出现肝脾不调的病证。肝脾功能失调，旁及五脏六腑，机体功能失常，可出现多种病证，故调肝理脾法在儿科的临床应用非常广泛。

（一）调肝理脾法在消化系统疾病中的应用

小儿在生长发育过程中，需要水谷精微的濡养，而小儿又脏腑娇嫩，《小儿药证直诀·变蒸》提出小儿"五脏六腑，成而未全，全而未壮"，说明小儿各脏腑功能形态相对处于薄弱阶段。《万氏家藏育婴秘诀·幼科发微赋》亦认为小儿"血气未充""胃肠脆薄"。脾气不足，运化功能稚弱，易饥易饱，大便不调，饮食稍有不当，易患呕吐、泄泻、积滞、腹痛等。对此可选用四君子汤、参苓白术散、补中益气汤、平胃散、葛根芩连汤、保和丸、温胆汤、藿香正气散等方剂作为基础治疗，酌加疏肝、清肝、平肝之品。

肝主疏泄，调畅气机，疏利胆汁，输于肠道，促进脾胃对饮食物的纳运功能，并有助于中焦脾胃气机升降协调，脾气健旺，运化正常，水谷精微充足，气血生化有源，肝体得以濡养而有利于疏泄。小儿肝常有余，若肝失疏泄，气机郁滞，肝气横逆易致脾失健运而可出现小儿纳呆腹胀、肠鸣腹泻、便秘等脾系疾病。对此可选用柴胡疏肝散、小柴胡汤、四逆散、左金丸、龙胆泻肝汤、逍遥散等方剂为基础治疗，酌加健脾消食和胃之品。临床上但见脾胃之病，或肝病，且不可忘肝而治脾，忘脾而治肝。正如叶天士提出"肝为起病之源，胃为传病之所"，消化系统疾病的辨证论治重在肝脾同调。

（二）调肝理脾法在呼吸系统疾病中的应用

肺主气司呼吸，朝百脉而助心行血，从肺与肝脾之间的关系而论，常见的有木火刑金，木旺侮金之肝火犯肺咳嗽，以及脾失健运，聚湿生痰上犯于肺之痰湿咳嗽。从脏腑生理角度上讲，肝主升发，肺主肃降，肝从左升，肺从右降，如《素问·刺禁论》中"肝生于左，肺藏于右"，二者升降协调有助于维持人体气机正常运行。从脏腑病理角度上讲，小儿肝常有余，气有余便是火，肝之升发过度，肺失肃降即木旺侮金，肝火犯肺。

《幼科发挥·五脏虚实补泻之法》提出："盖肝乃少阳之气,儿之初生,如木方萌,乃少阳生长之气,以渐而壮,故有余也。"少阳郁热,气机不调,肝胆之气易上逆犯肺,故易出现咳嗽、哮喘等疾病。在清肺的同时可酌加清肝、疏肝之品。可辨证选择银翘散、桑菊饮、麻杏石甘汤、大青龙汤、小青龙汤、泻白散等方剂为基础加龙胆草、青黛、柴胡、黄芩、夏枯草、钩藤、僵蚕、蝉蜕等。外邪侵犯肌表,正气趋外奋起抗之,体内正气不足,易致脾胃运化无力,出现不欲饮食等,治疗时可酌加健脾益气之品,如四君子汤、六君子汤、玉屏风散等,亦可加消食和胃之品,如焦神曲、焦麦芽、炒莱菔子等。

（三）调肝理脾法在神经系统疾病的应用

《素问·灵兰秘典论》云:"心者,君主之官也,神明出焉。"其内在含义指的是人体全身脏腑、经络、气血津液的生理功能与精神、意识、思维等的心理活动的功能密切相关。心藏神,主宰意识、思维、情感等精神活动;肝主疏泄,调畅气机,维持心情舒畅。心肝两脏,相互为用,共同维持正常的精神活动。心血充盈,心神健旺,有助于肝气疏泄,情志调畅;肝气疏泄有度,情志畅快,有利于心神内守。心主血而脾生血,心主行血而脾主统血,心脾两脏的协同主要表现在血液的生成和运行方面,脾气旺,血液化生有源,以保证心血充盈,若脾气失于健运,化源不足,则可导致血虚而心失所养。所以,神经系统系疾病与心、肝、脾三脏密切相关。《素问·宣明五气》云:"心藏神,肺藏魄,肝藏魂,脾藏意,肾藏志。"小儿元气未充,神气怯弱,若猝见异物,乍闻异声,或不慎跌仆,暴受惊恐,惊则气乱,恐则气下,致使心失守舍,神无所依,轻者神志不宁,惊惕不安,重者心神失主,痰涎上壅,引动肝风,发为惊厥;小儿禀赋不足或病后失养,损伤脾胃,脾虚不运，水湿潴留，聚液成痰，痰气互结，则易心神被蒙，神志不清；小儿肝常有余，肝主疏泄，性喜条达，若情志失调，五脏失和，则气机不畅，郁久化火，可引动肝风，出现癫痫、惊风、抽动症等疾患。治疗神经系统疾病时，可从治肝治脾着手，调肝理脾出发，从而达到安神定志之目的。临床上可以辨证选择归脾汤、柴胡疏肝散、温胆汤、天麻钩藤饮、镇惊丸等。

（四）调肝理脾常用药物

调肝法包括疏肝、泻肝、清肝、平肝、镇肝、敛肝、柔肝等，调肝常用药如下。疏肝理气：香附、柴胡、郁金、天台乌药、川楝子等；清肝泻火：密蒙花、牡丹皮、栀子、赤芍、龙胆草、青黛、柴胡配黄芩等；养肝柔肝：白芍、当归、乌梅、柏子仁、酸枣仁、龟甲等；平肝潜阳：生龙骨、生牡蛎、钩藤、菊花、代赭石、僵蚕、桑叶、菊花、蝉蜕等。

理脾法包括健脾、运脾、温脾、醒脾、祛湿、消食等。《素问·藏气法时论》云："脾欲缓，急食甘以缓之，用苦泻之，甘补之。"因此在选择健脾药时，以味甘者为佳，健脾益气药可选：党参、白术、山药、炙甘草、大枣等。小儿"脾健不在补贵在运"，燥湿运脾药可用：苍术、白豆蔻、厚朴、草果、藿香等。和脾渗湿：扁豆、莲子肉、薏苡仁等；理脾和中：砂仁、木香、陈皮等。醒脾开胃：焦三仙（焦山楂、焦麦芽、焦神曲）、莱菔子、鸡内金等。

（五）柴术调肝理脾汤

王晓燕老师根据多年临床经验创立柴术调肝理脾汤，临床取得较满意效果。基本药物组成：苍术、白术、柴胡、白芍、陈皮、莱菔子、蝉蜕、炙甘草。本方是在逍遥散基础上化裁而来。逍遥散出自宋代医书《太平惠民和剂局方》，距今已有近千年历史，为肝郁血虚，脾失健运之证而设，是调和肝脾之名方。小儿"脾常不足"，易患脾胃之疾。在治疗上，偏补则壅碍气机，峻消则损脾伤正。因此，江育仁老先生提出"脾健不在补而贵在运"的理论。运者，有行、转、旋、动之义，皆动而不息之意。张隐庵《本草崇原》云："凡欲补脾，则用白术，凡欲运脾，则用苍术。"所以王晓燕老师选用苍术芳香醒脾助运，柴胡疏肝理气解郁，二者调肝理脾，共为君药；白术益气健脾，燥湿利水，陈皮理气调中开胃，燥湿化痰，莱菔子消食化积，祛痰下气，三者为臣药；白芍味苦性平，入肝胆经，能养血柔肝，缓急止痛，且防止苍术、陈皮、白术过燥之性，用蝉蜕易薄荷，是因二者均入肝、肺之经，蝉蜕可取代薄荷在逍遥散中透达肝经郁热之效，而又有解痉安神之功，对于肝脾不和而致夜眠欠佳，烦躁不安者尤为实用，二者共为佐药；炙甘草健脾益气，调和诸药为使药。全方共奏调肝理脾，消食化痰之功。方中柴胡配白芍，柴胡疏肝解郁，白芍养血柔肝，一散一收，一气一血，刚柔相济；柴胡配莱菔子，柴胡升气，莱菔子降气，一升一降，调和肝脾气机；苍术配白术，苍术走而不守，白术守而不走，一走一守，运脾健脾；白芍配炙甘草，白芍酸苦养血，甘草甘平益气，一酸一甘，一血一气，酸甘化阴，缓急止痛。白术配莱菔子，白术健脾益气，莱菔子行气消食，一消一补，以复脾胃升降。纵观本方运脾调中、燥湿化痰，消食开胃，疏肝理气，养血柔肝。补中寓消，消中有补，补不碍滞，消不伤正，恰合肝喜条达恶抑郁，脾喜燥恶湿之特性，又合小儿"脏腑娇嫩""脏气清灵"且"脾常不足、肝常有余"的特点。

第五节 "通因通用法"之探讨

"通因通用"语出《黄帝内经》，是临床常用治法，历来对四字理解众说不一。王晓燕老师认为"通因通用"法属于因势利导，在临床用之恰当常起"四两拨千斤"之效，但用之不当，祸不旋踵，所以，既不可畏而不用，亦不可忽而轻用。

一、"通因通用"的渊源和概念

"通因通用"法是《黄帝内经》提出的反治法之一，《素问·至真要大论》曰："逆者正治，从者反治。"这一论点历代医家多有所述，并加以发挥，例如王冰注曰："逆病气而正治，则以寒攻热，以热攻寒。虽从顺病气，乃反治法也。"张介宾解释说："病热而治寒，病寒而治热，于病似逆，于治为顺，故曰逆，正顺也。病热而治以热，病寒而治以寒，于病若顺，于治为反，故曰顺，正逆也。"高士宗认为其有假者，似寒而实热，似热而实寒，似凉而实温，似温而实凉也，如是则反于常理，又当以其反以治之。可见所谓"正治""反治"是针对疾病征象而言，当疾病的临床征象与疾病的性质不符，出现假象时，如"阴盛格阳，阳盛格阴""大实有羸状，至虚有盛候"等，医生就要加以分析，辨明真伪，辨证求因，正如原文所强调"必伏其所主，而先其所因"，治疗则采取顺从症状而逆于证候的方法。究其实，排除了假象，"反治"亦是"正治"，而且是治本之法，所以《素问·至真要大论》用"其始则同，其终则异"八字揭示其实质。若将"反治"的原理予以推广，何止"热因热用，寒因寒用，塞因塞用，通因通用"四端，如以右治左，以左治右，病在上取之下，病在下取之上，病在中而傍取之等均属之。

了解了"反治"法，"通因通用"的实质就不难理解了。"通"的涵义，《说文解字》的解释为"达也"，《辞海》认为"贯通，由此端及彼端，中无阻隔"。

"通因通用"狭义的意义是宣通郁滞、通利二便之法。正如张从正所言："所谓通剂者，流通之谓也。前后不得溲便，宜木通、海金沙、大黄、琥珀、八正散之属。里急后重，数周圊而不便，宜通因通用。"可见，狭义上的"通因通用"法指用通泻之剂治疗下利或小便频数之病证。泻利或尿频本来当用固涩止利之法，但若其病因由湿热下注，蕴结肠道、膀胱所致，则不仅不能固涩，反而当用清热利湿泻下的药物，以祛其湿热。湿热一祛，则腹泻、尿频自止。

然而就人体而言，"通法"不拘泥于"通利"，它有着更深远的意义。人在生命活动中，气机升降出入是体内新陈代谢活动的基本过程，"通"与"不通"关系到脏腑经络、气血阴阳等各方面的功能。张子和谓："君子贵流不贵滞。"就是强调气机必须通畅。《素问·至真要大论》谓："疏其血气，令其调达，而致和平。"实际上就是通法。高士宗说得最为中肯："通之之法，各有不同。调气以和血，调血以和气，通也；上逆者使之下行，中结者使之旁达，亦通也；虚者助之使通，寒者温之使通，无非通之之法也。若必以下泄为通，则妄矣。"由此可见"通法"不可拘泥于下法，而"通"的病证也不仅仅是指腹泻、下利、漏下而言，凡人体某些孔窍所表现通的征象，如出汗、呕吐、吐血、便血、小便淋沥、带下等均可视为通的病证，不过这里所论通的病证是惑人的假象，貌似通而实则不通。此时治病求本，通因通用方可。如张仲景在《伤寒论》与《金匮要略》中用顺势利导法治疗呕吐、汗出、漏下等病证，皆为"通因通用"之意。

张仲景在《伤寒论》中对"通因通用法"的临床应用做了示范性的阐述，如"下利，脉迟而滑者，实也，利未欲止，急下之，宜大承气汤""下利，不欲食者，以有宿食故也，当下之，宜大承气汤"等。虽已下利，但"内实"（即有宿食、有燥屎等），积滞不去，泻痢不止，仍可通因通用，邪去自安。

通因通用往往奇验于实证，故辨证论治尤其重要。若虚实夹杂之证，在治疗中尤其应注意勿伤胃气。凡老、幼、衰弱者，不论肠胃久蓄积滞或瘀阻不通，若贸然峻攻猛下，不但有加重病证之可能，而且因戕伐正气而妨碍后期的康复，必须谨记。"脾为后天之本"在治疗中时刻要顾及脾胃。对虚实夹杂者，或攻补兼施，或先攻后补，不可猛浪。

二、学术思想

《素问·阴阳应象大论》曰："治病必求于本。"疾病临床表现错综复杂，常有大实如羸状，真寒假热，真热假寒者。王晓燕老师临床擅于剥丝抽茧，明辨惑人的假象，找到疾病的本质，而对本治疗。对于貌似通而实则不通的疾病，"通因通用"治疗，常效如桴鼓。"通因通用"其妙在欲止先行、邪去自止，切不可疏忽病机之本质而一味对症用药，过早使用收敛固涩之品，闭门留寇，致邪无出路，在体内作乱。

王晓燕老师认为通因通用法属于因势利导，"四两拨千斤"，与峻下法自有区别。小儿脏腑娇嫩，形气未充，"其用药也，稍呆则滞，稍重则伤，稍不对证则莫知其乡，捉风捕影，转救转剧，转去转远"（《温病条辨·解儿难·儿科总论》）。所以，临床中避免使用峻猛烈药，剂量亦小，并注意掌握"下而勿损""中病即止"的原则，以免诛伐太过。

在运用"通因通用"通腑导滞时，王晓燕老师多选大黄、牵牛子，二者有荡涤积垢、推陈致新之功，常用量以3~5g为宜。配伍、炮制方面也当深究，在治疗不同病证时，配干姜可以温通，配当归养血祛瘀，配党参扶正祛邪，配甘草功力缓和；大黄生用则力猛，冲服力更峻，制熟则力缓，酒蒸可入血。

三、验案举隅

验案一

李某，男，6岁。

现病史：患儿于2000年9月5日以"发热、呕吐2小时，抽搐3次，泻下1次"为主诉就诊。查体：体温40.1℃，脉搏140次/分，呼吸38次/分，血压90/60mmHg，神志不清，面色苍白，颈软，咽稍充血，腹胀，布鲁津斯基征（-），克氏征（-），双侧巴宾斯基征（+）。血常规：白细胞计数21×10^9，中性粒细胞百分率92%。

中医诊断：疫毒痢。

西医诊断：中毒性痢疾。

治法：清肠解毒，泄热开窍镇惊。

方药：大黄10g，枳实12g，黄连6g，黄芩12g，白头翁10g，钩藤10g。7剂，每日1剂，煎汤灌肠。

西药给予抗感染及退热、止痉对症处理。

按语：痢疾多因外感内伏湿热、疫毒之邪或内伤饮食生冷致脾胃与大肠受损而成，所以有"痢无止法"之说。清代喻嘉言长于应用通因通用法，多数医家也强调治痢首要在于通因通用，予邪以出路，常用方有芍药汤、导气汤、枳实导滞丸等，疗效显而易见，毋庸细述。

疫毒痢非同一般痢疾，来势凶急，是因暴感湿热疫毒之邪所发。湿热疫邪，蕴伏肠胃，熏腐肠膜血络，阻滞气机。热深毒重，秘结肠内，邪热不得下达乃化热化火，内窜营分，进迫厥阴、少阴，即见抽风、昏迷等实热内闭之证。若疫毒鸱张，正不胜邪，正气虚衰，阴阳不济，气血凝滞，可发生内闭外脱之危证。若同时伴有便下脓血，邪毒尚有外泄之机，病情有转机之势，险证常可化夷。故治疗本病首当使邪毒有出路，症见痢下，仍须通利。方取大黄、枳实荡涤腑气，导毒下行，黄芩、黄连、白头翁清热解毒燥湿，钩藤镇惊开窍。为取效迅捷，煎汤灌肠，力挽狂澜，使患儿很快转危为安。世人畏泻药如虎，认为易伤正气，其实中医学的辨证治疗中，祛邪正是为了扶正，这一思想在治疗小儿疫毒痢中尤为突出。

验案二

刘某，男，5岁。

现病史：患儿于2014年6月12日以"败血症、化脓性脑膜炎"为诊断收入院。入院后一直发热，昏迷抽搐，予抗感染及退热止痉等西药治疗，取效甚微。邀中医会诊，症见：神昏抽搐，气息微弱，四肢冰凉，脉细而沉，时有粪水从肛门流出，似乎为一片虚弱之象，仔细审查，四肢冰凉而胸腹灼热，泻下清水但臭秽难闻，脘腹胀满、脉细沉而舌质红绛，苔黄而干，实为"大实有羸状"，为里热炽盛，阳盛格阴，热结旁流之里热外寒之症，苔黄而干说明已有伤阴之势，急以大承气汤煎汤灌肠，釜底抽薪，急下存阴，灌出大量燥屎，臭秽难闻，又予羚角钩藤汤加减调理渐愈。

中医诊断：疫毒痢。

西医诊断：中毒性痢疾。

治法：通腑泄热，清热镇惊。

方药：大黄12g，枳实12g，厚朴6g，芒硝6g，钩藤10g。1剂，煎汤灌肠。

次日：体温正常，神志好转，予羚角钩藤汤加减调理渐愈。

按语：热结旁流是泄泻中一种比较特殊的类型，是阳明腑实所致。阳明腑实临床大多表现为痞满燥实，而有仅见粪水杂下不见燥屎排出者，医者切不可为通象所惑，须知此等病人虽下利清水，然所下臭秽难闻，脘腹痞满，疼痛拒按，为腑热炽盛，积滞内结不出，迫肠中浊液从旁而下所致。热结之燥屎为实质，旁流之清水为假象，里热不清，燥屎不除，则病无转机。故以大承气汤釜底抽薪，急下存阴，使塞者通，闭者畅，里热积滞得以荡除则诸症悉平，正所谓"有故无殒，亦无殒也"。如《伤寒论》记载："少阴病，自利清水，色纯青，心下必痛，口干燥者，急下之，宜大承气汤。"何梦瑶《医碥》有更详细的论述："热结旁流，先便闭，后纯利清水，全无粪，此粪结于内也，宜承气汤下结粪而利自止。若服药后，结粪不下，仍利臭水，邪犹在也，病必不减，再下之。"后世《俞长荣论医集》与《王洪图内经临证发挥》中均有成功的治例可资参考。

验案三

刘某，女，3岁。

现病史：患儿于2017年8月2日以"腹泻2天"为主诉就诊。泻下臭秽，伴呕吐，吐物酸腐，服用蒙脱石散、妈咪爱等治疗无效，追问病史，是因暴食牛肉后而发病，诊为伤食泄泻，予王氏保赤丸消食导滞，服用两天后，又予小儿扶脾颗粒健脾消食而收功。

按语：泄泻是儿科常见病之一。小儿脾常不足，又为稚阴稚阳之体，其脏腑娇嫩、形气未足、生机蓬勃、发育迅速，年龄愈小，发育越快，营养需求较成人更为迫切，从而更显示了脾胃功能不足的弱点。小儿饮食不能自节，脾胃受病则受纳运化功能失职，致水谷不化，精微不布，合污而下成为泄泻。明代李中梓总结了治泻九法："一曰淡渗……经云：'治湿不利小便，非其治也。'……一曰疏利，痰凝气滞，食积水停，皆令人泻，随证祛逐，勿使稽留，经云：'实者泻之'，又云：'通因通用是也。'……"其说引经据典，加以发挥，颇令人信服，是中医认识和治疗泄泻的一次里程碑。湿困脾土，健运失职，不能分别水谷，并入大肠而成泄泻，可以淡渗祛湿，利小便以实大便；痰饮停蓄或宿食内停，致使脾运失司，水谷不化而成泄泻，可以分别予以逐饮、消导。渗湿、逐饮、消导治疗泄泻均属于通因通用治法，至今临床仍广泛应用。此患儿为暴食牛肉而致病，当通因通用，食滞得消，胃肠气机和畅，腹泻自愈。若见泻而一味止泻只会闭门留寇，酿生他变。

古代医家"通因通用"治疗腹泻的案例比比皆是。宋代许叔微用温脾汤（含大黄）或干姜丸（含巴豆、大黄）治疗食积在肠胃导致的吐泻；金元时期张子和用无忧散（以牵牛为主药）、舟车丸（大黄、甘遂等）等通下剂治疗泄泻；清代陈士铎因食物中毒而致泄泻，用化毒汤。现代医家也常用之，比如江育仁对脾虚湿滞，病程较长，大便量少夹有黏液，伴腹痛后重，面白肢冷等症，用制大黄、肉桂粉以温通化滞。运用此法时应注意小儿"脾常不足""为稚阴稚阳之体，传变迅速"，切勿攻下太过，要中病即止，再以健脾益气以善其后。

验案四

王某，男，3岁。

现病史：患儿于2001年2月16日就诊，主诉为"呕吐、腹痛两天"，已在某诊所予静脉输液治疗两次无效。查体：腹胀，可闻及气过水声，舌质红，苔黄厚。追问病史，已3天无大便，急予腹透，示不完全性肠梗阻。

中医诊断：呕吐（胃肠实热）。

西医诊断：不完全性肠梗阻。

治法：通腑泄热，和胃止呕。

方药：小承气汤加减。大黄8g（后下），枳壳12g，川厚朴10g，竹茹10g，姜黄连5g，炙甘草3g。3剂，每日1剂，水煎，频服。

煎汤频服，药进大半，泻下大量粪便，臭秽难闻，腑气通畅，胃气下降，则呕吐止。

按语：呕吐皆因胃失和降，气逆于上所致。此患儿为热结胃肠，燥屎不行，则见食入即吐，口中秽浊难闻，口渴喜饮。呕吐，一吐无余，似为通畅，便秘为其根本所在。胃肠实热盘踞，腑气燥结存内，既不能下，势必上攻，故"不通"为本，通则吐止，方用小承气汤通腑泄热，姜黄连、竹茹清热和胃，降逆止呕。肠道通畅，实热得除，胃气下降，则呕吐自止。

六腑以通为用，如胃肠实热盘踞在下，可用三承气汤通腑泄热以止吐，上例即是如此。而如有宿食内停在上者，应以吐止吐之法。如《金匮要略》记载："宿食在上脘，当吐之，宜瓜蒂散。"文中虽未明载有呕吐之症，但宿食停上脘，胃气不降，浊气上逆，当有泛恶欲吐。《医宗金鉴》谓："胃有三脘，宿食在上脘，脘间痛而吐。"因病位在上，用瓜蒂散涌吐，因势利导，引邪外出，上焦得通，其吐亦止。

验案五

王某，女，3岁。

现病史：患儿于2001年7月2日以"尿急、尿频、尿疼、发热3天"为主诉就诊。查体：外阴充血，舌质红，苔黄，脉滑数。化验尿常规：蛋白（+）、白细胞（+++）、红细胞（+）。

中医诊断：尿频（湿热下注）。

西医诊断：泌尿系感染。

治法：清热利湿通淋。

方药：八正散加减。萹蓄5g，瞿麦5g，车前草9g，滑石6g，生栀子6g，猫爪草10g，金钱草12g，黄柏6g，炙甘草3g。3剂，水煎服，每日1剂，早晚分服。

二诊上方去黄柏加炒薏苡仁10g，再服5剂巩固疗效。

按语：小便频数淋沥，窘迫涩痛，尿似通而非通也，是为火热蕴结下焦，膀胱宣化不利所致。湿热蕴结下焦为其根本所在，故用八正散化裁清热利湿通淋，湿热得除，膀胱复司其职，溺窍通利，源正则流清，是"通因通用"的经典治疗。如张从正所言："所谓通利者，流通之谓也。前后不得溲便，宜木通、海金沙、大黄、琥珀、八正散之属。"如久病伤阴，或肾阴不足，虚热内生，封藏失职，尿频尿少，可用猪苓散以淡渗利水、清热养阴。

验案六

张某，男，12岁。

现病史：患儿于2017年10月2日以"尿床1年余"为主诉就诊。患儿自两岁后未再尿床，但自1年前无明显原因出现尿床，屡治无效。症见：一夜遗尿3～4次，尿臊色黄，性情急躁，夜睡磨牙，大便秘结，舌红，苔黄腻，脉滑数。

中医诊断：遗尿（肝经湿热）。

西医诊断：遗尿症。

治法：清肝利湿。

方药：龙胆泻肝丸加减。龙胆草6g，黄芩9g，栀子10g，车前草10g，泽泻9g，泽兰9g，柴胡9g，白芍9g，鸡内金20g，炙甘草3g。6剂，每日1剂，水煎，分两次服。

二诊（10月10日）：药进6剂，遗尿减半，又加石菖蒲10g开窍醒神，炒薏苡仁12g健脾利湿，调理月余而愈。

按语：《灵枢·九针》云："膀胱不约为遗溺"。《类证治裁·遗溺》云："夫膀胱仅主藏溺。主出溺者，三焦之气化耳。"由此可见，小便的正常排泄，有赖于膀胱和三焦的气化功能，而三焦之气化，又与肺、脾、肾、肝等有关。如若肝经湿热，湿热蕴伏下焦，耗灼津液，迫逐膀胱，则睡中遗尿，色黄量少，尿味臊臭。究其表象"遗尿"为"通"之症，实为肝经湿热蕴伏之证。此患儿为典型的肝经湿热，察看前医多用"塞源截流"的温阳补肾，健脾缩尿为则治疗，愈补湿热愈重，愈塞遗尿愈频，治当用清肝利湿的"通"法。其中龙胆草为君药，清泻肝胆实火，清下焦湿热；黄芩、栀子为臣，助龙胆草清泻肝火；泽泻、泽兰、车前草清下焦湿热；佐药为柴胡、白芍，可以柔肝、补阴血、利尿而不伤阴；甘草调和诸药。全方共奏清肝火、利湿热之效。湿热得清，肝气条达，膀胱司约，则遗尿自止。由此可见小儿尿频或遗尿，不可尽以脾肾不足、膀胱不约而专事补涩，而要辨证论治。

验案七

许某，男，3岁。

现病史：患儿于2019年7月20日，以"自汗、盗汗半年余"为主诉就诊。患儿自汗盗汗半年余，已服用玉屏风散、龙牡壮骨颗粒无效。查体：形体肥胖，遍身皆湿且黏，气味酸臭，口气嗅秽，舌红，苔黄而腻。

中医诊断：汗证（湿热蕴结，迫汗外出）。

西医诊断：亚健康。

治法：清热利湿。

方药：三仁汤加减。炒薏苡仁10g，杏仁5g，白豆蔻9g，厚朴7g，枳实9g，焦三仙（焦山楂、焦麦芽、焦神曲）各10g，滑石7g，佩兰10g，甘草3g。3剂，每日1剂，水煎，分两次服。

二诊（7月23日）：服3剂后，汗出渐止。守上方加莱菔子10g以消积行滞，祛除汗出之源。继服3剂后，汗出等症悉除。

按语：出汗乃人体的生理现象，但汗出过度或伴有身体不适，则属病态。汗证的形成是由于人体阴阳失调，腠理不固所致。一般治汗之法，多以"补"立法，遵循《临证指南医案》"阳虚自汗，治宜补气以卫外；阴虚盗汗，治当补阴以营内"的原则。然汗证之病机复杂，不仅是阳虚阴虚而已，实证也颇多见，治疗应通因通用。张仲景就有桂枝汤解肌祛风法、大陷胸汤泄热逐水法、大承气汤泄热通腑法、五苓散及茯苓甘草汤通利小便法、大黄硝石汤攻瘀泄热等"通因通用"以止汗的记载。如《伤寒论》13条云："太阳病，头痛，发热，汗出，恶风者，桂枝汤主之。"《伤寒论》95条云："太阳病，发热汗出者……宜桂枝汤。"这里的桂枝汤证为风邪外袭、腠理疏松、营卫不和所致，而汗出症状为卫不外固、营阴失于内守所致，借桂枝汤发汗，解肌祛风，疏通经络，营卫调和则汗自止。这是以汗止汗、"通因通用"的体现。

此患儿是因宿食积滞，酿湿化热，阻碍气机，致气失宣畅，伏郁熏蒸而汗出，故表现为蒸蒸汗出，汗液易黏或衣服黄染，面赤烘热，烦躁口苦，小便色黄，舌苔黄腻，脉弦滑数或濡滑数。治宜清热化湿、畅通气机，虽不止汗而汗自止。方中杏仁宣利上焦肺气，气行则湿化；白蔻仁芳香化湿，行气宽中，畅中焦之脾气；薏苡仁甘淡性寒，渗湿利水而健脾，使湿热从下焦而去，三仁合用，三焦分消，是为君药。滑石甘寒淡渗，加强君药利湿清热之功，是为臣药。厚朴、枳实行气化湿，散结除满，是为佐药，焦三仙（焦山楂、焦麦芽、焦神曲）、莱菔子消积、行滞，祛除汗出之源；甘草调和诸药；全方共奏清热利湿之功效，使得气机通畅而汗自止。

验案八

黄某，女，8岁。

现病史：患儿因"紫癜反复出现1年余"于2013年3月23日初诊。患儿1年前患感冒时双下肢出现紫癜，诊为"过敏性紫癜"，治疗后皮疹消失，但至此之后反复发作。症见：咽稍红，瘀斑色淡紫，面色萎黄，神疲乏力。舌质红，舌体胖，边有齿痕，苔薄白，脉滑。

中医诊断：紫癜（气不摄血）。

西医诊断：过敏性紫癜。

治法：补气摄血，活血化瘀。

方药：当归补血汤加减（颗粒剂）。黄芪15g，当归10g，白术12g，茯苓12g，仙鹤草10g，茜草10g，白芍10g，血余炭15g，三七3g，丹参10g，炙甘草3g。7剂，每日1剂，冲服200mL，早晚分服。

二诊（3月30日）：皮疹基本消退，未再出新的皮疹，效不更方，服用20余剂，随访1年未再复发。

按语：患儿病情迁延日久，气虚不能统血，脾虚不能摄血，而致紫癜反复发作。治疗当以健脾益气摄血，但临床须知"离经之血是为瘀血""久病入络"之古训，所以，治疗加用活血化瘀之品。

血症为血不循经而致的一种病证，临床可见衄血、便血、尿血、咯血及皮肤紫癜等，离经之血皆为瘀血，"瘀血不去，血不归经，新血不生"。故治疗诸血之症，均宜加用活血化瘀之品，瘀血去除，血循经而行，则血自止。

第六节　"治未病"之临床应用

一、概述

"治"，指防治，有调养、调摄之意，"未病"指尚未患病的机体。"治未病"就是调养、调摄尚未患病的机体，防患于未然，防止疾病发生。"治未病"起源于我国的《黄帝内经》。《黄帝内经》诸多篇章都不断地强调"治未病"理念，多次论及"治未病"实践原则。如《素问·四气调神大论》指出，"圣人不治已病治未病，不治已乱治未乱，此之谓也。夫病已成而后药之，乱已成而后治之，譬犹渴而穿井，斗而铸锥，不亦晚乎！"《灵枢·逆顺》也明确提出"上工刺其未生者也……故曰：上工治未病，不治已病"。此后，"治未病"的思想经过历代医家的发展与完善，成为中医药理论体系不可或缺的组成部分，其价值在于倡导人们珍惜生命，注重养生，防患于未然。其具体内容包括未病先防、既病防变、瘥后防复。

（一）未病先防：指在没有疾病的时候要预防疾病的发生

1.平素养生，防病于先

毫无疑问，"治未病"首先应该着眼于平素养护和调摄，未雨绸缪，积极采取措施，防止疾病发生。如《素问·上古天真论》云："知其道者，法于阴阳，和于术数，饮食有节，起居有常，不妄作劳，故能形与神俱，而尽终其天年，度百岁乃去。"主张通过饮食、运动、精神调摄等个人养生保健方法和手段来维系人体的阴阳平衡，提高机体内在的防病抗病能力。

中医学认为，疾病的发生涉及正邪两个方面，邪气是各种致病因素的总称，是疾病发生的重要条件，正气是人体的功能活动和对病邪的抵抗力亦即维护健康的能力。正气强弱与否是疾病发生的内在原因和根据。因此，预防疾病的发生，不但要通过各种措施调养身体，增强体质，提高机体抗邪能力；同时也要重视外因，避免病邪的侵害。如《素问遗篇·刺法论》曰："余闻五疫之至，皆相染易，无问大小，病状相似，不施救疗，如何可得不相移易者？"这里首先点明了疫病的特点，是无论老小都可以传染，病状都很相似，而且难于救治，如何才能杜绝传播？岐伯回答："不相染者，正气存内，邪不可干，避其毒气。"强调了疫病的预防，需做到调养正气与避免接触毒气相结合。

2.防微杜渐，欲病救萌

《素问·八正神明论》还提出了"上工救其萌芽……下工救其已成，救其已败"，也就是强调在疾病还没有发生但已经出现了某些征兆，或者是疾病还处于萌芽状态时，就应该根据体质类型的不同，采取针对性的有效措施，防微杜渐，从而防止疾病的发生。

我们知道，健康与疾病之间并没有一个截然的界限，中间可能存在一个"第三状态"（即亚健康状态）。在"第三状态"下，尽管事实上体内已开始发生某些异常变化，但病象尚未显露，或虽有少数临床表现，却不足以据此确诊病证。"第三状态"有两种可能结果：向健康态转化，或者向疾病态转化。中医"治未病"的任务就在于促进其向健康态转化。《黄帝内经》云："肝热病者，左颊先赤；心热病者，颜先赤，脾热病者，鼻先赤，肺热病者，右颊先赤；肾热病者，颐先赤。病虽未发，见赤色者刺之，名曰治未病。"显然，这里的"治未病"，不是未病先防，而是在病虽未发生、但将要发生之时，采取措施治其先兆。

（二）既病防变：指已经发病要防止疾病进一步地发展和恶化

疾病发生初期，就应该及时采取措施，积极治疗，防止疾病的发展与传变。张仲景在《金匮要略》中说："适中经络，未流传脏腑，即医治之。四肢才觉重滞，即导引、吐纳、针灸、膏摩，勿令九窍闭塞。"又说："见肝之病，知肝传脾，当先实脾。"都是在强调疾病的早期治疗。

疾病初期，一般病位较浅，病情较轻，正气受损不重，因此早期治疗很容易解决问题。否则，等到病邪强盛、病情深重时再去治疗，就比较困难了。正像《医学源流论》所说："病之始生，浅则易治；久而深入，则难治""故凡人少有不适，必当实时调治，断不可忽为小病，以致渐深；更不可勉强支持，使病更增，以贻无穷之害。"

在诊治疾病时，仅对已发生病变的部位进行治疗是不够的，还必须掌握疾病发展传变的规律，准确预测病邪传变趋向，对可能被影响的部位采取预防措施，以阻止疾病传至深处，终止其发展、传变。如清代温病学家叶天士根据温病"热邪伤及胃阴，进一步发展，可损及肾阴"的发展规律，王晓燕老师主张在甘寒养胃的同时加入咸寒滋肾之品，以防肾阴被损，并提出了"先安未受邪之地"的防治原则，可谓是既病防变原则具体应用的典范。

（三）瘥后防复：指疾病痊愈后防止复发

疾病初愈，虽症状消失，正气渐复，但此时气血未定，阴阳未平，残留的邪气易稽而不去，以正虚邪恋和阴阳未和为基本特点。此时应以扶正为主，祛邪务尽。同时还应远离六淫疫气、慎起居、节饮食、勿作劳，做好疾病后期的善后治疗与调理，方能巩固疗效，防其复发。

"治未病"思想与西医学疾病的三级预防措施相吻合：第一级预防亦称为病因预防，指针对机体、环境和社会致病因素的预防；第二级预防亦称"三早"预防，指在疾病初期采取的预防措施，指早期发现、早期诊断、早期治疗；第三级预防亦称康复治疗，指疾病进入后期阶段的预防措施。

未病先防：传染性疾病控制在感染前，慢性非传染性疾病控制在发生前，遗传疾病控制在受孕前。

已病早治：疾病发生后，重视早期诊断、早期发现、早期治疗。

既病防变：重视疾病发生发展过程的研究，从单纯重视疾病后期诊治到重视疾病的全过程。

瘥后防复：强调人们逐步形成维护健康的意识和观念。

由于中医预防多是无特指的泛泛强调维护和增进个体身心健康，而不能像现代预防医学那样针对某种致病因素或疾病提出具体的、特异性的群体防治措施，所以在相当长的一段时间内并未受到人们特别关注。然而，现代研究表明，心脑血管、呼吸、消化系统和代谢性疾病等都有一个较为缓慢而渐进的发展过程，这一过程为人们采取针对性的防范措施预留了一定的操作时机。

"治未病"的思想充分体现了现代预防医学和个性化干预的健康观，为西医学提供了疾病诊疗与慢性病管理、预防疾病与养生保健的理论基础及具体手段，成为构建具有中国特色的医疗保健服务体系不可缺少的组成部分，在保障国民健康方面发挥着日益重要的作用。

二、王晓燕老师"治未病"思想

（一）辨体质差异，量体用药治未病

体质平和是健康之本，体质偏颇是发病之源。体质形成于先天，得养于后天，与疾病的发生、发展、传变、转归都有着密切的关系。体质在不同个体间存在着差异性，这种特异性决定着疾病的发展趋势。体质在一定范围内有着可变性、可调性，因此，可通过辨识体质类型，掌握疾病的演变规律，及时调整干预体质的偏颇状态，为治未病提供了充分的依据。以体质为依据进行防治调护，因人制宜，针对性地进行调理干预，是王晓燕老师"治未病"思想的具体体现。

王晓燕老师根据多年临床，结合小儿生理病理特点，将小儿的病理体质分为六类：气虚质、阴虚质、内热质、痰湿质、肝郁质、特禀质。临证详辨体质差异，量体用药以治未病。

气虚质是指一身之气不足，以气息低弱、脏腑功能状态低下为主要特征的体质状态。气虚质小儿易罹外感或为饮食所伤，而发生肺系、脾系疾病，并且易反复，病迁延，治疗强调"扶正补虚"。脾主运化，为气血生化之源，故平时应注重脾胃的调养，饮食不宜过于滋腻，宜选用具有健脾益气作用且营养丰富易于消化的食物，如粳米、小米、扁豆等，纠正厌食偏食、吃零食的习惯。另外，气虚质者脾肺之气怯弱，卫阳不足，易于感受外邪，应注意保暖，不要汗出当风，应当随季节变化增减衣被，进行适当的锻炼，以疏通气血，促进脾胃运化，改善体质。

　　阴虚质是指体内津液精血等阴液亏少，以阴虚内热等表现为主要特征的体质状态。阴虚质小儿易患便秘、夏季热、咳嗽（干咳）、口疮、夜啼、不寐、汗证等病，治疗以"滋阴补肾"为主。在日常饮食调护上要忌食辛辣刺激之物，多食滋阴补肾的食物如芝麻、百合、绿豆、牛奶、鸭肉等。此类患儿常表现为爱哭闹，易情绪激动或精神紧张，宜安神定志，保持情绪稳定。居住环境宜安静，保证充足的睡眠。

　　内热质是指肺胃热盛，多因胎禀热盛，或因小儿乳食不知自节，饮食停滞，积而不化，蕴而化热而致。内热质小儿易于发生外感热病、发斑出疹、高热惊厥、夜啼、便秘、注意缺陷多动障碍等病证，治疗宜"清热导滞"。饮食上宜清淡，忌滋味肥甘，保持大便通畅，不致食滞内蕴，则化热之源不复存在。

　　痰湿质是指水液内停而痰湿凝聚，多因脾虚失司，水谷精微运化障碍，以致湿邪留滞，以黏腻重浊为主要特征的体质状态。痰湿质小儿易发生痰饮咳嗽、哮喘、吐泻、肥胖等病证。因此，痰湿质患儿的调养以"运脾燥湿"为主。饮食宜清淡，忌肥甘油腻之品，应适当多摄取能够宣肺、健脾、益肾、化湿、通利三焦的食物，如冬瓜、赤小豆、薏苡仁等，多进行户外运动，保持居住环境干燥。

　　肝郁质，当今独生子女，性格娇恣任性，易于紧张发怒，形成肝木亢害。患儿脾虚失运，食滞内停，湿浊内生，酿生痰浊，阻碍气机，影响肝的疏泄功能。肝郁质小儿易于发生抽动障碍、厌食、性早熟等，治疗宜"疏肝理气"，因此可选用萝卜、大麦、佛手等具有疏肝健脾、理气解郁功效的食物。

　　特禀质是先天禀赋不足或遗传等因素造成的一种特殊体质。特禀质小儿易于发生鼻鼽、过敏性咳嗽、哮喘、荨麻疹、湿疹等疾病。对于特禀质者，一方面应益气固表，或凉血消风，以纠正特禀体质，且生活中要加强身体锻炼，顺应四时变化，以扶助正气，增强体质。另一方面，要尽量避免接触致敏物质，如尘螨、花粉、油漆等。古代文献认为饮食过敏可致哮喘，哮喘又有有"食哮""鱼腥哮"等名，因此要注意饮食，忌食鱼腥发物。

（二）辨脾胃虚实，斡旋脾胃治未病

"内伤脾胃，百病由生"是金代著名医家李东垣提出的著名观点。李东垣认为，"谷气通于脾……六经为川，肠胃为海，九窍为水注之气，九窍者，五脏主之。五脏皆得胃气，乃能通利""人以脾胃为本，盖人受水谷之气以生"。这些论述指出脾胃为后天之本，是气血生化之源，关系到人体的健康及生命的存亡。"五脏六腑之精气皆禀受于脾"，"内伤脾胃，百病由生"。

小儿"脾常不足"，再加之目前家长过于溺爱孩子，或纵其所好，使之贪吃零食、偏食、饥饱不均而导致脾胃受损，或肆意添加所谓高营养食物、补品，增加了小儿脾胃负担，使现在孩子普遍脾胃偏弱，运化失司，聚湿酿食，化热生痰，虚实夹杂。所以，王晓燕老师主张治未病重在"调脾胃"，且特别推崇江育仁提出的"脾健不在补贵在运"的理论，喜用平胃散运脾燥湿。脾主升，胃主降，脾喜燥恶湿，胃喜湿恶燥；脾主运化，肝主疏泄，肝之疏泄有助脾胃之运化；小儿"脏腑柔弱，易虚易实，易寒易热"。所以，常在平胃散中加桔梗、枳壳以升降相因；加白芍养阴疏肝柔肝，以调肝脾，并防平胃散过于温燥；加太子参以健脾益气；加山楂化瘀消食。

（三）着重瘥后防复，加强调护治未病

某一病证痊愈后，仍存在死灰复燃的可能性，故病复发，

或迁延遗留。疾病的反复发作，可导致机体正气更趋削弱，病情不断加重，或转为慢性，从而使治疗更加困难。因此，王晓燕老师认为愈后调护是小儿病防治过程中非常重要的一环。

食复是指疾病初愈，因饮食不节而致原病遗留及复发。《素问·热论》曰："病热少愈，食肉则复，多食则遗，此其禁也。"人以胃气为本，赖水谷而生，维持人体功能的正常，必须依靠饮食的适量摄入，但是，若饮食摄入不当，则不仅不能促进机体的康复，反可致疾病遗复。如热病食肉遗复则是食积化热、助长余邪的缘故。因此，正确的饮食调养是促进机体康复，防止疾病遗复的重要保证。病后饮食应注意以下三点：一忌饥饱失常。二忌寒温不适，三忌肥甘厚腻。

情复，是指疾病初愈，由于情志过极而致原病遗留及复发。《素问·阴阳应象大论》云："怒伤肝""喜伤心""思伤脾""忧伤肺""恐伤肾"，说明精神情志的异常，会影响脏腑的功能活动和气血的运行，使之失常或紊乱。因此，疾病初愈，当注意情志的调养，做到心情舒畅，精神愉快，思想上安定清静，不贪欲妄想，如此可使机体气机通畅，气血调和，正气充沛，脏腑功能正常，从而起到促进康复，防止疾病遗复的作用。

药复，是指疾病初愈，由于用药不当而致原病遗留及复发。疾病初愈，通过药物调理善后，本是促进机体正气恢复，治愈后遗症，防止疾病遗复的重要手段。但如用药不当，则不仅不利于机体的康复，反可致疾病遗复，甚至导致变证丛生。《素问·移精变气论》曰："粗工凶凶，以为可攻，故病未已，新病复起。"正确有效地运用药物以防遗复，须注意两点：忌滥补，应通补相兼，动静结合，调畅气血阴阳，以平为期；宜和缓图治，守方收功。

邪复，是指病后调护不当、复感外邪而致疾病遗复。一般来说，病后多正气亏虚，腠理不固，易为外邪所侵，若调摄失宜，常可致疾病复发；而疾病反复发作，又可致正气愈加虚弱而更易感邪，从而使疾病缠绵难愈。因此，避除邪气，防止病邪乘虚而入，是杜绝疾病遗复的又一重要因素。即所谓"虚邪贼风，避之有时"。

三、"治未病"思想在小儿哮喘治疗上的应用

支气管哮喘是儿童时期最常见的慢性非感染性呼吸系统疾病，其病程迁延，常反复发作。近年来王晓燕老师对儿童哮喘进行了多项"治未病"的临床研究，从饮食、起居、情志、药物等多方面进行预防调养，归纳如下。

（一）未病先防，调摄养生

哮喘是一种具有很多高危因素的疾病，其一级、二级亲属中有哮喘病史或其他过敏性疾病，自身是特异性体质，或患有过敏性鼻炎、奶癣、湿疹、荨麻疹等过敏性疾病，或平时对香烟、尘螨、霉菌、花粉、动物皮毛及某些药物或食物过敏，周围空气污染及人工喂养等均易导致哮喘的发生。

中医学认为此类患儿大多是虚寒质和痰湿质，多存在肺、脾、肾三脏虚损或失调。哮喘的发生是宿痰内伏于肺，每因外邪侵袭、饮食不当、情志刺激、体虚劳倦、接触异物等诱因引动触发，其中"宿痰伏肺"不能尽除是哮喘发生及反复发作的根本原因。痰饮的产生与肺、脾、肾三脏功能失调有关，三者之中，尤与肾虚关系密切。肾对津液的作用，主要表现在肾所藏的精气，精气是生命活动的原动力，亦是气化作用的原动力。肺、脾对津液的气化，均依赖于肾中精气的蒸腾气化，肾中精气的蒸腾气化，主宰着整个津液代谢的全过程。且哮喘有明显的遗传倾向，肾为先天之本，先天肾气禀赋不足，可使小

儿出生就带有易罹患哮喘的特异性体质。所以，对有哮喘高危因素的小儿，应查清过敏原并避免接触过敏原，改善居住环境，净化空气，尽早治疗过敏性疾病，通过饮食、运动、起居等措施改善病理体质，调整肺、脾、肾功能，防止痰饮的产生，以消灭或减少哮喘的高危因素，使小儿阴阳平衡，气血调和，脏腑功能正常，防止此类小儿发展成哮喘病儿。

（二）欲病救萌，防微杜渐

欲病阶段好比植物将要萌芽，这时只要破坏它生长的土壤、就可抑制"苗"的萌生。"久咳痰郁终成哮"，喘息、反复咳嗽就是哮喘发生的"苗"，对有过喘息及反复咳嗽的小儿，要通过积极治疗及饮食、运动等干预措施，防止小儿咳嗽日久，喘息反复发作，迁延不愈，终致哮喘的发生。此类患儿多已有痰饮内伏，所以，治疗应根据辨证以调理肺、脾、肾功能，化痰祛痰为主。

欲病阶段还包括已经诊断为哮喘的患儿，处在缓解期或稳定期，在某些诱发因素作用下即将发作，表现出先兆症状，此时积极干预可将其消灭在萌芽状态，防止哮喘的发作。比如小儿受凉后出现流涕、咳嗽，哮喘即将发作，此时立即给予解表宣肺治疗，可能防止哮喘发作。对油漆过敏者，接触油漆即出现胸闷，及时脱离油漆环境可终止哮喘的发作。此阶段虽然过程短暂，但却十分关键，及时解除诱发因素可有效防止哮喘的发作。

（三）已病早治，防其传变

由于小儿哮喘分发作期、缓解期、稳定期，各期的特点不同，故不同时期的患儿"既病防变"的目的和方法亦不一样。

对于处于哮喘发作期的患儿，"既病防变"的目的主要是通过辨证施治防止出现重症或变证。哮喘的重症主要是心血瘀阻、肺胀重症，变证主要是喘脱危候、痰蒙清窍。肺主气，心主血，气为血之帅，血为气之母，气行血行，气滞血瘀。哮喘发作时外因引动伏痰，痰气交阻于气道，阻碍气机运行，可致血行不畅，瘀阻脉络，且中医也有久病入络的理论，故哮喘病人都存在瘀血的问题，病情严重者可出现指端颜面发绀等心血瘀阻现象。所以在治疗哮喘过程中始终贯彻活血化瘀之法，可防止心血瘀阻的发生。王晓燕老师临床常用王烈老先生推崇的桃仁、刘寄奴。桃仁本身就有止咳平喘的作用，与苦杏仁合用，即古之二仁汤，一入血分，一入气分，可起到很好的宣肺理气、化痰止咳的作用。刘寄奴除活血化瘀外，还有很好的开胃消积、增进小儿食欲的作用。"哮喘专主于痰"，"肺为气之主，肾为气之根"，在治疗哮喘的整个过程中始终坚持降气祛痰、补肾纳气、祛邪扶正的原则，可起到防止痰邪上犯，蒙蔽清窍，气阳外脱，而致喘脱危候的作用。

小儿哮喘发作经过治疗，症状平稳，稍咳、不喘、有痰，即进入哮喘的缓解阶段，此时防变的目的是防止哮喘再作。此期病理特点为虚实错杂，治疗得当，痰除病去，治疗不当，痰阻窍道，气逆于上，喘憋哮鸣即刻可作。治疗应以扶正祛痰为要，同时应注意行气、活血。因为痰乃津液所化，行则为液，聚则为痰。故气行则水亦行，痰湿自去，血活则瘀散，窍道脉络自通，方有利于气机顺畅，气机得畅，哮喘自平。

对处于哮喘稳定期，"既病防变"主要是防止哮喘的发作，减少发作次数，防止因哮喘反复发作发展成肺心病、肺性脑病。实践证明，哮喘治疗易，去根难。哮喘病情缓解，此期所存仅哮喘之余症，临床中善后之治有之，不治亦有之。若症状悉除，病者又如常儿，此时病情稳定，临床处于无症状阶段，多数病者则以为病已愈而不医。对此种假愈现象，经过3次以上的反复，则医治必增加难度。但只要医者能循"病了治，治了好，好了还治"之法，根治的病例会不断增多。中医学在此方面积累了丰富经验，主张通过饮食调理、起居劳逸和精神调摄及适当给予药物、针灸等干预，维系人体的阴阳平衡，调养正气，提高机体内在的防病抗病能力来有效防止哮喘的发生、发展及转化。

饮食调理：提倡母乳喂养；饮食应有节制，少食辛辣刺激及油腻生冷之物以免损伤脾胃，特别是过食冷饮易伤脾胃，造成寒饮内伏；应少食各种小食品，因特异性体质的小儿可能对小食品中的添加剂过敏；避免食用过敏食物；利用食物性味协调机体功能，经常食用薏苡仁、大枣、山药、黑豆、百合、银耳等健脾补肾润肺的食物。还可使用一些食疗方，如治疗肺虚之喘的桂花核桃冻、治疗脾虚之喘的党参怀山药猪肺粥、治疗肾虚之瑞的虫草炖肉等。

起居劳逸：对于哮喘患儿，劳累、剧烈运动就可诱发哮喘发作。所以，对于哮喘患儿，起居劳逸方面的要求更高。可在体育运动前进行热身活动，使呼吸道逐步适应环境的温度和湿度，减少不良刺激诱使哮喘发作的机会。选择合适的运动地点和方式，避免在寒冷干燥的环境中进行体育运动，因为吸入的空气越冷、越干燥，越容易诱使哮喘发作。常见的体育运动项目中适合哮喘患者参加的有游泳、划船、太极拳、体操、羽毛球、散步、骑自行车、慢跑。

慎避外邪：小儿"肺常不足"，小儿哮喘以外感诱发者最多见，因此更要注重慎避外邪，防止哮喘的发作。外邪还包括香烟、尘螨、霉菌、花粉、动物皮毛、刺激性气味等，所以，要注意不养宠物，少种花草，不用羽毛类衣物，家中避免使用有刺激性气味的东西等。

情志调摄：情绪因素如大怒、精神过度紧张可诱发哮喘的发作，已得到临床的证实。所以，哮喘小儿要调摄情志，保持心情舒畅，控制情绪，以防哮喘的发作。

药物调护：①中药或中成药内服。哮喘发作由呼吸道感染诱发者占90%以上，临床上对于平素易患呼吸道感染的患儿，经辨证可分别以玉屏风散、六君子汤、金匮肾气丸等组方或成药为主调理肺、脾、肾功能。②中药穴位敷贴。可行"冬病夏治"，于三伏天作中药贴敷，近年来在传统的药物、穴位的基础上增加了以运脾燥湿的药物敷贴神阙穴，更加提高了防治小儿哮喘的效果。也可行"冬病冬治"，即在三九天进行中药穴位贴敷，传统用药有白芥子、甘遂、细辛、延胡索等，所用药物注重散寒逐饮，温肾振阳却显不足，可在此基础上加用肉桂、淫羊藿、补骨脂等温肾助阳之味。

第七节　辨体质之临床应用

一、概述

人类体质是人群及人群中的个体在遗传的基础上和环境的影响下，在其生长、发育和衰老过程中形成的代谢、功能与结构上相对稳定的特殊状态。这种特殊状态往往决定着他对某种致病因子的易感性及其所产生的病变类型的倾向性，形成体质差异时以内因为主。禀赋即遗传特性，是非常重要的因素，它与此人对后天因素的易感性和发病的倾向性都有关系。

中医体质学说的雏形早在《黄帝内经》中就已形成，匡调元发表的《体质病理学研究》，是当代中医体质学说研究的开端。王琦的《中医体质学说》一书，标志着中医体质学作为一门新兴学科的确立。小儿体质的分型有很多不同的流派，主要有以下四种。

（一）纯阳说

在中国最早的儿科专著《颅囟经》中就有这样的记载："孩子三岁以下，呼为纯阳。"由此，历代医家广为推崇的纯阳学说形成。纯阳说的支持者大多认为小儿之病多从阳从热，临证多重用寒凉，但对儿童而言，难免会有伤脾之弊。后代有医家提出"纯阳"并非纯阳无阴，也并非阳盛阴微。"纯阳学说"是对小儿生机旺盛、发育迅速生理现象以及小儿疾病多表现为阳热之证的高度概括。

（二）稚阴稚阳说

"稚阴稚阳"之说源于《灵枢·逆顺肥瘦》的"婴儿者，其肉脆，血少气弱"。吴鞠通在《温病条辨·解儿难》中指出："古称小儿纯阳，此丹灶家言，谓其未曾破身耳，非盛阳之谓。小儿稚阳未充，稚阴未长者也。"稚阴稚阳指小儿在物质基础与生理功能上都是幼稚和不完善的，其机体柔嫩、气血未盛、脾胃薄弱、肾气未充、腠理疏松、神气怯弱、筋骨未坚，其五脏六腑、四肢百骸虽已成形但尚未壮实，需要不断地生长发育、充实完善。

（三）少阳说

近代医家张锡纯在《医学衷中参西录》中提出："盖小儿虽为少阳之体，而少阳实为稚阳。"在这样的观点启发下，少阳学说开始崭露头角。少阳学说避免了纯阳学说对于小儿阴阳二气的稚嫩和不足阐述不够的缺点，同时也避免了纯阳学说"纯阳"易被误解为"纯阳无阴"的不足。少阳学说还避免了稚阴稚阳学说单纯强调小儿脏腑嫩弱，对小儿生机蓬勃、发育迅速、机体自身修复能力极强生理特点强调不够的缺陷，实际上是对纯阳学说的一种变通，对稚阴稚阳说做了很好的补充。

（四）脏腑说

明代著名医家万全提出："五脏之中肝有余，脾常不足肾常虚，心热为火同肝论，娇肺遭伤不易愈。"此被后世称为"三不足，四有余"学说，开创了小儿体质分型的脏腑说。

二、儿童体质的认识

王晓燕老师根据多年临床，结合小儿生理病理特点，将小儿的病理体质分为六类：气虚质、阴虚质、内热质、痰湿质、肝郁质、特禀质。

（一）气虚质

气虚质是指一身之气不足，以气息低弱、脏腑功能状态低下为主要特征的体质状态，多因先天禀赋不足、饮食不当或病后失养所致。气虚质儿童一般表现为形体偏瘦，肌肉松软，精神欠振，易于疲倦，嗜睡，语声无力，易于出汗，面色少华，食欲不振，食后脘腹胀满或随即大便，便质溏薄，或夹不消化物，性格内向，舌色淡，舌体胖，或边有齿痕，舌苔薄白，脉软，指纹淡。易罹外感或为饮食所伤，发生肺系、脾系疾病，病后康复缓慢。

偏肺气虚者：面色苍白，常自汗出，活动后气短气喘。易罹外感而发生感冒、咳嗽、肺炎喘嗽及汗证等病证。

偏脾气虚者：面色萎黄，形体偏瘦或虚胖，肌肉松软，易于疲乏，食欲不振，时有嗳气，大便溏薄不化，每于食后即便，舌质淡胖，脉软弱。易患泄泻、厌食、积滞、疳证、五软等病证。

偏肾气虚者：生长发育迟缓，身材偏矮，肢端欠温，毛发稀疏不泽，乳牙萌出、恒牙替换延迟，气短、活动气喘，小便频数清长。易患五迟、尿频、遗尿等病证。

（二）阴虚质

阴虚质是指体内津液精血等阴液亏少，以阴虚内热等表现为主要特征的体质状态。儿童本属稚阴之体，因养护不当如少进水饮、嗜好燥热食品等更易于伤阴。阴虚质儿童一般表现为面色萎黄，唇红，颧红，手足心热，盗汗，毛发萎黄，皮肤不润，形体偏瘦，精神欠佳或好动烦闹，头晕耳鸣，两目干涩，注意力不集中，睡眠不宁、寐浅易醒，唇干唇红，咽干，大便干燥，舌色红，舌形瘦，舌苔少或花剥、光剥，脉象细数。易于发生夜啼、不寐、汗证、惊厥等病证，患热病易见伤阴变证。

儿童阴虚在五脏皆可见到，即有偏肺阴虚、偏心阴虚、偏肝阴虚、偏脾阴虚、偏肾阴虚的不同表现。

偏肺阴虚者：皮肤不润，咽干咽痒，声音沙哑，干咳无痰。易患咳嗽、喉痹等病证。

偏心阴虚者：精神欠佳，好动烦闹，或有恐惧，注意力不集中，睡眠不宁、轻浅易醒，盗汗，心悸，舌质干，舌尖红，脉细。易患注意缺陷多动障碍、失眠、心悸等病证。

偏肝阴虚者：头晕耳鸣，两目干涩，视力减退，潮热颧红，口燥咽干，舌质红干，或有两胁隐痛、手足蠕动等。易患胁痛、慢惊风、抽动障碍等病证。

偏脾阴虚者：形体消瘦，口舌干燥，不思饮食，唇干色红，大便干燥，舌质红干，舌苔花剥，脉细数。易患厌食、便秘等病证。

偏肾阴虚者：头晕耳鸣，失眠多梦，五心烦热，潮热盗汗，毛发枯黄，咽干颧红，腰膝酸软，舌红少津，舌苔光，脉细数。易患眩晕、五迟、五软等病证。

（三）内热质

内热质是指肺胃热盛，多因胎禀热盛或小儿饮食不当而致饮食停滞，积而不化，蕴而化热，而致胃肠积热。内热质儿童主要表现为面色潮红，眼眵较多，唇红而干，呼吸气粗，好动少静，夜眠不安，易于出汗、口臭、咽红，便干，舌质红，舌苔黄，脉象滑数。易于发生外感热病、发斑出疹、疮疡、夜啼、汗证、便秘、抽动障碍、注意缺陷多动障碍等病证。

（四）痰湿质

痰湿质是指水液内停而痰湿内蕴，以黏滞重浊为主要特征的体质状态。痰湿的产生多与肺失宣降，治节失司及过食肥甘厚味、脾失运化，水湿停聚有关。主要表现为形体偏胖虚浮，肌肉松软，腹壁肥厚，头身困重，喉中有痰，性格憨厚，嗜睡，入寐鼾声，神疲易倦，好静，懒动，动作迟缓，喜进甜食、油腻、炙烤食品，口中黏腻，大便溏，舌色淡白或淡红，舌边齿印，舌苔白滑或厚腻，脉濡或滑。易于发生厌食、积滞、泄泻、咳喘、肥胖症等病证。

（五）肝郁质

肝郁质是指肝的疏泄功能异常，疏泄不及而导致的以气机郁滞为主要特征的一种病理状态。当今独生子女，性格娇恣任性，易于紧张发怒，形成肝木亢害，或患儿脾虚失于运化，食滞内停，湿浊内生，酿生痰浊，阻碍气机，影响肝的疏泄功能。主要表现为烦躁易怒，夜眠不安，磨牙，山根色青，矢气嗳气，腹胀腹痛，厌食，汗多，脉弦，指纹滞。易于发生抽动障碍、厌食、性早熟等。

（六）特禀质

特禀质指先天禀赋异于常人的体质，即过敏性体质。特禀质儿童常有过敏性疾病家族史，外感风邪或进食、接触发物后易见皮疹、瘙痒，鼻痒，晨起或吹风后喷嚏，眼红瘙痒流泪，咽痒咳嗽，易作泄泻，时有烦躁，皮肤较干，舌质淡红，舌苔薄白或薄黄，脉平。易于发生鼻鼽、哮咳、哮喘、瘾疹、湿疹等疾病。

三、偏颇体质的调理

体质的形成与发展既取决于先天遗传因素，又受后天环境因素的影响。异常体质的人未发病时已蕴含一定的病理基础，为隐性的病理性体质。在病邪的作用下机体失代偿，病理产物超过一定阈值，就会形成相应的证候。也就是说，病理性体质处于量变的隐性阶段，而证处于质变的显性阶段，异常体质往往对某种致病因子或疾病有不同的易感性。中医理论的"同气相求"是指具有相似性质的事物之间存在一种相互类聚、相互亲和、相互同化、相互融合的现象。特异体质与相应病邪之间，就存在这种"同气相求"现象。不同体质的人对病邪的反应不一致，如同是感受风邪，阴寒之体得之，则从寒化，而为风寒；燥热体质得之，则从热化，而为风热。这说明了体质类型决定了相应病变类型的易感性、倾向性，也影响着疾病的传变与转归。所以，王晓燕老师临床特别重视体质的辨识，根据体质的偏颇，扶正祛邪，调畅气血阴阳，以平为期，防病治病。

（一）量体用药，以治未病

体质平和是健康之本，体质偏颇是发病之源。体质在一定范围内有着可变性、可调性。因此，王晓燕老师主张通过辨识体质类型，推测可能发生的疾病，调整体质的偏颇状态，以达到强身壮体，预防疾病发生的目的。

王晓燕老师的量体用药不但体现在预防疾病方面，也始终贯穿在疾病的治疗过程中。匡调元教授在《中医体质病理学》明确提出"治病必求其本，本于体质""急则治其症，缓则治其质"。王晓燕老师在多年的中医临床实践中体会到，作为中医临床学精髓的"辨证论治"，其实质就是"辨体质"论治，要把握好"辨证"，首先应该把握好"辨体质"，这是治病的关键所在。比如气虚感冒之参苏饮、阴虚感冒之加减葳蕤汤、阳虚感冒之再造散、血虚感冒之葱白七味饮，即是依体质而辨证用药的典范。

患病儿童都存在不同程度的病理体质，在用药定方时不仅要考虑对症治疗，消除疾病的临床症状，还应辨明体质以求"治本"，即对质治疗，改善体质。在疾病早期通过体质辨识，预判疾病的发展及转归，"先安未受邪之地"，可防止疾病的传变。在疾病恢复期，形缺者补其不足，"形不足者，温之以气"，"精不足者，补之以味"，形全者损其有余，治以行气、活血、祛湿、清热，达到阴平阳秘，从而预防疾病的再次发生。否则，即使疾病的临床症状已消除，但病理体质仍然存在，仍会成为下次生病的基础。王晓燕老师强调辨体质是辨病、辨证的基础，重视体质最能体现"治病求本"的精神，辨证与辨体质相结合更能突出中医学个体化治疗的优势。

（二）量体日常调护，以治未病

对于病理体质的纠正，王晓燕老师除用药调理纠正外，更强调平时的日常生活及饮食调理。

1.气虚质

日常生活调护：小儿体质较差，必须加强体育锻炼，多做体力能够耐受的活动。要时见风日，多汗者要及时擦干，避免汗后当风。同时也要注意防寒保暖，避免着凉。

饮食调理：饮食有节有度，要保证有一定的营养摄入，又不要饮食过量，食物选择以清淡、易消化、富有营养为原则，忌生冷肥甘厚腻之品。肺气虚者适当多进燕窝、猪肺、山药、大枣等；脾气虚者适当多进瘦肉、鹌鹑、泥鳅、党参、芡实、山药、橘子、大枣、米粥；肾气虚者适当多进栗子、鸽蛋、猪肾、枸杞子、胡桃肉等。

2.阴虚质

日常生活调护：放松心情，勿烦躁不安。保证睡眠时间，养成早睡早起的生活习惯。

饮食调理：适当多饮水，进食含汁较多的食物如梨、甘蔗、藕，少进辛辣刺激温燥之品如羊肉、牛肉、辣椒、干果等。偏肺阴虚者适当多进银耳、燕窝、豆浆、冰糖、罗汉果、青果等；偏心阴虚者适当多进莲子、鸡蛋、蜂蜜、麦冬、百合、小麦等；偏肝阴虚者适当多进牛肝、羊肝、乌骨鸡、鸽肉、鳖肉、泥螺、黑豆、枸杞等；偏脾阴虚者适当多进山药、牛奶、桑椹、香蕉、蜂蜜、沙参、麦冬、玉竹、石斛等；偏肾阴虚者适当多进黑豆、海参、鳖肉、桑椹、枸杞子、黑芝麻等。

3.痰湿质

日常生活调护：增加活动，振奋精神，不要久坐久卧，适当运动，居室干燥，避免潮湿。穿衣宽松，面料以棉、麻、丝等透气散湿为主。

饮食调理：以健脾利湿为主。饮食宜清淡，应适当多摄取能够宣肺、健脾、益肾、化湿、通利三焦的食物，多食杂粮、素菜、水果，如小米、燕麦、玉米、薏苡仁、白萝卜、包菜、冬瓜、黄瓜、紫菜、海蜇、洋葱、枇杷、橘子、荸荠、扁豆、赤小豆、蚕豆等。忌肥甘油腻之品，如糖果、巧克力、肥肉等。控制饮食，食宜八分饱，忌暴饮暴食。

4.内热质

日常生活调护：环境安静，避免急躁。适当引导孩子修身养性，学习琴棋书画，衣着不要过厚，睡眠充足，活动适量。保持大便通畅。

饮食调理：在保证基本营养需求的前提下，注意定时适量及合理搭配，忌辛辣燥烈食物，如辣椒、姜、葱、羊肉、牛肉等阳热食物，应少食油煎、烧烤、厚味甜腻食品。可多吃清凉瓜果、蔬菜，如梨、香蕉、西瓜、苦瓜、莲藕、柿子、番茄之类。忌滥用补品、补药。宜节制饮食，尤其晚餐应少食肥甘刺激食物。

5.肝郁质

日常生活调护：宜动不宜静，适合户外活动，可以练习八段锦、太极拳等调整气机的运动。多交朋友，多看喜剧、滑稽剧等轻松的文艺节目。保证良好的睡眠质量。

饮食调理：平素要适当摄入利于疏肝理气、养血健脾之食品，如佛手瓜、陈皮、柑橘、蘑菇、萝卜、洋葱、大蒜、苦瓜、丝瓜、莲子肉、鲫鱼等。

6.特禀质

日常生活调护：防止外感风邪。尽量避开可能引起发病的发物，如花粉、芦荟、海藻等植物，甲醛、油漆、涂料、染发剂、杀虫剂、防腐剂、防晒剂、酒精、含香料类护肤品、汽油、厨房油烟等化学物质，动物皮毛、尘螨、蚊虫叮咬等。

饮食调理：饮食应清淡，根据情况而定，忌食可引起过敏的海鲜、花生、鸡蛋、牛奶、牛肉、羊肉、咖啡等食品及辛辣食物、热带水果。

综上所述，个体的体质受禀于先天，培养于后天，影响着疾病的发生、发展和病理变化，而且与疾病的治疗息息相关。正确认识小儿体质的特点及其与病、证的关系，有利于临床诊断、减少辨证失误，提高辨证清晰度，体现"治病求本"的治疗原则，增强治疗效果。积极改善体质，有利于防止证的形成，减少相关疾病的发生。

第八节　小儿绿色外治之临床应用

一、外治概述

外治法是中医传统疗法，是指运用除了口服药物以外的中医治疗方法。中医外治启蒙于人们与大自然斗争的实践，属于自然疗法，安全可靠、简便易行，故现代称之为绿色疗法。

外治备受历代医家的重视，自古就有"良医不废外治"之说。早在中医典籍《黄帝内经》中就有关于外治法的记载。《素问·至真要大论》明确提出"内者内治，外者外治"，为外治法的形成和发展奠定了理论基础。张仲景在《伤寒论》中列举了洗、熏、摩、导、坐、纳鼻、针灸等多种外治方法，进一步丰富了外治法的内容。《备急千金要方》记载了大量的外治法，如以盐、鸡毛煮汤浴身，治疗妇人产后中风流肿，以韭根捣汁滴鼻治小儿伤寒发黄等。吴师机所著的《理瀹骈文》更集前代外治经验，用方数千，方法数十，特别在膏贴外治方面更有其独到之处。现代中医外治飞速发展，外治方法的不断创新，剂型器具的不断改进，使治疗范围日益扩大，为中医外治法的研究、应用、发展做出了较大贡献。

　　针对小儿特有的生理特点，外治法有着得天独厚的优势，由于小儿心理方面发育未全，对事物的认知和自我情绪控制能力较差，服药往往会给患儿父母带来很大困扰。外治法却是一种更易为患儿接受的方法，其优点在于副作用较小，使用简便，易于掌握，既可单独外用，亦可结合内治法配合应用，因此，历来为儿科医家所推崇。

　　中医学对于小儿外治法的认识和治疗积累了丰富的经验，古今众多医家对应用外治法治疗小儿常见病的特点和处方用药进行了大量的论述和阐释，为后世小儿各种常见疾病的治疗和研究提供了宝贵的借鉴。尤其是近年来国内儿科医家，在继承发扬传统剂型的基础上，应用现代科学技术，为中医儿科外治法的临床用药提供了多种给药途径和有效药物，不断在实践中发展外治法。

　　王晓燕老师以中医理论为指导，辨证论治为基础，在继承先哲内外合治学术思想和经验的基础上，结合多年临床实践，形成了一套完整的治疗思路，积累了独特的诊疗经验，总结出中医儿科多种外治绿色疗法。中医内病外治是在脏腑经络学说的指导下，运用药物、手法或配合一定的机械等，直接作用于患者病变体表或穴位，通过皮肤吸收，经络传导至脏腑，达到疏通气血、调整脏腑功能、防治疾病的目的。因此，外治法的机理有必要从皮肤、经络、脏腑相关领域进行探讨。

　　《素问·皮部论》指出："凡十二经络者，皮之部也。"皮肤是五脏六腑、十二经脉、气血营卫通道的表在部位。皮部居于人体最外层，是机体屏障，当机体卫外功能失调时，病邪可以通过皮肤深入络脉。邪客于皮则腠理开，开则邪入客于络脉，络脉满则注于经脉，经脉满则入舍于脏腑也。由此可见，经络可成为外邪由表入里的传播途径。反之，当机体内脏有病时，也可通过筋脉、络脉反映在皮部，即病起于内，则从脏腑而外应，于经络身形，及于体表皮肤。而外治之法，则通过皮毛，经皮部，再而络脉，经脉，入于腑脏，调和气血、阴阳，此外治法治病之理也。清代吴师机在《理瀹骈文》中提出的"内治之理，即外治之理"即是如此。

此外，小儿正处于不断的生长发育过程中，其年龄、体质、性格、解剖、生理和病理等方面都各有特点。因此在治疗上，即使是同一种疾病方法的选择和运用也会有所差异，绝不是单纯的随意叠加，应根据季节气候的不同，患儿体质、年龄、疾病阶段，甚至患儿家庭经济情况、父母养育情况、患儿来诊路程远近等不同，选择恰到好处的方法。正如吴鞠通在《温病条辨·解儿难》中所说："古称难治，莫如小儿。"

二、小儿外治渊源

小儿中医外治法奠基于春秋，发展于隋唐，丰富于宋元，成熟于明清，于现代得以提高。

（一）先秦时期

中医的外治法有着悠久的历史，起源于人类早期的社会实践。从现存大量的古代文献中不难发现，先秦时期的医学典籍以及其他古籍，已有外治法给药的论述。公元前1300多年前的甲骨文《殷墟卜辞》中记载有种外治法，多为经皮给药内容，其中灸法和药物外治各5条。最早记述中药外治作用的古籍当属《山海经》，书中就有"熏草佩之，可以已疬"的记载，另有用黄灌洗浴治疗疥疾的描述。《周礼·天官》记载了用外敷药物治疗疮疡："疡医掌肿痛、溃疡、折疡、金疡、祝药刮杀之齐（剂）。"祝药就是外敷药。书中还记载了升药的炼

法和用法，说明在二千年前，已开始用砒和汞剂外敷治疗皮
肤病。

（二）春秋时期

中医外治法在治疗儿科疾病中自古就有丰富的经验，最
早在马王堆出土的《五十二病方》中共载外治方283首，用
药达240多种，以熏、浴、酒、熨用得最多，其中就有浴儿疗
疾法，"婴儿字痉""婴儿病痫"等小儿疾病都有使用外治法。
"婴儿病痫方，取雷尾三果（颗），以猪膏和之，取一分置水
中，挠，以浴之"。东晋陈延之的《小品方·小儿门》载有多
种方法。敷法，如"治小儿重舌方。以赤小豆屑酒和，敷舌
上。又方，烧乱发作末，敷舌上良"。贴法，如"治小儿蓐内
赤眼方。生地黄薄切，冷水浸，以贴之，妙。涂法，如"治
小儿疮方。猪牙车骨年久者，捶碎，灸令髓出，热取涂之"。
针刺法，如"小儿刺悬痈方。可以绵缠长针，末刃如粟，以
刺决之，令气泄之，去清黄血汁良。一刺止之，消息一日，不
消又刺之，不过三刺自消"。浴儿法，"以药煮水，令儿浴之。
如小儿身热可以用菜煮汤浴之。"此外，尚有将浸过药物的乳
汁点眼中、注齿等外治法，进一步丰富了外治法的内容，至
此，小儿外治法已初步形成。

（三）隋唐时期

儿科外治方法丰富多彩，有洗浴、涂囟、敷脐、膏摩、
滴鼻等法，巢元方在《诸病源候论》中云："但当以除热汤浴
之，除热散粉之，除热赤膏摩之。"从其中的"除热赤膏摩
之"看，巢氏已经将药物与按摩结合在一起来治疗小儿疾病。
孙思邈的《备急千金要方》收集医方4500多首，其中有1200
余首外治方，运用了50多种外治法，是最早记载儿科理法方

药的专篇。小儿外治法在《备急千金要方》中被尤为重视，也被后世医家所推崇。如治赤白痢下，用磨香、矾石、巴豆、附子、琢珠、雄黄共为末，棉蔽纳谷道中，治小儿口疮不能吮乳，取矾石如鸡子大，置酢中，研涂儿足下，三七遍，立愈等，还创五味甘草生摩膏方，涂摩于手心和心口，预防小儿感冒，用十二味寒石散为末，粉扑小儿皮肤，治疗壮热不能服药的病证等外治方法。王焘的《外台秘要》是一部文献整理性医著，比较系统地整理了唐代及唐以前的儿科学成就，汇成"小儿诸疾"两卷，颇能反映中医儿科在唐代的发展水平。其中也收集了大量的外治方，如用苦参煎汤淋浴治小儿身热；对于我国小儿壮热，可以青木香、白檀香散粉身来治疗。《颅囟经》是我国最早的儿科专著，成书年代难以考证，但盛行于唐末宋初，载有医方56首，其中属外治法的方剂就有28首，运用外敷、洗眼、掺耳、药浴、喷鼻等法治疗小儿内、外、五官科诸病。

（四）宋元时期

钱乙在《小儿药证直诀》中已将外治方法广泛用于各种小儿疾病中。如用涂囟法治疗百日内小儿抽搐，"白粉散，治诸疿疮。海螵蛸、白及、轻粉。上为末，先用浆水洗，拭干贴"，"如干癣疮，用腊月猪油脂和敷"。《小儿卫生总微论方》用绿云散研为细末，可以治疗一切咽喉疾病，如书中所言："凉肌粉，以白芷、枫叶、藁本、苦参、黄连等分为细末，每用三钱，以蛤粉三大块，同研匀细，入生涓袋子，每浴了，以扑身遍，令匀；亦治夏月伏，遍身生赤痱子，用之极妙。"南宋儿科巨著《幼幼新书》提出了运用新棉过滤和低温沉淀取上清液的方法制备点眼剂，其中外治之法内容详备，且能纵横古今，集宋以前儿科之大成。元朝曾世荣《活幼心书》中，也广泛采用了外治之法，以治风热舌肿、瘰病、脱肛、囟陷、烫火伤、暴赤火眼等。可以说，宋元时期的小儿外治法在疾病治疗的普及程度上，更为广泛，同时在药剂制备、外治方法创新上，也更为多样化。

（五）明清时期

纵观整个小儿外治法发展历程，鼎盛时期及独立成书应属明清。明代儿科病治疗方法上，除了药物之外，还有外科手术、推拿等。明代太医院设有按摩科，按摩术被应用于儿科疾病，并改称"推拿"，出现了专门的小儿推拿专著，如陈氏《小儿按摩经》、龚云林《小儿推拿秘旨》、周于蕃《小儿推拿秘诀》等，形成了小儿推拿独特的理论体系。其中《小儿推拿秘诀》影响较大，书中将推拿多种多样的手法归纳为按、摩、抱、揉、推、运、搓、摇八法，颇得后世推崇。李时珍在《本草纲目》中收集了明代及明代以前的单验方一万余首，其中有大量的药物外治法，仅小儿外治方就232首。王大纶所著《婴童类萃》书中，善用葱饼熨脐法治疗小儿气虚阳脱、体冷如冰；更有"灵宝烟筒"疗法："治喘嗽，黄蜡、雄黄、佛耳草、款冬花、艾、鹅管石，将蜡溶搽纸上，次艾铺上，又将药末细细掺上，卷成筒子，用火点着一头，吸烟三四口。"《卫生易简方》主要论述了小儿初生、胎热、急慢惊风、感冒喘嗽、虫痛疝气等小儿疾病，而其治疗则均有外治法。如"治肛脱出，用胡荽切一升，烧烟熏肛即入"。

陈飞霞在《幼幼集成》中尤其推崇外治法，书第三卷尚附有"神奇外治法"一节，共载有九种外治方法，其中的"灯火疗法"简便易学，被称为"幼科济急妙法"，可谓是明清时期小儿外治法的典范。清代"外科之宗"吴师机，积二十余年之外治经验，并对传统的民间外治疗法进行了总结整理，其《理瀹骈文》是我国第一部外治法的专著，附方千余张，其中用于儿科者183方。吴师机治病以膏药为主，在前人经验的基础上创制了百余张膏药方剂，并且总结出数十种外治法，施治于各科病证中。

（六）现代小儿外治法的研究

进入现代，小儿外治的发展已今非昔比，尤其近年来传统外治法又与现代科技相结合，使其在理论和实践中飞速发展，治疗范围日益扩大，在中医期刊上陆续刊载了不少有关外治法的文献探索、理论研究和临床报道的文章，质量较高，反映了中医外治理论与临床研究的不断深入，为小儿外治法的研究应用发展做出了较大的贡献，更推动了中医儿科学的发展。

随着科学的不断发展，人们防病治病的观念也在不断更新，在当今部分药物成为公害的情况下，医学发展的新趋势是寻找更为理想、无毒副作用的治疗方法。中药外治法尽管某些方法具有原始性，药物制剂在许多方面落后于时代，但它具有适应现代人心理的诸多优越性，所以被越来越多的患者所接受，也逐渐为越来越广泛的医界同仁所看重。在实际生活中，既有"不肯服药之人"，又常见"不能服药之证"，现代人优越的生活条件和独生子女的娇生惯养，往往使患者口服中药有一定的困难，因此改变给药途径则是中医药界的新课题。中药外治既可保持中医辨证论治的传统，又可避免口服中药之苦。如果能根据病人的具体情况，选择合适的方法，并把心理、社会等诸多因素与药物的外治、内治法有机地结合起来，一定会大大地提高临床的治疗效果。

大量的临床资料和实验结果证明，改变给药途径、局部用药，可加大药物浓度，是一条理想的用药途径。用生理活性较强的药物，直接作用于病变局部靶组织，除药物作用外还具有一定的经络效应，这是内服药物所无法做到的。因此，外治法只要运用合理，不仅和内治法一样可达到治病的目的，还可弥补内治法之不足，正如清代医家吴师机所谓，内服用药与外治用药有"殊途同归"之功。西医学近年来也认识到全身用药，尤其是使用化学药物对人体产生的危害，主张定向用药，这些治法的改变都和中药外治法有异曲同工之妙，而这一观念的改变也给中药外治法的研究与开发带来机遇，中医同仁应不失时机地努力研究，使这一古老的治法为人类健康做出更大的贡献。

三、临床应用介绍

郑州市中医院儿科在王晓燕老师的带领下，广泛深入地挖掘、继承、创新、开展、推广各种外治技术，相关科研项目已达近20项，获奖16项，其中常用的有针灸、推拿、拔罐、艾灸、中药结肠滴注、膏药贴敷、中药熏蒸、中药熏香等。

（一）肛肠给药

传统经肛门给药都是采用保留灌肠方式，大多是一种随意操作，没有规范性要求，一般是注入直肠就算完成。保留灌肠因药物量小或保留时间短，故一般仅局限于治疗肛肠疾患或盆腔及下腹部疾患。直肠滴注法是由保留灌肠法发展而来，可控制药液滴入速度，给药速度慢，不至于很快在肠道蓄积过多，使人产生便意而排出，且对肛门的刺激较保留灌肠法要小。中药直肠点滴给药能使药液均匀散布在直肠黏膜表面，溶解于分泌物中，然后充分吸收，大部分通过直肠中、下静脉和肛管静脉进入大循环，避免了肝脏的首过效应。另外直肠给药比口服吸收快，与静脉给药相似，亦避免了小儿口服药困难和经口服的药物受上消化道酶解和酸解的影响，提高了药物的生物利用度。近些年，肛肠给药法在药物组方、剂型、给药部位等方面均有较大改进，并在一些急危重症的救治方面屡获良效，是一种价廉效捷的治疗方法。正如古人云："外治之法，变幻神奇也……上可泄发造化五行之奥蕴，下能救急扶危层见，迭出不穷。"

直肠滴注作为我院（郑州市中医院）儿科的特色疗法，在2000年已在临床应用。但随着临床的广泛应用，直肠滴注也暴露出许多不足之处，直肠对药液的温度、给药速度比较敏感，便意较明显，常令病儿不适，降低了病儿的依从性；直肠段较短，药液易渗出，点滴管亦易滑出，增加了操作难度，病儿及家属多觉厌烦；直肠空间小，给药量和给药速度不易掌握等。相比较而言，结肠部位pH条件温和，代谢酶少，可提高药物的稳定性，虽然结肠表面积比小肠少，但由于药物在结肠运转时间长，因而可增加药物的吸收，从而提高药物的生物利用度。乙状结肠是结肠与直肠的交会处，其兼备了直肠和结肠两者生理功能特点，其容量大，对药量、给药的速度、温度要求较低，其部位较深，能克服药液易于渗出、滴注管易于滑出以及患儿便意明显的不足。因此，我们近来改直肠滴注为乙状结肠滴注给药，在临床但凡不能口服中药汤剂的皆可采用此方法给药。

结肠滴注给药临床最常用于小儿外感发热。张仲景《伤寒论·阳明病脉证并治》云："大猪胆一枚，泻汁，和少许法醋，以灌谷道内……甚效。"实为最早的中药灌肠疗法。中医学认为"肺与大肠相表里"，肺主气，司呼吸，大肠为传导之官，变化出焉，肺气宣发肃降，有助于大肠传导功能的发挥，反之亦然，两者功能上相互作用、相互影响，任何一方受损势必伤及另一方。小儿外感发热病位虽在肺，常波及胃肠，出现夹滞证候，正如《症因脉治·卷三》所述，"肺气不清，下遗大肠，则腹乃胀"，此时，我们将药液输注大肠，待药液吸收后，可通过经脉络属而复归于肺卫，肺朝百脉，通过肺气升降出入，可将药物布散于五脏六腑、四肢百骸、诸孔诸窍，从而起到整体治疗的目标。这样既减少了胃肠道内消化液对药物的影响，也减轻了肝脏的负担，同时也有效解决小儿服药困难的问题，可谓"一举三得"。据此，王晓燕老师使用自己多年临床研究的成果"三阳清解液"，以直肠、乙状结肠滴注方式治疗小儿外感发热，临床应用多年，有效率达95%以上。这也是中医"上病下取""六腑以通为用"在儿科治疗中的具体体现。

（二）穴位贴敷

贴敷法是将药物熬制成传统黑熬药或将药物研为细末，姜汁、蜂蜜、醋等调和后贴敷于患者的某一经络穴位来治疗疾病的一种方法。由于经络有内属脏腑，外络肢节，沟通表里、贯穿上下的作用，所以贴敷法除了治疗局部的病变外，而且可以通过贴敷特定的部位和经穴以达到治疗全身的目的。

现代研究发现皮肤由表皮、真皮、皮下组织三层组成。小分子的药物加入适当透皮剂，即能透过表皮从真皮吸收到人体。而中药选用辛香走窜之品配制，就可起到透皮吸收作用。真皮有90%是血管丰富的结缔组织，活跃的血液循环运转药物很快，所以药物渗透到达真皮后，就很快被吸收进入体循环。此疗法可以避免药物对肠胃道与肝脏的损害，减少了毒副作用；同时也避免了胃肠道与肝脏对药物的影响，从而提高了药物的生物利用度；且皮肤间层还有储存作用，使药物浓度曲线平缓，避免了"峰谷现象"；皮肤病局部用药，作用直接。

王晓燕老师认为该疗法以中医脏腑经络理论为依据，将特定俞穴与药物结合起来，一方面发挥药物的药理作用，一方面利用中药对腧穴的局部刺激及经络间传导作用；药物对穴位的刺激可循经传感，并在传感过程中相互刺激、相互协同、作用相互累加不断增强扩大，而起治疗作用。因小儿皮肤娇嫩，经皮给药吸收较成人为快，贴敷治疗可达事半功倍之效。所以，积极挖掘创新该疗法在儿科的应用。

值得一提的是，在临床应用中，王晓燕老师对"神阙穴"情有独钟，对于小儿泄泻、便秘、呕吐等脾胃系统疾病，该穴是必选穴位。原因有三。其一，适合放置药物：脐部是一隐窝，为天然"药穴"，适宜放置药物，药物放置以后既不易洒出。其二，神阙穴为防病治病要穴：神阙穴居于人体正中，系任脉之要穴，与督脉相表里，又为冲脉循经之地，连十二经脉、五脏六腑、四肢百骸，能通达百脉，可谓经络之总枢，经气之会海，一穴而系全身，刺激该穴可激发全身经气以疏通经脉促进气血运行，健脾和胃，温肾助阳，行气导滞，活血化瘀，调整脏腑功能，故被称为治病的秘密通道。其三，吸收迅速：现代解剖学认为，脐是胚胎发育时期腹壁的最晚闭合处，是腹前壁薄弱区。脐部血管分布特殊，上有腹壁上动、静脉和胸腹壁静脉，下有腹壁浅动、静脉，腹壁下动、静脉，脐周有脐周静脉网，第10肋间神经的前皮支的内侧支也在此分布。且脐下没有脂肪组织，皮肤筋膜和腹膜直接相连，渗透性较强，药物分子较易透过皮肤的角质层进入细胞间质，迅速弥散入血而通达全身。

在治疗小儿哮喘时，王晓燕老师更是巧用神阙穴。传统的中药穴位贴敷"冬病夏治"以背俞穴为主，借助腧穴透入肌肤，再通过经络的作用达到内病外治、冬病夏治的目的。而在此基础上，王晓燕老师别出心裁，加贴神阙穴。中医学认为"哮喘之因壅塞之气，外有非时之感，膈有胶固之痰""哮喘之因是痰饮内伏""喘有夙根"，其病之所以难以根治，可能与内伏痰饮夙根有关。伏天暑气当令，人体腠理疏松，汗孔开放，哮喘痰饮大多不发，是根治夙根的最好时机。脾为生痰之源，肺为贮痰之器，辛温燥湿健脾之药贴敷于神阙穴，由表及里，以祛生痰之源，达到根治的目的。神阙穴药物的选择皆为辛温燥湿之品，以奏健脾燥湿化痰，化饮之功。在传统穴位基础上，选用辛温燥湿之品贴于神阙穴，可明显提高防治小儿哮喘反复发作的效果。

"'冬病夏治'传统穴位+神阙穴贴敷防治小儿哮喘"的课题研究在2014年获郑州市科技惠民计划推广立项，在郑州市16个县区、65个乡镇进行推广，并多次举办继续教育培训班及在全国学术交流会推广。

（三）耳穴疗法

耳穴疗法是以中医传统的医学理论为依据，通过刺激耳郭上相应的穴位防治疾病的方法，《黄帝内经》中就有三十余处有关耳穴的记载。耳不是一个孤立的听觉器官，"耳者，宗筋之所聚也"，经络系统是一个有机整体，十二经都直接或间接入耳，耳通过经络与人体脏腑和各个部位相联系，内络五脏六腑，外联四肢百骸，以调节人体生理功能。《厘正按摩要术》云："耳珠属肾，耳轮属脾，耳上轮属心，耳皮肉属肺，耳背玉楼属肝。"

王晓燕老师认为耳与脏腑生理病理有密切关系，是机体体表与内脏联系的重要部位，不仅存在相关性而且还具有特异性。运用中药的生物活性与经穴的放大效应和经穴传导感应，按藏象辨证和相应部位取穴，用王不留行籽按压耳穴相应的点，可增强人体自身调节功能，临床常用于治疗抽动症、近视、厌食、遗尿、免疫功能低下等。王晓燕老师认为抽动症病位在肝，与心、脾关系密切，属本虚标实之证。耳穴缘中、神门醒脑开窍，脾胃点健脾和胃、助运，肝点平肝息风。每日多次按压，可调节机体内五脏功能平衡，对机体形成一种良性刺激，疏通经络，宣导气血，起到安神息风、健脾和胃、醒脑开窍的治疗作用。

（四）香囊、药浴

外治法中的"闻香治病"方法，是将药物研末装入布袋，药枕、香囊和肚兜等，佩于小儿胸前或腹部，以治疗疾病的方法，其配方多为辛香走窜之品。芳香走窜药成分多为挥发油，并含有酮、酚、醛和醇类等物质，这些物质能促进血液循环和腺体分泌，具有一定的解热、镇痛、镇静、强心、祛痰、抗菌、抗炎或抗病毒作用。这些药物的浓烈气味能直接兴奋呼吸中枢调节功能，使吞噬细胞指数增加，起到较好的抗炎作用。通过闻香，部分药物挥发后可被机体吸收，同时浓郁的香气可对大脑产生良好的香味刺激，促进机体免疫球蛋白水平的增高，提高机体免疫功能与防病抗病能力。

目前郑州市中医院儿科应用较多的有"宣通鼻窍，健体防感"香囊，尤其适用于小婴儿，小婴儿脏腑未充，则药物不能多受。香囊"熏治"，就是使药气通过鼻直达肺部，"肺朝百脉，开窍于鼻"，鼻腔黏膜下血管丰富，黏膜极薄，药物可经鼻黏膜进入体循环，避免首过效应，大大提高药物利用度。而且药物的芳香气味能刺激鼻神经，使鼻黏膜上的抗体含量提高。临床上，香囊中可加用苍术以燥湿健脾，散寒解表；辛夷、白芷、艾草、薄荷脑祛风解表，通窍止痛；丁香温肾助阳，增强阳气，固护肌表，预防感冒。

药浴是以辨证论治为指导思想，把草药煎煮成汤剂，并加入温水中擦洗全身或局部的一种外治疗法。小儿肌肤柔嫩，角质层少，表皮细胞含水量多，体表面积较大，且体表温度多高于成人，这些因素均有利于药液的透皮吸收。此外，临床大多患者反映，在药浴后第一时间即能感觉病情得到明显缓解，这也是药浴疗法在临床中得以广泛应用的关键。研究表明，药浴可扩张皮肤的毛细血管，改善局部血液循环，促进人体气血通畅，加快新陈代谢，促进组织修复。

我院（郑州市中医院）广泛使用药浴治疗黄疸患儿。"降黄散"是王晓燕老师的经验方，由茵陈、栀子、大黄、佛手、山楂、赤芍、炙甘草、大枣等中药组成。茵陈具有利湿退黄之效，为治黄疸之要药；栀子通利三焦，助茵陈引湿热从小便而去；大黄泄热逐瘀，导瘀热从大便而下；佛手归肝经，具有疏肝理气之功；山楂消食开胃，以促进患儿食欲；赤芍归肝经以助茵陈清肝胆湿热；大枣益气和胃，防止苦寒药物伤及脾胃；炙甘草调和诸药。诸药合用，疏肝利胆、利湿泄热并进，通利二便，前后分消。湿邪除，瘀热去，则黄疸自退。该方法既避免药物对新生儿娇嫩胃肠道的刺激，也减轻肝肾代谢的负担，明显降低药物的不良反应，且通过熏洗或熏蒸汗出，胆红素又可随汗加速排泄，是一种有效的给药途径，深受家长欢迎。

另外王晓燕老师的经验方"湿毒净洗剂"在治疗小儿妇科疾病方面也取得了令人满意的效果。幼女因生殖系统缺乏自我防御功能，再加生活自理能力较差，外阴、阴道也易发生炎症。王晓燕老师认为其形成主要是湿热邪毒蕴结阴部肌肤，伤及任、带二脉所致。治疗上应内外结合，以清热利湿、解毒止痒为主。"湿毒净洗剂"中蛇床子、苦参清热燥湿、杀虫止痒共为君，土茯苓、白鲜皮、百部、明矾助君药清热燥湿解毒、杀虫止痒是为臣，龙胆草清肝泻火、引诸药入肝经为佐使。全方共奏清热燥湿解毒、杀虫止痒之效。我们在"湿毒净洗剂"制剂过程中加入缓冲液，使药液的pH值稳定在4~5之间。小儿熏蒸坐浴后，改变阴道的内在环境，使之偏酸性，产生人为的自净作用，而加强杀菌消炎功效。且以上中药有效成分大多为生物碱，生物碱遇酸后生成盐，可提高生物碱的溶解度，更有利于生物碱药效的发挥，从而使治疗效果明显提高。这也是中药的特殊作用。

（五）推拿疗法

小儿推拿是中医外治推拿法与儿科结合的一种治疗手段，根据儿童的生理、病理及生长发育特点，在中医基础理论及中医临床实践的指导下，在特定的部位施以特定的手法，调整气血阴阳、疏通经络、平衡阴阳、调和脏腑、恢复脏腑功能，以达到防治疾病的目的。小儿肌肤娇嫩，末梢循环丰富，对外界刺激比较敏感，推拿较成人更容易取得疗效，与打针、服药相比较，患儿更易接受、依从性更强。所以，小儿推拿在儿科临床的应用颇为广泛。

（六）其他外治法

针灸是通过针刺对穴位的刺激以调整和激发体温调节中枢及大脑皮质功能，促进其恢复正常水平的疗法。放血法即采用三棱针、小尖刀或粗毫针刺破穴位浅表脉络，排出少量黏液或血液，使内蕴热毒外出以治病的一种疗法。临床上还有刮痧、中药雾化等。这些外治疗法广泛运用于临床。

四、外治优势与展望

外治的优势在于：①治法多样，一种病有多种治法。②可按病位用药，使药直达病所。③适合于不肯服药的病儿和不能服药的病种。④经济方便，可就地取材，自己使用，如腰部扭伤用硼砂末点眼，有立竿见影的效果。⑤适用于急救和预防疾病。⑥比较安全，可随时停用外治法使用得当，一般无副作用，即使出现问题，亦可随时停用，不会造成重大医疗事故，比内服药安全，尤其适用于幼儿，禁忌证少。

王晓燕老师认为，随着现代科学飞速发展，新理论、新技术层出不穷，如能将中医药传统理论和临床经验与这些新的知识结合起来，无疑会使中医药出现突飞猛进的变化。中药外治是施药于外而作用于内的一种治疗方法，药物成分需要通过一定的动能才会发挥作用。研究证明，声、光、电、磁不仅本身具有良好的治疗作用，而且又具有一定能量，可促进药物的吸收，如果将这些技术与中药外治结合创造新的医疗器具，则一定会提高疗效，使中药外治法上升到一个新的层次。中药外治法有着广阔的发展前景，只要中医界同仁能重视目前存在的种种问题，克服不利因素，一定会为中医中药的繁荣昌盛做出更大贡献。

第二章　经方应用

第一节　桂枝汤

一、概述

桂枝汤是《伤寒论》开宗明义第一方，由桂枝三两（去皮）、芍药三两、甘草二两（炙）、生姜三两（切）、大枣十二枚（擘）组成。据统计，《伤寒论》共113方，其中由桂枝汤加减变化而成的方有20余首。桂枝汤为历代医家所推崇，柯韵伯说："此方仲景群方之冠，乃滋阴和阳，调和营卫，解肌发汗之总方也。"方中桂枝辛温，辛能发散，温通卫阳；芍药微酸，酸则收敛，固护营阴；生姜辛温，既助桂枝辛散表邪，又兼和胃止呕；大枣甘平，既能益气补中，又可滋脾生津；炙甘草，调和诸药，合桂枝辛甘化阳，合芍药酸甘化阴。"外证得之，解肌和营卫；内证得之，化气和阴阳"。"解肌和营卫"主治外感风寒表虚证，是太阳中风表虚证的代表方。临床以头痛、发热、汗出、恶风，脉浮缓或浮弱为辨证要点。太阳病，无论中风、伤寒，或汗、或下，凡见头痛、发热、汗出、恶风皆可用之。太阳伤寒，发汗后，余邪未尽；或太阳病迁延日久脉浮弱者，或病人无他病，时发热、自汗出辨证为营卫不和者亦可用之。"化气和阴阳"对于脾胃、气血、阴阳失调诸内伤杂病皆可应用。正如柯韵伯所说，"用桂枝汤以辨证为主，合此证即用此汤，不必问其为伤寒中风杂病也"。

现代药理研究表明，桂枝具有抗炎、抗菌、抗病毒作用，对中枢系统具有解热镇痛、镇静、抗惊厥作用，能使心肌营养性血流量增加，还具有抗过敏、抗凝血等作用；白芍具有抗氧化、保肝、解痉止痛作用。桂枝汤具有解热、抗炎、解痉、镇静、免疫、双向调节、抗风湿、抗过敏及抗真菌、抗血栓形成等作用。在治疗范围上涉及呼吸、循环、消化、泌尿、生殖、内分泌、神经、免疫等多个系统。后世认为桂枝汤治万病，是仲景群方之冠。

二、学术思想

王晓燕老师临床也特别推崇桂枝汤，在常用其治疗反复呼吸道感染、鼻炎、腺样体肥大、汗证等诸多疾病，并且强调临床上要尽量遵循仲景的煎服法、护理及剂量。

（一）煎服护理

仲景使用该方，在炮制、煎法、服法、发汗和出汗的护理、饮食宜忌、禁忌证等方面都做了详细介绍。现代生活节奏快，很多人不注意药物的煎煮及服用方法，只求方便。王晓燕老师认为临床一定要遵循仲景之意，方可取得满意疗效。

1.煎煮方法

仲景要求桂枝汤要"微火煮取"，水由七升熬至三升。有些医家认为，桂枝汤作为解表剂应用，应该武火急煎。王晓燕老师认为桂枝汤一定要"微火煮取"，即使是作为解表剂，也不能囿于解表剂煎法之俗套。原因一方面是桂枝汤中的桂枝、生姜含有较多的挥发性成分，大火煎易使有效浓度降低，故而改以小火。用小火慢慢煮药，有效成分就既可以充分析出，又不致很快散失。另一方面，桂、芍质地多坚，故须文火慢煮。临床也证实"微火煮取"效果更好。

2.服药次数

可以用"一鼓作气""紧锣密鼓"来形容张仲景对桂枝汤服药次数的要求。仲景要求首次服药后"须臾"，就要饮热稀粥，"若不汗，更服依前法。又不汗，后服小促其间。半日许，令三服尽。若病重者，一日一夜服，周时观之。服一剂尽，病证犹在者，更作服。若汗不出，乃服至二三剂"。这是仲景为外感病解表之方所开创的特殊的服药方法，应当视为解表药的服药法则来遵循。对于外感发热的患儿，王晓燕老师常常让家长少量多次喂服患儿，并告诉家长，喂的次数越多，效果越好。并嘱多喂白开水或者热粥以助发汗。

3.中病即止

虽说桂枝汤被众多医家纷赞为"和""补"之剂，但其基本功用还要落到"汗"字上。既然是汗，过则免不了要损津伤正，这就成"药复"为害了。所以王晓燕老师一般仅开两剂或者三剂，中病即止。

4.饮食禁忌

仲景明确指出要"禁生冷、黏滑、肉面、五辛、酒酪、臭恶等物"。王晓燕老师不厌其烦地反复给家长强调这些，不但是在服药期间，即使在停药疾病恢复期，也强调进食清淡，逐渐增加营养。

（二）配伍主治

桂枝、芍药这两个君药、臣药相配，有非常重要的意义。桂枝解表辛散，汗出而解。发汗要有源，所以芍药以及从芍药到大枣、到甘草这个系列，以芍药益阴养血为主，能够使汗出有源。发汗，风邪才随汗而解。并且芍药酸涩，使散中有收，不致过汗。桂枝得到芍药，散中有收，汗出有源。芍桂同用，滋而能化，以阴得阳助则泉源不竭，补不敛邪。所以这两味药，既分工合作，相辅相成，又相互制约，扬长避短，相反相成。从性味来说，一温一寒，一散一敛，一动一静，一刚一柔也体现了相反相成的一面。王晓燕老师特别推崇仲景桂枝汤的药物配伍，临床上也常常借鉴这种配伍方法，动静结合、刚柔相济、散联同用、攻补兼施、寒温相伍，以"和"治病。

《伤寒论》桂枝汤本为"卫强营弱"的太阳中风表虚证而设，但在临床实践中凡营卫不和、气血不调之证，均可应用桂枝汤加减治疗。正如柯韵伯所说："用桂枝汤以辨证为主，合此证即用此汤，不必问其为伤寒中风杂病也。"方中桂枝解肌发表，温通经脉；芍药敛阴益营，收敛阴气；生姜温胃气，并有发表作用；大枣补脾气，兼补脾阴；甘草温中益气，与桂枝相配，辛甘发散为阳，与芍药相配，酸甘合化为阴。故桂枝汤用之于表证能解肌祛邪，用之于里证能补虚调阴阳。实为温而不燥、补而不峻、平调阴阳之良剂，表虚、里虚、表里俱虚皆宜。疾病的发生不外乎内因、外因，致病因素导致疾病产生的关键在于气血不和，桂枝汤的主要作用就在于调和营卫、气血。王晓燕老师常用桂枝汤治疗外感发热、体虚感冒、原因不明低热、营卫不和之自汗盗汗、脾胃病、气血亏虚之头身疼痛、过敏性鼻炎、小儿肺炎恢复期、各种皮肤病等。

三、验案举隅

验案一

张某，男，12岁。

现病史：患儿以"低热2月余"为主诉于2018年10月9日来诊。患儿2个月前无明显诱因出现发热，体温在37.3～38℃波动，以晚上为甚，微汗，无其他不适，曾服小儿柴桂、小儿解感、头孢类药物及养阴清热之类中药，效果不佳。查体：体温37.7℃，咽稍红，舌嫩红少苔，脉浮缓。查血尿常规、X线胸片、结核抗体及血沉等未见明显异常。

中医诊断：低热症（营卫不和，伏邪留恋）。

西医诊断：发热待查。

治法：调和营卫，佐以养阴透热。

方药：桂枝汤合青蒿鳖甲汤加减。桂枝10g，生白芍10g，大枣10枚，生姜3片，青蒿10g，牡丹皮10g，鳖甲10g（先煎），炙甘草3g。3剂，每日1剂，水煎，分两次服。

二诊（10月13日）：体温正常，仍有汗出，上方加煅牡蛎20g。4剂。半年后随访未见复发。

按语：辨低热之根本，应先辨其外感、内伤。《景岳全书·劳倦内伤》云："盖外感内伤，俱有恶寒发热等证，外感寒热者，即伤寒也；内伤寒热者，即劳倦也。伤寒以外邪有余，多宜攻散；劳倦以内伤不足，多宜温补。然此二者，病多相类，最易惑乱，故东垣特用内伤二字，以为外感之别。"然本病，王晓燕老师遵循"用桂枝汤以辨证为主，合此证即用此汤，不必问其为伤寒中风杂病也"之原则。此患者外感病邪，迁延不愈，发热以夜间为甚、咽红、舌红少苔是邪热未尽，伏于阴分所致，但患儿脉浮缓而非细数，属于表虚营卫不和之象。前医仅养阴清热不效，概未顾及其营卫不和也。

王晓燕老师用桂枝汤调和营卫，青蒿鳖甲汤养阴透热。鳖甲直入阴分，咸寒滋阴，以退虚热；青蒿芳香清热透毒，引邪外出；牡丹皮凉血透热，助青蒿以透泄阴分之伏热。诸药合用，透热而不伤阴，养阴而不恋邪，余邪清，营卫和，故而病愈。

验案二

曹某，男，5岁。

现病史：患儿以"流涕，鼻塞2月余"为主诉于2017年3月3日来诊。患儿2个月前出现鼻塞流涕，伴有喷嚏，每年换季均发作，无发热，多汗，纳可，大便可。查体：咽红，扁桃体未见肿大，鼻黏膜苍白水肿，双肺呼吸音清，未闻及干湿啰音，心音可，腹软，无压痛及反跳痛，舌红苔白，脉弱。

中医诊断：鼻鼽（营卫不和，鼻窍失宣）。

西医诊断：过敏性鼻炎。

治法：调和营卫，宣通鼻窍。

方药：桂枝汤合苍耳子散加味。桂枝10g，芍药10g，炒苍耳子7g，辛夷6g，薄荷6g，川芎6g，黄芩10g，板蓝根10g，炙甘草3g。4剂，每日1剂，水煎，分两次服。

二诊（3月7日）：鼻涕减少，鼻塞轻，无喷嚏，出汗量减少，守上方3剂愈。患儿诸症皆平。

按语：过敏性鼻炎在中医学中属"鼻鼽"范畴，其发生与环境污染、生活方式、遗传因素以及饮食习惯等多种因素有关，王晓燕老师认为患过敏性鼻炎的患儿多为特禀体质，生理功能低下，易受外邪入侵。究其发病，乃脾胃虚弱，气血生化乏源，营阴不足，卫外不固，营卫失和，腠理疏松，风寒乘虚而入，犯及鼻窍，邪正相搏，肺气不得通调，津液停聚，鼻窍壅塞所致。王晓燕老师临床善用桂枝汤为基础治疗，以加强肺卫的防御功能，改善机体对病邪的易感性，从体质方面达到治病求本的目的，合苍耳子散加减应用以调和营卫，宣通鼻窍。鼻痒甚者，加蝉蜕、僵蚕疏风止痒；鼻塞、流清涕甚、舌苔白腻者，加细辛以散寒蠲饮；咽红口渴者，加黄芩以清热。本案用桂枝、芍药解肌发表，调和营卫，以固阴阳之本，苍耳子祛风散寒，辛夷通鼻窍，薄荷疏肝行气，咽红，舌红，表明体内有热，给予板蓝根清热利咽，黄芩透散郁热，川芎调肺行气。调和营卫，外邪去而肌表固，营卫和而津不外泄，因此该患儿鼻窍通，肺气调畅而愈。

验案三

葛某，女，6岁。

现病史：患儿以"多汗2年余"为主诉于2018年6月8日来诊。2年来患儿吃饭、活动、睡觉时均大汗淋漓，既往因"腺样体肥大"行手术切除，术后汗更多，伴畏寒、恶风，经常感冒发热，活动后咳嗽，便干，尿频，手足心热。查体：咽红，舌淡，苔薄白，脉细滑。

中医诊断：汗证（营卫失和，表卫不固）。

治法：调和营卫，固表止汗。

方药：桂枝汤加减。桂枝10g，白芍10g，五味子10g，浮小麦30g，煅龙骨20g，煅牡蛎20g，黄芩7g，乌梅10g，神曲10g，炙甘草3g，生姜3片，大枣10枚。7剂，每日1剂，水煎，分两次服。

二诊（6月14日）：汗出明显减少，仅进食时有少量汗出，效不更方，续服上方7剂。

三诊（6月21日）：汗止。给予玉屏风颗粒服用1月，体质明显好转，感冒减少。

按语：汗证一般分为自汗、盗汗或者局限性出汗，如头汗、手汗等。《素问·阴阳别论》云："阳加于阴谓之汗。"《伤寒论》云："病常自汗出者，此为荣气和，荣气和者，外不谐，以卫气不共荣气谐和故尔。以荣行脉中，卫行脉外，复发其汗，荣卫和则愈，宜桂枝汤。"王晓燕老师认为多汗症主要是由阴阳失调，营卫不和，调节失司，腠理开阖不利，津液外泄所致。治疗上选用桂枝加龙骨、牡蛎汤为基础方加味治疗以调和营卫、固表止汗。气虚甚者加黄芪、党参、浮小麦等以补气固表；阴虚者加五味子、女贞子、乌梅等养阴敛汗；有热者加知母、黄柏、鹿衔草等。本案患儿经常体虚感冒，汗出、恶风、舌淡、脉细滑，属于桂枝汤证，故用桂枝汤加减治疗，活动后咳嗽加五味子滋肾敛肺以止咳敛汗，咽红、便干加黄芩、乌梅以清热敛阴，加浮小麦、煅龙牡收敛止汗。营卫调和后用玉屏风散善后以补肺益气，预防复发。

验案四

陈某，女，11岁。

现病史：患儿以"荨麻疹3年余"为主诉于2016年8月15日来诊。患儿3年前患荨麻疹，始发于阴雨天气，经用西药抗过敏及中药，时轻时重而终未治愈。风团多在晨起，遇冷阴雨时加重，见暖则减。查体：面白少华，全身散在风团，舌淡红，苔白，脉缓。

中医诊断：瘾疹（营卫失和）。

西医诊断：慢性荨麻疹。

治法：调和营卫，养血祛风。

方药：桂枝汤加减。桂枝9g，白芍9g，当归10g，地肤子10g，防风10g，干姜6g，大枣5枚，炙甘草3g。4剂，每日1剂，水煎，分两次服。

二诊（8月19日）：风团已消，原方继服4剂。

三诊（8月24日）：风团未发，再予上药3剂。随访一年未见复发。

按语：慢性荨麻疹是一种常见、多发的变态反应性皮肤病，其病程较长，反复发作，顽固难愈。目前西药虽可暂时控制症状，但停药后易复发，长时间迁延不愈。中医称之为"瘾疹"。王晓燕老师认为病在皮肤者可用汗法，正如《黄帝内经》"其在皮者，汗而发之"。治疗皮肤病时喜用桂枝汤基础上加减治疗。因桂枝汤既有解肌发汗，又有调和营卫之功。王晓燕老师在治疗荨麻疹时常于辨证基础上选择加地肤子、白鲜皮、乌梅、徐长卿、蝉蜕、僵蚕等现代药理研究具有较强抗过敏的药物，此外常叮嘱患儿及家属注意清淡饮食、避免鱼、虾、牛羊肉等发物，同时避免接触易过敏物，比如花粉、新家具等。本案患儿其症状遇寒加重，得热则缓，舌淡脉缓。脉证合参，其病机为素体阳虚、复感风寒致营卫不和，风寒邪气内不得疏泄，外不得透达，寒邪郁于皮肤腠理之间而发瘾疹。故用桂枝汤治疗，加干姜以助其复阳散寒，久病入络，以当归活血养血，取"治风先治血，血行风自灭"之义，另加地肤子、防风以除风胜湿。

验案五

王某，男，5岁。

现病史：患儿以"不思饮食半年余"为主诉于2018年6月23日来诊。半年前患者不思饮食，平素体虚易感冒，形体消瘦，面色少华，汗出多，大便干，4～6天一次，舌苔薄白，脉弱。

中医诊断：厌食症（营卫不和，脾胃气虚）。

治法：调和营卫，益气健脾。

方药：桂枝汤合四君子汤加减。桂枝9g，炒白芍9g，太子参9g，麸炒白术10g，茯苓10g，浮小麦20g，炒麦芽10g，炒鸡内金10g，龙胆草3g，生姜3片，大枣5枚，炙甘草3g。7剂，每日1剂，水煎，分两次服。

配合针刺四缝穴一次，穴位贴服消导膏3贴，神阙穴，每日1贴。

二诊（7月1日）：饮食稍有增加，汗出减少，大便仍干，舌苔薄白。守上方加减，去浮小麦，用生白术20g易麸炒白术。7剂，每日1剂。配合针刺四缝穴一次。

三诊（7月8日）：面色转润，饮食正常，舌苔薄白，二便调，治以异功散加减以健脾和胃。太子参10g，麸炒白术10g，茯苓10g，陈皮9g，炒麦芽10g，焦山楂10g，炙甘草3g。7剂，每日1剂，水煎，分两次服。半年后随访，未再复发。

按语：小儿脏腑娇嫩，脾常不足，如若饮食不节，喂养不当，乳食积滞；或多病久病，损伤脾胃，影响脾胃的正常运纳功能，可导致厌食。该病是儿科常见的一种疾病，若得不到有效改善，容易引起生长发育迟缓、免疫力低下、佝偻病等情况发生。王晓燕老师认为"脾胃主一身之营卫，营卫主一身之气血"，故调和营卫可谓调脾胃、补虚调阴阳。小儿脾胃虚弱可致厌食，从而可致营卫失调；营卫失调，可致患儿反复外感，从而进一步损伤患儿脾胃。该患儿平素易感，面色少华，汗出较多，是营卫失和之表现；形瘦便干，脉弱，乃脾气虚弱之征。故予桂枝汤合四君子汤，使营卫调和，脾胃健运，而胃气得苏，纳谷自开。配合针刺四缝穴以促进醒脾开胃，恢复脾胃运化水谷精微功能；消导贴以通为用，促进胃肠动力恢复。7剂后患儿饮食增加，汗出减少，大便仍干，减敛汗之浮小麦，予大量生白术易炒白术以健脾通便。三诊时营卫已和，胃气得复，故以异功散善后。现代药理学表明桂枝、白芍、鸡内金等药可延缓胃肠道食物停滞时间，促进胰液分泌，增强消化酶活性，提高胃肠道消化吸收作用；大枣、炒白术可提高唾液淀粉酶活性，增强胃肠道平滑肌运动频率及幅度，促进肠道蠕动与吸收；茯苓、太子参等可抑制血小板聚集，提高机体免疫力，具有抗炎、抗病毒的作用。

验案六

张某，男，6岁。

现病史：患儿以"间断腹痛1年余"为主诉于2019年5月12日来诊。患儿1年前晨起时腹痛，以脐周为主，持续数分钟自行缓解，每周发作1～2次，饮食生冷后腹痛明显，无恶心、呕吐、腹泻等症状，平素汗多，纳可，二便调，舌质淡红，苔薄白，脉细。肠道彩超示脐周可见大小不等淋巴结，最大约1.5cm。查体：脐周压痛，无反跳痛。

中医诊断：腹痛（中焦虚寒）。

西医诊断：肠系膜淋巴结炎。

治法：温中补虚，缓急止痛。

方药：小建中汤加减。桂枝10g，炒白芍20g，山药12g，黄芪10g，延胡索10g，大枣5枚，生姜3片，炙甘草3g。4剂，每日1剂，水煎，分两次服。配合隔物灸一次。

二诊（5月16日）：患儿腹痛频率较前明显减少，汗出亦好转。效不更方，予原方继服7剂，腹痛未作，疾病痊愈。

按语：万全《育婴家秘·五脏证治总论》有云："水谷之寒热伤人也，感则脾先受之。"小儿"脾常不足"，消化能力薄弱，稍有喂养不当、形寒饮冷，则损伤脾阳而患病。本案患儿进食生冷后腹痛加重，舌质淡红、苔薄白、脉细均为脾胃虚寒表现，故治疗以小建中汤温中补虚，缓急止痛。小建中汤由桂枝汤倍芍药加饴糖组成，变桂枝汤解表之剂为温中补虚之用，方中重用饴糖为君药以温补中焦、缓急止痛，臣以辛温之桂枝温阳气、祛寒邪，酸甘之白芍养营阴、缓肝急、止腹痛，佐以生姜温胃散寒，大枣补脾益气，炙甘草益气和中、调和诸药。王晓燕老师以山药代替饴糖，加延胡索以活血理气止痛。因患儿平素汗出较多，加黄芪固表补虚，共成温中补虚，和中缓急之方。《金匮要略·腹满寒疝宿食病脉证治》有云："腹满时减，复如故，此为寒，当与温药。"配合隔物灸以加强其温中散寒之功能。

第二节　大、小柴胡汤

一、概述

大、小柴胡汤是《伤寒论》中的名方。小柴胡汤为伤寒少阳证的代表方，柯琴喻为"少阳枢机之剂，和解表里之总方"，列为和解诸方之首。大柴胡汤乃是少阳阳明合治之方也。

《伤寒论》中描述小柴胡汤证的原文是："伤寒五六日，中风，往来寒热，胸胁苦满，嘿嘿不欲饮食，心烦喜呕，或胸中烦而不呕，或渴，或腹中痛，或胁下痞硬，或心下悸、小便不利，或不渴，身有微热，或欬者，小柴胡汤主之。"

小柴胡汤原方由7味中药组成，包括柴胡、黄芩、半夏、人参、炙甘草、大枣、生姜。本方证为正虚邪入，邪犯少阳所致。少阳病位在半表半里，不可谓之表，又不可谓之里，是表之入里，里之出表处，即所谓半表半里也。此"半表半里"，并非一半表证，一半里证，而是指少阳病的病位为出入之道，类似于交通枢纽，既不完全在表，也不完全在里，门外或门里任何一边出现问题，都有可能传及少阳。

邪犯少阳，邪正相争，正胜欲拒邪出于表则热，邪胜欲入里并于阴则寒，故往来寒热；足少阳经脉起于目锐眦，循胸胁，邪在少阳，经气不利，化热上炎，致胸胁苦满、心烦、口苦、咽干、目眩；胆热犯胃，胃失和降，故默默不欲饮食而喜呕；若妇女经期，感受风邪，热与血结，血热瘀滞，疏泄失常，故经水不当断而断、寒热发作有时；黄疸、疟疾见有少阳证，亦属本方证的范畴。此时，邪在表里之间，则非汗、吐、下所宜，故唯宜和解之法。

方中柴胡苦平，入肝胆经，为少阳经之专药，既透泄少阳半表之邪，又疏泄少阳气机之郁滞，为君药。黄芩苦寒，清泄少阳半里之热，为臣药。君臣相配，使少阳之邪外透内清，是和解少阳的基本结构。胆气犯胃，胃失和降，佐以半夏、生姜和胃降逆止呕，且生姜又制半夏毒；邪入少阳，源于正气本虚，故又佐以人参、大枣益气健脾，既扶正以祛邪，又御邪内传。炙甘草助参、枣扶正，且能调和诸药，为使药。诸药合用，以和解少阳为主，兼和胃气，使邪气得解，枢机得利，胃气调和，则诸症自除。

伤寒少阳证当用小柴胡汤和解少阳邪热，在此基础上如果兼出现阳明腑实证，仲景则用小柴胡汤去人参、甘草之甘补，加大黄、枳实、芍药则成为大柴胡汤。

方中生大黄味苦性寒，"主荡涤肠胃，推陈致新"。枳实消胀除满，与大黄合用为臣，以行气除痞，调畅气机。芍药柔肝缓急，与生大黄配伍以治腹中实痛，与枳实相配以和血理气，除心下满痛。诸药合用，通过宣透邪热，疏泄郁滞，通下里实，从而和解少阳、内泄热结。

大柴胡汤与小柴胡汤清解少阳郁热、和解表里的作用比较，药力要强，主治症状要重。《直指方附遗》云："大柴胡汤，治下痢，舌黄口燥，胸满作渴，身热腹胀，谵语者，必有燥屎，宜于下后服木香、黄连之苦以坚之。"又云："又疟疾热多寒少，目痛多汗，脉大，以此方微利为度。"《伤寒绪论》言："伤寒发斑已尽，外势已退，内实不大便，谵语者，小剂凉膈散或大柴胡汤微下之。"临床出现半表半里的少阳证如发热或往来寒热、胸胁苦满、口苦、咽干、脉弦等症，同时伴见阳明里热证，如腹胀、大便秘结或不畅，面红潮热，舌红苔黄，脉数等症，就可辨证为少阳阳明合病。治疗上即可选用大柴胡汤和解少阳，清泄阳明。

临床上，大柴胡汤被广泛应用于消化系统疾病的治疗，尤其是肝胆系疾病，如急性胆囊炎、慢性胆囊炎急性发作或急性胆系感染、肝胆结石发作等疾病，对以胁痛、发热、黄疸、大便干结、舌苔黄腻表现为特征者疗效显著。急性胰腺炎或慢性胰腺炎反复发作而具有大柴胡汤主证者用之皆效，特别是急性胰腺炎禁食病人服用本方以通腑泄热、清肝和胃，对于缓解消化道症状，降低血淀粉酶等有显效。

二、学术思想

（一）擅用治疗小儿外感发热

小儿脏腑阴阳稚弱，形气未充，《温病条辨·解儿难·儿科总论》云："脏腑薄，藩篱疏，易于传变；肌肤嫩，神气怯，易于感触。"小儿外感疾病临床最多，因其脏腑娇嫩，感邪之后传变迅速，王晓燕老师认为患儿就诊时病位单纯在表者罕见，往往在半表半里之间，或太阳少阳、少阳阳明，甚或三阳病证同时并见，然少阳为三阳之枢，故和解少阳最为重要。小柴胡汤为少阳病之主方。

少阳主枢，枢者，枢纽之意，为气机枢转之要机、正邪分争之地，故治少阳病以和解法，使枢机和畅，三焦通利，病邪得除，正气得复，脏腑安和，疾病可愈。

外感病用和法是指和解法，重在祛邪以和，如《伤寒论》230条曰："……可与小柴胡汤。上焦得通，津液得下，胃气因和，身濈然汗出而解。"此应为和解法之原意。临床不必拘于"伤寒五六日"的天数，只要见"往来寒热"即可用之，如兼症表现突出时，可同时配用汗、下、清法，对于外感热病无一不效。

（二）常用治疗小儿内伤杂病

小儿体属"稚阴稚阳"。苦寒能削伐生发之气，辛热则耗损真阴精血，攻伐之剂用之不当则引起气血亏耗。正如《温病条辨·解儿难》所言："其用药也，稍呆则滞，稍重则伤，稍不对证，则莫知其乡。"所以王晓燕老师临床治疗儿科疾病多采用法取中庸、性不偏倚的和法，和其不和，以缓济急，以巧取胜。

小柴胡汤是和解剂的经典代表方，王晓燕老师不但常用于治疗外感发热，也常用来治疗脏腑气血失和、寒热往来、虚实夹杂的各种病证。

内伤杂病用和法是指调和法，调的是肝胆、脾胃之不和。如肝脾不调，脾胃不和，胆胃不和等证。王晓燕老师临床多使用小柴胡汤治疗以下病证。其一，用于肝胆郁热证，如胸胁苦满或痛，口苦咽干，呕恶食少，或有低热等证，重在疏肝利胆，用小柴胡汤去人参，合用郁金、青蒿等。其二，用于肝（胆）胃不和证，如胸胁胀满，嗳气吞酸，呕吐口苦等症，重在清肝（胆）和胃，用小柴胡汤去人参，合用陈皮、白术、茯苓等，呕吐者重用半夏、生姜和胃降逆，口苦者加茵陈。其三，用于肝脾不调之证，如胁腹胀满，食则胀加，纳谷不香，情志抑郁，大便不爽等证，用小柴胡汤加香附、佛手以疏肝；

脾虚重者加白术、茯苓以健脾；中阳不振者加干姜、桂枝以通阳。其四，用于内伤发热证，见于多种低热证，或不明原因低热病人有柴胡证者。张仲景在《伤寒论》265条中讲"伤寒脉弦细，头痛发热者，属少阳"，故对于少阳郁热病人，用小柴胡汤可取得显著疗效。

（三）柴胡的剂量

柴胡是小柴胡汤中最主要药物，在临床中治疗外感发热及内伤杂病时的使用剂量大不相同。

小柴胡汤初见于《伤寒论》37条，主方证则见于96条。太阳病篇开头即为"伤寒五六日，中风，往来寒热……"《伤寒论》101条云："伤寒、中风，有柴胡证，但见一证便是，不必悉具。凡柴胡汤病证而下之，若柴胡证不罢者，复与柴胡汤，必蒸蒸而振，却复发热汗出而解。"说明小柴胡汤是退热的主方。退热是通过汗出，即发汗而退热。柴胡性苦辛，微寒，《滇南本草》谓："伤寒发汗解表更著，退六经邪热往来……"

仲景小柴胡汤用柴胡半斤，按照每两约合13.5g计算，约合今之70g左右，可见用量之大，原方分三次服，每服应在20g以上。所以，小柴胡汤用来治疗发热，剂量一定要大，但有劫肝阴之弊，王晓燕老师在小儿多用10~15g，并主张多次服用，且要中病即止。作为和解剂，用于内伤杂病，调肝胆、脾胃之不和，剂量要小于10g，如果用作升阳举陷之用，剂量要再小，多在6g以下。

三、验案举隅

验案一

患儿，女，3岁。

现病史：2019年5月2日，患者以"发热2天"为主诉至我科门诊就诊，家长诉患儿2天前出现发热，体温39.1℃，自行服用美林后汗出热退，但移时复热。症见：反复发热，最高体温38.9℃，偶有咳嗽，少痰，咽干，伴有腹胀，不思饮食，大便干，小便可。查体：咽充血，舌质红，苔黄，脉数。

中医诊断：发热（外邪未解，邪入少阳、阳明）。

治法：解表散邪，和解少阳，内泄阳明热结。

方药：大柴胡汤加减（颗粒剂）。柴胡10g，黄芩10g，石膏20g，焦栀子10g，射干6g，板蓝根10g，桔梗6g，枳实10g，炒莱菔子10g，大黄3g，陈皮10g，藿香6g，葛根7g，炙甘草3g。3剂，水冲服150mL，每日1剂，早晚分服。

服药当日发热即有好转，体温较前下降，3剂热退，诸症消失。

按语：本患儿为太阳表邪未解，邪入少阳阳明证。患儿感受外邪，表证未解，邪入少阳，少阳受邪，枢机不利，可见发热有时；热盛伤阴可见咽干症状；热入阳明，可见腹胀，便干；感邪之后，肺病及脾，脾失健运，可见不思饮食。故用大柴胡汤和解少阳，内泄阳明热结，方中加入葛根辛凉解表、生石膏清泄阳明之热，透热外出；焦栀子苦寒清降，清泻三焦之火邪；射干、板蓝根清热解毒利咽；桔梗开肺气而治咳嗽痰多，且可载药上行，为肺经气分主药；炒莱菔子、陈皮消食除胀，降气化痰；藿香芳香开胃。诸药合用，达到疏利三焦、调达上下、宣通内外之目的。

小儿外感发热相当于小儿感冒病，为临床常见病、多发病。因小儿脏腑娇嫩，发病容易，传变迅速，感受外邪后，可迅速传变入里，常太阳表邪未解，又传入少阳、阳明，而见太阳、少阳、阳明合病（并病）。王晓燕老师认为少阳为枢，治疗重在和解少阳，以小柴胡汤为主加减，如热结胃肠，腹胀便干，予大柴胡汤加减。又因小儿肺脏娇嫩，脾常不足，神气怯弱，肝气未充，临床易出现夹痰、夹滞、夹惊的兼证，常在此基础上加陈皮、瓜蒌、浙贝母等化痰药，神曲、炒麦芽等消食药，蝉蜕、钩藤等息风止痉药。临证如遇患者化热阴伤则加地骨皮、牡丹皮等养阴清热。

验案二

患者，女，11岁。

现病史：2019年7月18日，患儿以"呕吐3天"为主诉前来就诊。患儿3天前出现呕吐胃内容物，每日2～3次，服江中健胃消食片及乳酸菌素片无效。家长诉患者平素脾气急躁易怒。现症见：时有呕吐，恶心，口苦，咽干，低热，纳食减少，小便黄，大便稍干，每日1次。查体：体温37.6℃，舌红，苔黄腻，脉弦。

中医诊断：呕吐（胆热犯胃）。

治法：清胆疏肝，和胃降逆。

方药：柴胡9g，黄芩10g，姜半夏9g，郁金10g，青蒿10g，栀子10g，陈皮7g，炒莱菔子10g，枳实10g，生姜3g，炙甘草3g。3剂，水煎服，每日1剂，早晚分服。

服药3剂，低热退，呕吐、恶心明显好转，加焦麦芽消食健脾，继服3剂，病愈。

按语：呕吐病机总属胃失通降，胃气上逆，无论饮食内伤，外邪犯胃，或他脏伤胃都可致胃气上逆，引起呕吐。本患者为肝胆气郁，郁而化火，横逆犯胃，胃气上逆而发病，咽干、口苦、低热为肝胆郁热之象，舌红、苔黄腻、脉弦为肝胆郁热之征。肝火犯胃证用《丹溪心法》的左金丸是为正治。左金丸由黄连、吴茱萸组成，王晓燕老师在临床常虑及黄连过于苦寒且口感过苦而少用。所以选小柴胡汤加减，方中柴胡、黄芩、郁金疏肝利胆，行气解郁；姜半夏、生姜和胃降逆止呕；青蒿透热外达，清热利湿；栀子清泻三焦热邪；陈皮理气健脾；枳实、炒莱菔子行气消食除胀；炙甘草调和诸药。全方共奏清胆疏肝，和胃降逆之功。

验案三

患者，女，6岁。

现病史：2019年3月16日就诊，患者以"间断胃脘痛半个月"为主诉前来就诊，患者半月前出现胃脘痛，时轻时重，伴有嗳气，胁胀，口苦，家长诉患者平素脾气急躁易怒。现症见：胃脘痛，时有嗳气，胸胁胀满，口苦，饮食欠佳，大便溏。查体：舌淡，苔薄白，脉弦。

辨证：胃痛（肝胃不和）。

治法：清肝和胃。

方药：柴胡8g，黄芩10g，茵陈10g，陈皮6g，茯苓10g，酒白芍10g，炒麦芽15g，延胡索7g，炙甘草3g。3剂，水煎服，每日1剂，早晚分服。

服药3剂，胃脘痛即有明显好转，嗳气，胁胀、口苦好转，上方去茵陈，加炒白术10g继服5剂，诸症消失，大便恢复正常，纳食较前明显增多。

按语：胃脘痛为小儿时期常见的脾系疾病，以学龄儿较多见。小儿脾胃薄弱，经脉未盛，容易为各种病邪所侵扰，或为感受外邪，或为饮食内伤、情志失调等，导致胃受纳腐熟功能失常，胃失和降，从而引起胃脘痛。小儿肝常有余，各种原因使小儿情志不遂，肝气郁结，失于疏泄，则可横逆乘脾犯胃，使脾胃纳化受制，气机运行不畅，从而引发疼痛。

本患者即为情志不畅，导致肝失条达，所引起胃脘痛。肝失疏泄可见嗳气、胸胁胀满、口苦等症；脾胃升降失常可见饮食欠佳，遂予柴胡、黄芩、茵陈清肝利胆；陈皮、茯苓健运脾胃，恢复脾胃运化功能；酒白芍养血柔肝，缓中止痛；延胡索行气、活血、止痛，前人称其为能行血中气滞、气中血滞，能够专治一身上下诸痛；炒麦芽疏肝理气，健脾消食；炙甘草调和诸药。

王晓燕老师认为小儿脾常不足，肝常有余，临床上极易出现肝脾不调的病证，临床常选用小柴胡汤、柴胡疏肝散、四逆散、逍遥散等方剂为基础治疗，酌加健脾消食和胃之品。对于腹痛常用芍药甘草汤加延胡索为基础方治疗。对于肝胃不和而致腹痛，多用芍药甘草延胡索汤合小柴胡汤，若呕吐者重用半夏、生姜和胃降逆；日久气滞血瘀可合用失笑散活血祛瘀。

验案四

患者，女，7岁。

现病史：2019年8月25日，患者以"长期饮食欠佳，加重伴腹胀1周"为主诉前来就诊。家长诉患者自幼脾胃运化功能较弱，稍有不慎即出现腹胀，不思饮食，平时偶有腹痛，性格内向，近1周腹胀明显，饮食甚少，时有嗳气、腹痛，大便稍稀，小便可。查体：腹胀如鼓，舌质淡，苔白厚腻，脉弦细。

中医诊断：厌食症（肝脾不调，纳化失常）。

治法：调和肝脾，理气消食。

方药：柴胡6g，黄芩10g，酒白芍9g，香附10g，苍术6g，茯苓10g，白术10g，焦神曲10g，陈皮9g，三棱5g，莪术5g，炒鸡内金10g，炙甘草3g。5剂，水煎服，每日1剂，早晚分服。

服药5天后腹胀、腹痛较前明显好转，食欲增加，去白芍、黄芩、三棱、莪术，加石斛7g，余药同前，继予7剂服用，随后家长诉患者食欲大增，未再出现腹胀。

按语：小儿厌食是儿童时期常见病，可由多种原因引起，如喂养不当、他病伤脾或情志失调等。本病病位主要在脾胃，主要病机为脾胃失健，纳化失和。

本患者属情志失调所引起的厌食。肝胆属少阳，喜条达恶抑郁，本患者性格内向，情志不畅，致肝失条达，气机郁滞，木郁土壅，枢机不利，致脾胃升降功能失常，而生诸症。治疗重在调和肝脾，理气消食。予柴胡、黄芩清肝泻火；香附、佛手疏肝理气解郁；白芍养血柔肝，止痛；茯苓、白术、陈皮健脾化湿；神曲、鸡内金消食和胃；三棱、莪术活血化瘀，醒脾开胃；炙甘草益气补中，缓肝之急；诸药共奏调和肝脾，理气消食之功。王晓燕老师临床对于长期厌食者常加用三棱、莪术，但三棱、莪术有破血作用，过用可伤正气，所以用量不可过大，且要中病即止。

验案五

患儿，男，5岁。

现病史：2019年9月12日就诊，患儿以"间断低热7天"为主诉至我院（郑州市中医院）门诊就诊，家长诉初起因调护失宜体温38.7℃，伴有流清涕，轻微咳嗽，口服中药颗粒剂治疗3天后体温下降，流涕减轻，偶咳，之后患儿每至夜间发热，体温在37.5～37.8℃之间，而白天体温正常。现症见：反复低热，流涕，偶咳，大便偏干。查体：咽稍红，舌红少苔，脉弦细。

中医诊断：发热（外邪未解，邪入少阳）。

治法：和解少阳，疏解表邪。

方药：柴胡10g，黄芩10g，石膏20g，板蓝根10g，焦栀子10g，桑叶7g，地骨皮6g，牡丹皮6g，陈皮6g，炒鸡内金10g，浙贝母10g，炙甘草3g。2剂，水煎服，每日1剂，早晚分服。

二诊（9月14日）：服药两剂后家长诉患儿夜间体温正常，未再反复。查体：咽稍红，舌质红，苔白，脉数。患儿热退阴亏，继续服药以善后：太子参10g，陈皮6g，桔梗6g，地骨皮10g，牡丹皮10g，神曲10g，枳壳10g，炙甘草3g。3剂，服法同前。

三诊（9月17日）：患儿舌质转为淡红，苔薄白，再予2剂巩固治疗。

按语：本患者为外邪未解，邪入少阳证，且有伤津耗阴之势。患儿感受外邪，太阳表证未解，邪入少阳，少阳受邪，枢机不利，则见往来寒热，休作有时。发热日久则伤阴，可见阴伤津亏症状，予小柴胡汤和解少阳。桑叶疏解表邪、板蓝根清热解毒利咽，焦栀子清泄三焦之火热，石膏、地骨皮、牡丹皮清热生津养阴，浙贝母止咳化痰，陈皮、炒鸡内金健脾消食、化痰理气，且防上药过于苦寒。二诊，热退，津伤阴亏，又予养阴清热，健脾消食而收功。

第三节　麻杏石甘汤

一、概述

麻杏石甘汤系张仲景《伤寒论》中的名方，为麻黄汤的变方，是麻黄汤去桂枝易石膏而成，原治太阳病发汗未愈，风寒入里化热，汗出而喘者。《伤寒论》63条曰："发汗后，不可更行桂枝汤。汗出而喘，无大热者，可与麻黄杏仁甘草石膏汤。"《伤寒论》162条曰："下后不可更行桂枝汤，若汗出而喘，无大热者，可与麻黄杏子甘草石膏汤。"罗美《古今名医方论》录柯琴语云："故于麻黄汤去桂枝之辛热，取麻黄之开，杏仁之降，甘草之和，倍石膏之大寒，除内蓄之实热，斯溱溱汗出，而内外之烦热悉除矣。"究其方义，邪热壅肺，宣降失司，则见喘逆；肺合皮毛，热壅于肺，迫津外泄，则有汗出。其"无大热者"，是谓表无大热，而里热壅盛，并非热势力不甚。此经方运用广泛，后世儿科常以本方加减治疗风热袭肺或风寒郁而化热，壅遏于肺所致的咳喘病证。

麻杏石甘汤方中麻黄辛温，宣肺解表以平喘；石膏辛甘大寒，清泄肺胃之热以生津。两药相辅，一则制麻黄宣肺而不助热，二则清肺中邪热，使邪热从外而散，以达宣肺定喘泄热之功，共为君药。杏仁味苦微温，降利肺气而止咳喘，既助石膏之降，又辅麻黄之宣，配伍麻黄升降相因，配伍石膏清肃协调，是为臣药。炙甘草甘缓润肺，益气和中，配石膏以生津止渴，兼有祛痰止咳之功，略有平喘之效，味甘既能调和药性，又可矫正药味，改善汤药口感，为佐使药。方中石膏数倍于麻黄，借石膏甘寒之性，制麻黄之辛温，使其发散之力受限，又充分发挥其宣肺平喘功效，从而使辛温变为辛凉重剂。本方功用重在清宣肺热。李冀主编的普通高等教育"十一五"国家级规划教材《方剂学》教科书中强调了《伤寒论》中的麻杏石甘汤方剂，临床应用主要以发热、喘咳、苔薄黄、脉数为辨证要点。

现代药理研究表明麻杏石甘汤主要有抗菌、抗病毒、镇咳平喘、对抗I型变态反应等作用。①抗菌、抗病毒作用：李星、冯华研究发现麻杏石甘汤传统复方汤剂及麻杏石甘汤颗粒汤剂对金黄色葡萄球菌等细菌均具有较强的抗菌作用，且两种汤剂的抑菌作用相近。卢芳国、何迎春研究发现麻杏石甘汤通过直接杀伤病毒、干预病毒吸附、抑制病毒增殖、保护宿主细胞而发挥抗流感病毒作用。②镇咳平喘作用：方中麻黄所含麻黄碱、伪麻黄碱可解除支气管痉挛，松弛支气管平滑肌，且作用较缓而持久；杏仁的有效成分是苦杏仁甙，分解后产生的氢氰酸可镇咳及祛痰，达到润肺止咳的效果；生石膏的主要成分是硫酸钙（$CaSO_4 \cdot 2H_2O$），对支气管神经、肌肉有抑制及镇静的作用，加上钙质能降低支气管通透性，故有解除支气管痉挛的作用。③对抗I型变态反应：黄丰、童晓云研究发现麻杏石甘汤药物血清能明显抑制RBL-2H3细胞脱颗粒，并能抑制RBL-2H3细胞释放组胺、肿瘤坏死因子α（TNF-α）及白细胞介素-4（IL-4），认为麻杏石甘汤的抗过敏作用与抑制肥大细胞的脱颗粒及炎性物质释放有关。

二、学术思想

王晓燕老师对麻杏石甘汤推崇备至，认为无论何种原因引起的咳嗽，总的病机为肺失宣降，麻杏石甘汤配伍严谨，清、宣、降三法俱备，不仅仅是为外感热邪壅肺所设，若配伍得当，可以治疗各种咳嗽，其中麻黄与石膏的配伍剂量很有讲究。若患儿咳喘无汗，病属邪已入里，热闭于肺，但仍有表象，当以透邪为主，石膏应3倍于麻黄，或加薄荷、桑叶、白前、桔梗等解表宣肺；若患儿咳喘，身热汗出，属热壅于肺，当清解肺热为主，石膏应5倍于麻黄，或加桑白皮、地骨皮、黄芩等清泄肺热；若患儿没有热象，石膏应2倍于麻黄，或加细辛、紫苏叶、羌活、白芷、鹅不食草等解表散寒，温化寒饮；若患儿痰多喘急者，可加陈皮、姜半夏、炒紫苏子、葶苈子、地龙等降气化痰平喘；若患儿痰黄稠而难咯者，可加桔梗、浙贝母、鱼腥草、瓜蒌等清肺化痰。

王晓燕老师临床上常用麻杏石甘汤加减治疗小儿肺炎、

支气管哮喘、咳嗽变异性哮喘、支气管炎、类百日咳等疾病引起的咳嗽，获效甚佳。

三、验案举隅

验案一

王某，男，6岁。

现病史：患儿以"咳嗽1周，加重伴发热3天"为主诉，于2019年1月9日来诊。症见咳嗽阵作，气急，喉间痰鸣，伴发热恶风，最高体温39℃，口渴便干。查体：精神欠佳，三凹征（－），咽红，听诊双肺呼吸音粗，可闻及散在中细湿啰音，心脏听诊无异常，腹胀，未触及包块，舌红苔黄，脉数。患儿家属拒绝住院治疗，要求门诊口服中药。门诊检查血常规及CRP正常。肺炎支原体抗体IgM（＋）。胸片示两肺纹理增重、模糊，可见点片状模糊阴影，提示支气管肺炎。

中医诊断：肺炎喘嗽（风热闭肺）。

西医诊断：支气管肺炎。

治法：疏风清热，宣肺开闭。

方药：麻杏石甘汤加减（颗粒剂）。炙麻黄6g，炒苦杏仁9g，生石膏30g，连翘9g，金银花5g，薄荷10g，桔梗9g，北柴胡9g，黄芩9g，炒僵蚕6g，桃仁6g，炒莱菔子10g，陈皮6g，炙甘草3g。3剂，每日1剂，冲服，分两次服。

配合阿奇霉素干混悬剂口服抗感染治疗。

二诊（1月12日）：患儿发热已退，咳嗽减轻，喉间痰鸣，腹胀口渴较前好转，仍大便干结。守上方，减北柴胡、连翘、金银花、薄荷，加牵牛子10g，瓜蒌10g，浙贝母10g。3剂，用法同前。

三诊（1月15日）：患儿偶咳，有痰，腹胀口渴消失，出汗较多，大便正常，饮食稍差。舌质淡红，苔白稍厚，脉数。予中药：太子参10g，麦冬10g，五味子10g，茯苓10g，蜜紫菀10g，炒神曲10g，白术10g，蜜款冬花10g，炙甘草3g。3剂，每日1剂，冲服，分两次服。

嘱节饮食、适寒温，加强体育锻炼、增强体质。

按语：肺炎喘嗽临床以发热、咳嗽、痰壅、气急、鼻扇为主要症状，重者可见张口抬肩，呼吸困难，面色苍白，口唇青紫等症，相当于西医的小儿肺炎。肺炎喘嗽主要病位在肺，肺气郁闭为病机的关键所在。

外感风邪侵犯肺卫，导致肺金受损，失于宣降，清肃失司，肺气郁闭，化热伤津，炼液成痰，痰热交结，阻于气道，宣发肃降无权而发病。肺与大肠相表里，如肺气不通，失于宣降，气不下行，津不下达，则腑气不通，肠燥便结；腑气不通，又影响肺气宣降，出现喘咳满闷。肺主气，心主血，肺朝百脉，肺气郁闭，宣降失司，气机失和，必将累及血行，导致血流不畅，心脉壅滞，如若患儿正不胜邪，心血瘀阻加重，心失所养，可致心阳不振之变证。若热毒炽盛，引动肝风，可致邪陷厥阴之变证。《类证治裁》云："肺为气之主，肾为气之根，肺主出气，肾主纳气，阴阳相交，呼吸乃和。"如病久迁延不愈，或反复发作，可致肾虚，动则咳嗽或气喘。

王晓燕老师认为其病位虽主在肺，但常累及心、肝、脾胃、大肠、肾，热、痰、瘀为其病理产物。治疗以宣肺开闭为主，从热、痰、瘀角度出发，清热化痰，活血化瘀，"消未起之患，治病之疾，医之于无事前"，以防由肺而累及心、肝、脾胃、大肠、肾，导致变证的发生或病变迁延不愈。

王晓燕老师尤其重视肺炎后期对脾胃的调理，正如《医方考》所言："脾胃者，土也。土为万物之母，诸脏腑百骸受气于脾胃而后能强。若脾胃一亏，则众体皆无以受气，日见羸弱矣。"体现了"不治已病治未病，不治已乱治未乱"的思想。

本患儿因调护失宜，外感风热之邪，侵犯肺卫，卫表失和，则见发热恶风；肺失宣肃，肺气上逆，则见咳嗽气急；邪热灼津化痰，阻于气道，则喉间痰鸣；舌红苔黄，脉数为风热闭肺之征。治以疏风清热，宣肺开闭，予麻杏石甘汤加减治疗。方中麻黄、石膏宣肺清热；苦杏仁降气止咳，兼润肠通便；金银花、连翘、薄荷疏风清热；柴胡解表退热；黄芩清热化痰；佐以僵蚕清肝之品，以防肝风内动，邪陷厥阴；桃仁活血化痰；炒莱菔子运脾消食；炙甘草益气和中，调和诸药，以防药性过于寒凉。

服上药后患儿热退，咳嗽减轻，仍喉间痰鸣，大便干结，故二诊去柴胡、金银花、连翘，加牵牛子润肠通便，瓜蒌、浙贝母以清热化痰。三诊，患儿肺炎恢复期，治以健脾益气，肺、脾、肾同调。方中太子参健脾益气，茯苓、白术健脾利湿，以绝生痰之源，三者合用补益肺、脾之气，培土生金；五味子敛肺止咳，补肾宁心；麦冬清心肺之热，润肺胃之阴；蜜紫菀、蜜款冬花润肺化痰止咳；神曲健脾消食；炙甘草功善补脾和胃，甘温益气。诸药合用，共奏益气健脾、补肺止咳之功。

验案二

薛某，女，5岁。

现病史：患儿以"反复咳喘1年，加重1天"为主诉于2019年2月5日来诊。患儿有过敏性鼻炎病史，近1年反复咳喘，夜间、清晨及剧烈运动后多见，间断口服"头孢克洛、红霉素"等抗生素及雾化吸入"布地奈德混悬液、特布他林雾化溶液"等治疗，患儿1天前受凉后出现鼻塞流清涕，咳喘加重。症见：鼻塞，流清涕，咳嗽，喉间哮鸣，咯痰黄稠，伴口干便秘。查体：精神欠佳，三凹征（＋），咽红，听诊双肺呼吸音粗，可闻及哮鸣音，心脏听诊无异常，腹胀，未触及包块，舌红，苔黄，脉浮紧。患儿母亲有"支气管哮喘"病史。患儿门诊检查血常规，白细胞计数：$4.28 \times 10^9/L$，中性粒细胞比值：17.34%，淋巴细胞比值：62.84%，嗜酸性粒细胞比值：12.5%，嗜酸性粒细胞计数：$6.51 \times 10^9/L$，提示嗜酸性粒细胞比率及嗜酸性粒细胞数升高。肺炎支原体抗体IgM（－）。过敏原提示鸡蛋、牛奶、花粉过敏。胸片示两肺纹理增粗、增多。肺功能示轻度阻塞性通气功能障碍。

西医诊断：支气管哮喘（急性发作期）。

中医诊断：哮喘（外寒内热）。

治法：解表清热，止咳平喘。

方药：麻杏石甘汤加味（颗粒剂）。炙麻黄6g，生石膏30g，紫苏叶9g，炒苦杏仁8g，前胡10g，地龙6g，桃仁9g，炒葶苈子6g，射干6g，姜半夏6g，五味子10g，炒莱菔子12g，炙甘草3g。3剂，每日1剂，生姜3片、大枣3枚煎汤为引，冲服，分两次服。

二诊（2月8日）：患儿咳喘减轻，鼻塞流涕消失，仍腹胀，上方去葶苈子、紫苏叶，加枳实10g，陈皮9g，神曲10g。3剂，用法同前。

三诊（2月13日）：患儿偶咳有痰，活动后加重，舌质淡红，苔薄白，脉数。予中药：黄芪12g，太子参10g，炒白术10g，防风7g，五味子10g，地龙10g，桃仁16g，枇杷叶10g，沉香1g，山药15g，地骨皮7g，桑白皮10g，神曲10g，炙甘草3g。7剂，每日1剂，冲服，分两次服。

嘱节饮食、适寒温，调情志，三伏三九膏药贴敷增强体质，以求根治。

按语：患儿母亲患有哮喘，胎禀肺、脾、肾不足，系有哮喘之夙根。此次因调护失宜，过食肥甘，食积化痰生热，复感风寒而诱发。外邪犯肺，肺失宣肃，则见鼻塞流清涕；痰热内蕴，肺气上逆而见喘咳痰黄、口干便秘；舌红苔黄，脉浮紧为外寒内热之征。治以解表清热，止咳平喘，予麻杏石甘汤加减治疗。方中麻黄、苦杏仁发汗解表，宣肺平喘；石膏清泄肺胃之火；紫苏叶、前胡解表散寒，宣肺止咳；炒葶苈子、地龙泄肺平喘；射干祛痰利咽；桃仁活血化瘀；姜半夏、炒莱菔子燥湿化痰；五味子敛肺止咳，使肺气得收、卫表得固；生姜、大枣、炙甘草发散风寒，健脾益气，以防药性过于寒凉，伤及脾胃。全方配伍精当，药证相应，收效甚捷。

二诊患儿咳喘好转，表邪已解，仍有腹胀，故去葶苈子、紫苏叶，加枳实、陈皮、神曲以理气健脾。三诊患儿经治疗，症状减轻，进入哮喘缓解期，治以补肾纳气、活血化瘀，调理善后。方中黄芪、太子参、山药健脾益气；白术燥湿健脾以祛痰湿；防风善祛风邪，配黄芪、白术益气固表；五味子敛肺止咳；地龙、沉香补肾纳气平喘；桃仁活血祛瘀，兼止咳平喘；桑白皮、地骨皮、枇杷叶清肺、润肺，化痰止咳；炒神曲健胃消食。后期予"三伏加三九贴敷"防治哮喘发作。

王晓燕老师将哮喘分为发作期、缓解期、稳定期。发作期治以宣肺化痰，降气平喘，佐用敛肺之剂，宣散有法、收摄有度；缓解期治以扶正祛痰为要，兼以祛除余邪，攻补兼施，攻不伤正，补不敛邪；稳定期固本扶正，防止复发。同时始终贯彻补肾纳气、理气活血化瘀之法，注重日常调摄，主张配合"三伏加三九贴敷"以图根治。

验案三

罗某，女，4岁11个月。

现病史：患儿以"咳嗽20余天，加重两周"为主诉于2019年3月6日来诊。患儿20天前不明原因出现流涕、偶咳，咳嗽逐渐加重，在某院口服"头孢及中药"效果欠佳。刻下症见：咳嗽阵作，发作时持续难止，咳甚则呕吐黄色痰涎，吐后可暂时缓解，咳后有鸡鸣样回声，日轻夜重，多汗，纳食减少，大便干结。查体：精神可，三凹征（-），咽红，听诊双肺呼吸音粗，可闻及痰鸣音，心脏听诊无异常，腹软，未触及包块，舌红，苔黄，脉滑数。患儿父亲咳嗽2月余，与患儿咳嗽症状类似，口服阿奇霉素胶囊缓解。门诊检查血常规，白细胞计数：21.6×10^9/L，中性粒细胞比值：5.07%，淋巴细胞比值：90.21%，提示白细胞总数及淋巴细胞比率明显升高，CRP正常。肺炎支原体抗体IgM（-）。胸片示两肺纹理增重、模糊，提示支气管炎。

西医诊断：类百日咳。

中医诊断：顿咳（痰热闭肺）。

治法：开肺清热，涤痰止咳。

方药：麻杏石甘汤加减（颗粒剂）。炙麻黄4g，炒苦杏仁9g，生石膏20g，桑白皮10g，黄芩10g，葶苈子6g，旋覆花9g，炒紫苏子9g，前胡9g，百部6g，地龙10g，炒莱菔子10g，蝉蜕10g，炙甘草3g。7剂，每日1剂，冲服，分两次服。

二诊（3月13日）：患儿咳嗽呕恶减轻，咳后无鸡鸣样回声，大便正常，仍纳食不佳，上方去葶苈子，加炒山楂10g，炒麦芽10g，桃仁9g。7剂，用法同前。

三诊（3月21日）：患儿咳嗽基本消失，嘱避风寒，调饮食，畅情志，加强体育锻炼、增强体质。

按语：小儿类百日咳综合征临床以阵发性痉挛性咳嗽为主要特点，病程较长且病史缠绵，年纪较小、病情严重的儿童容易并发肺、脑疾病，危害严重。西医学认为小儿类百日咳综合征主要是除了百日咳杆菌以外的其他微生物如腺病毒、呼吸道合胞病毒、肺炎支原体、巨细胞病毒感染等引起的一组难以与百日咳相区别的症候群，临床多有咳嗽、喘憋、呕吐、疲倦乏力、食欲减退等表现，严重时还可能会引起呼吸暂停，危及患儿生命安全。本病的西医治疗主要有红霉素、阿奇霉素等大环内酯类抗生素，痉咳期适当加用硫酸镁、雾化吸入等对症治疗，往往临床治疗效果不佳，病程迁延。中医称类百日咳为"顿咳""鸳鸯咳"，认为该病是外感时邪侵袭肺卫，致使肺失肃降，肺气上逆，或肝经气火循经上逆，火热熏灼肺津，炼液为痰，而致痰火郁结，上逆而咳，临床治以清肺泄热，清肝平肝。

本患儿外感风热之邪，邪郁化火，熏肺炼液为痰，痰火交结，肺气宣肃失司，气逆于上而见痉咳阵作；气逆犯胃，则见呕吐痰涎；舌红苔黄，脉滑数为痰热闭肺之征。治以开肺清热，涤痰止咳，予麻杏石甘汤加味治疗。方中麻黄、石膏宣肺止咳，清热泻火；杏仁、前胡降气止咳；桑白皮、黄芩、葶苈子清泄肺热；炒紫苏子、旋覆花降逆化痰止呕；百部功专润肺止咳；蝉蜕清肝明目；地龙清热通络；炒莱菔子消食除胀，降气化痰；炙甘草化痰止咳，调和药性。二诊患儿痉咳呕恶减轻，纳少，去苦寒之葶苈子，加炒山楂、炒麦芽健脾开胃，桃仁以活血祛瘀。

验案四

王某，女，7岁。

现病史：患儿以"咳嗽半月"为主诉于2019年9月6日来诊。症见：咳嗽，痰黏难咯，色黄质黏，喉间痰鸣，伴口渴烦躁，纳食少，大便干结，小便黄赤。查体：精神可，三凹征（－），咽红，听诊双肺呼吸音粗，可闻及痰鸣音，心脏听诊无异常，腹软，未触及包块，舌红，苔黄腻，脉滑数。家属诉患儿平时喜食油炸食物。门诊查血常规及CRP正常。肺炎支原体抗体IgM（－）。胸片示两肺纹理增粗，提示支气管炎。

西医诊断：支气管炎。

中医诊断：咳嗽（痰热壅肺）。

治法：清热化痰，宣肺止咳。

方药：麻杏石甘汤加减（颗粒剂）。炙麻黄6g，炒苦杏仁9g，石膏30g，桑白皮10g，蜜款冬花9g，蜜紫菀9g，射干7g，蜜枇杷叶0g，桔梗6g，炒莱菔子10g，陈皮7g，僵蚕10g，枳实10g，炙甘草6g。3剂，每日1剂，冲服，分两次服。

二诊（9月9日）：患儿咳嗽减轻，痰较前减少，纳食较前有所增加，大小便正常，仍有口渴烦躁，上方加麦冬9g。3剂，用法同前。

三诊（9月12日）：患儿咳嗽消失，口渴烦躁消失。嘱避风寒，调饮食，畅情志，加强体育锻炼、增强体质。

按语：小儿咳嗽是儿科临床常见的症状之一，是小儿肺系多发疾病。西医学称为急性气管-支气管炎，本病好发于冬春二季，任何年龄儿童皆可患病。其病变主要在肺，但"五脏六腑皆令人咳，非独肺也"。临床常分为外感与内伤咳嗽。本患儿为外感加内伤，是因外感六淫，邪热稽留于肺，肺气失宣，凝聚水湿成痰，加之平素喜食油炸之品，导致食积内热，痰热相结，阻于气道，肺失清肃而发病。咳嗽痰黄难咯、喉间痰鸣、烦躁口渴、大便干结、小便黄赤为痰热壅肺之象，舌红、苔黄腻、脉滑数为痰热之征。治以清热化痰，宣肺止咳，予麻杏石甘汤加减治疗。方中麻黄、苦杏仁宣肺止咳；石膏清泄肺胃之热，生津止渴；蜜紫菀、蜜款冬花、蜜枇杷叶润肺化痰止咳；桑白皮、射干、桔梗清热祛痰利咽；炒莱菔子消食除胀，兼降气化痰；陈皮、枳实以理气健脾；炒僵蚕解痉止咳；炙甘草益气健脾，调和诸药。二诊患儿咳嗽咳痰、纳差较前减轻，二便正常，仍有烦躁口渴，故加麦冬以益胃生津，清心除烦。

第四节　小青龙汤

一、概述

小青龙汤首见于张仲景的《伤寒论》40 条之小青龙汤证："伤寒表不解，心下有水气，干呕，发热而咳，或渴，或利，或噎，或小便不利，少腹满，或喘者，小青龙汤主之。"

本条为论述太阳伤寒兼水饮的证治，即外寒内饮证。外感风寒，引动内饮，而成此证。病机为表寒外束，水饮内阻。外束于表的"寒"和内阻于里的"饮"均属于阴邪，故表里均是阴胜于阳。在表，寒邪郁表则可见恶寒、无汗、头身疼痛等症状，阳气虚衰而滞郁于肌表之内，故而发热，但热势不高。在里，阳虚不足以温化布散津液，津液停聚，形成水饮，则出现咳嗽、气喘、咳痰、干呕等各种或然证。

由此可见，小青龙汤证所出现的各种表寒里饮证，主要矛盾是阳虚，津液敷布不利而导致阴液凝聚，故《金匮要略》云："病痰饮者，当以温药和之。"水饮之邪变动不居，可随三焦气机升降出入，或壅于上，或积于中，或滞于下；水饮凌肺，肺失宣降，则见咳喘；饮停于心下，胃气上逆而作干呕，阻滞气机，则胸痞不舒；水走肠间，清浊不分则下利；饮邪下注膀胱，膀胱失于气化，则见小便不利，少腹满。证候虽多，关键均为"水气"所致。《伤寒来苏集》云："太阳之化，在天为寒，在地为水……心下有水气，是伤脏也。"知其饮聚阳遏，所以治疗当以温化水饮为要。内有水饮，外有表寒，治以小青龙汤外散在表之寒邪，内消心下之水饮，此为发汗蠲饮，表里两治之法。

小青龙汤由麻黄汤、桂枝汤合方去杏仁、生姜、大枣，加干姜、细辛、半夏、五味子而成。方中麻黄发汗解表，宣肺平喘，兼以利水；配桂枝可增强宣散寒邪，通畅阳气的作用；干姜配半夏，温化中焦水寒之邪，治心下水气；细辛辛温而散，温散上、中、下三焦水寒之邪；诸药辛散太过，犹恐耗阴动阳，损伤正气，故用炙甘草温以守中扶正，芍药酸敛以护肝阴，五味子酸敛以护肾阴，使本方温散寒饮而不伤正气。统观本方配伍严谨，宣中有降，散中有收，寒温并用，既可外解表寒，又能温通三焦，有治上、中、下三焦寒饮之功效，实乃散寒解表、化饮平喘之良方。

《伤寒论》41条"伤寒，心下有水气"同40条，上一条的主症是"干呕，发热而咳"，而此条主症是"咳而微喘，发热"，这说明小青龙汤的主症可变化，关键是抓住病机要点，灵活运用。"服汤已渴者，此寒去欲解也"说明服用小青龙汤后可能会出现口渴，口渴则反映寒邪寒饮欲解。

《金匮要略》中也有关于小青龙汤的论述，《金匮要略·痰饮咳嗽病脉证并治》云："病溢饮者，当发其汗，大青龙汤主之，小青龙汤亦主之。"溢饮的临床表现为水饮流行，归于四肢，当汗出而不汗出，身体疼重，谓之溢饮，即流于肌肤之间而为病，可见四肢肌肤肿胀，身体疼痛酸重的表现。《素问·阴阳应象大论》言："其有邪者，渍形以为汗；其在皮者，汗而发之。"在四肢肌表之水饮当汗而发之，青龙即可发汗祛邪。

《金匮要略·痰饮咳嗽病脉证并治》35条中"咳逆倚息，不得卧"乃支饮的表现，支饮之水饮流于心胸，阻滞心肺气机，咳喘气逆，端坐不得卧，亦当以小青龙汤宣散气机，温化水饮。

《金匮要略·妇人杂病脉证并治》云："妇人吐涎沫，医反下之，心下即痞，当先治其吐涎沫，小青龙汤主之。涎沫止，乃治痞，泻心汤主之。"吐涎沫，乃是水饮停滞于胃，运化不利，呕吐而出的表现，亦可用小青龙汤温化水饮。

《金匮要略·肺痿肺痈咳嗽上气病脉证治》认为肺胀的主要症状是咳喘，其脉为浮，其主要病机为肺气胀满，心下有水所致的肺胀即可用小青龙汤治之。"烦躁而喘者"，化热也，故加生石膏二两以清热。

综上，小青龙汤的主病可为伤寒、溢饮、支饮、吐涎沫、肺胀等；其主症可表现为咳嗽、喘息、肿胀、发热等；脉证可为浮脉；病机要点为外有伤寒表证，内有水饮为患。

现代临床广泛应用小青龙汤加减治疗各种疾病，中医以肺脏疾患多见，西医则以呼吸系统疾病多见，常见于肺炎、急慢性气管炎、喘息性支气管炎、支气管哮喘、肺气肿、肺心病、肺结核等，对于过敏性鼻炎、窦房结综合征、肠易激综合征等疾病亦有良好的疗效。

二、学术思想

王晓燕老师认为小青龙汤虽为表里双解剂，实以温化寒饮为主，而发表次之，所以临床无论有无表证，因水饮而致的喘咳、呕吐、下利、小便不利、鼻衄、皮肤瘙痒等症均可应用。但此方乃为辛烈走窜的峻剂，具有伐阴动阳之弊，如果用之不慎，反而可使病情加重，所以，一定要中病即止，且要掌握好辨证。王晓燕老师在临床使用中常借鉴刘渡舟老先生的经验，把控小青龙汤的辨证，其辨证关键在于抓以下几个环节。

（一）辨气色

小青龙汤证为水寒射肺或寒饮内伏。寒饮为阴邪，必羁縻阳气，而使心胸之阳不温，如是则荣卫之行涩，而不能上华于面，故患儿面部呈现黧黑或青暗之色，或两目周围呈现黑圈或者眼袋明显。

（二）辨脉

小青龙汤证为寒饮之邪，故脉见弦，弦主饮病，亦或脉浮紧，则为表寒里饮俱实之证；如果寒饮内伏，浸循日久，其脉见沉，沉主水病。然须注意的，凡尺脉迟，或尺脉微，亦或两寸濡弱无力，是为心肾先虚，荣气不足，血少故也。此时，就不要滥用小青龙汤而发虚人之汗，劫虚人之阴血。

（三）辨舌

小青龙汤证为水饮凝滞不化，肺寒津凝，舌苔多呈水滑或白腻，舌质一般变化不大，惟阳气受损以后，则舌色淡嫩，此时用小青龙汤须加减化裁，加用补阳益气之品。

（四）辨痰涎

小青龙汤治肺寒津冷，津凝气阻之证，所以咳嗽必然多痰，痰咯较爽。因系寒性水饮，故痰涎清稀不稠，形如泡沫，落地则顷刻化水。然亦有咳出之痰，明亮晶彻，形同鸡蛋清状，亦属寒凝津聚，必冷如凉粉，口舌感凉而为辨。

（五）辨兼证

小青龙汤证为水饮之证，除咳喘外，由于水邪变动不定，而有许多兼证出现，如水寒上犯，阳气受阻，则兼"噎"；水寒中阻，胃气不和，则兼"呕"；水寒滞下，膀胱气化不利，则兼"少腹满而小便不利"；若外寒不解，太阳气郁，则兼"发热"、头痛等证。临床一定要与其他原因引起的"噎""小便不利"等详加鉴别，切记面色、舌脉是正确使用小青龙汤的客观依据。

三、验案举隅

验案一

刘某，男，5岁。

现病史：患儿以"咳嗽、气喘3天"为主诉于2018年9月7日来诊。3天前，患儿调护失宜受凉后出现咳嗽、气喘，咳嗽剧烈，喉间有痰鸣音，入夜咳嗽加剧，甚则呕吐痰涎，不能平卧。家长诉患儿自幼体质虚弱，患哮喘已2年，每年冬春季节均会发作。查体：呼吸急促，三凹征（＋），听诊两肺满布哮鸣音及细湿啰音，舌质淡嫩，苔白而润，脉弦。

中医诊断：哮喘（风寒外袭，水饮内停）。

治法：解表温肺化饮，止咳平喘。

方药：小青龙汤加减。蜜麻黄5g，桂枝5g，姜半夏5g，白芍6g，细辛1g，五味子6g，干姜3g，莱菔子10g，桃仁6g，地龙10g，炙甘草3g。3剂，每日1剂，水煎，分两次服。

二诊（9月11日）：诉咳痰减少，哮鸣喘息减轻，夜能平卧，睡眠安。效不更方，嘱原方继服3剂。

三诊（9月14日）：患儿咳嗽、气喘症状基本消失，予玉屏风散加补肾纳气制剂调理一个月，随访半年无复发。

按语：小儿哮喘是儿科常见病，严重影响患儿的身心健康。中医学认为哮喘之因是"外有非时之感，膈有胶固之痰"，"喘有夙根"，所以难于根除，其夙根是"痰饮内伏"。痰饮内伏，遇气候骤变，寒温失调，过食生冷或接触过敏物质等触动伏痰，阻塞气道而发哮喘。本患者禀赋不足，肺、脾、肾素虚，肺失宣肃，脾失健运，肾失温化，而致痰饮留伏体内。此次感受外寒，触动伏痰内饮，痰阻气道而发病。故用小青龙汤外散风寒，内蠲水饮，止咳平喘；加莱菔子消食降气化痰；地龙平喘利尿，且与白芍共防他药过于温燥；加桃仁活血化瘀。

王晓燕老师认为，哮喘发作时外因引动伏痰，痰气交阻于气道，阻碍气机运行，气机升降不利，可致血行不畅，瘀阻脉络；瘀阻脉络，气道阻滞，不得升降喘促可加重。喘久多瘀，瘀久致喘，二者紧密联系，互为因果，因此在治疗哮喘过程中要始终贯彻理气活血药物的使用。理气多用莱菔子、陈皮等，活血化瘀多用桃仁、丹参等。

验案二

李某，女，15岁。

现病史：患儿以"鼻塞、鼻痒、流清涕、喷嚏1年，加重5天"为主诉于2019年2月7日来诊。患儿长期鼻塞、鼻痒、流清涕、喷嚏，近5天受凉后鼻塞加重，清涕如注，头痛，舌淡，苔白腻，脉浮紧。患者诉曾反复服用西药治疗，症状只能临时缓解，仍反复出现，严重影响患者学习。

中医诊断：鼻鼽（外寒内饮）。

治法：宣肺散寒化饮，通窍止涕。

方药：小青龙汤加减。蜜麻黄5g，桂枝5g，白芍6g，细辛3g，半夏5g，辛夷5g，苍耳子6g，干姜5g，白芷10g，川芎6g，蒺藜6g，黄芩10g，炙甘草3g。5剂，每日1剂，水煎，分两次服。

二诊（2月13日）：诉鼻痒、鼻塞明显改善，偶有流清涕，头痛减轻，继予上方加黄芪、白术各10g，服10剂后痊愈，随访至今，未再复发。

按语：鼻鼽，即变应性鼻炎，是机体对某些变应原敏感性增高而出现以鼻腔黏膜病变为主的超敏反应，以阵发性喷嚏、大量水样清涕、鼻塞、鼻痒为特点。鼻为肺之窍，又为肺之官。肺主气，司呼吸，主宣发肃降，通调水道。肺气充沛，则与鼻相互协调，完成生理功能，则嗅觉灵敏、鼻畅无涕。肺气虚，卫外不固，腠理疏松，风寒之邪乘虚而入，邪聚鼻窍，邪正相搏，肺气不宣，津液停聚，遂致喷嚏、流清涕、鼻塞等，发为鼻鼽。正如《诸病源候论·鼻病诸候》云："夫津液涕唾，得热即干燥，得冷则流溢，不能自收。肺气通于鼻，其脏有冷，冷随气入乘于鼻，故使津液不能自收。"本患者素有肺气虚弱，肺气虚则水液停聚，又因复感寒邪，外寒引动内饮而致病，故予小青龙汤散寒宣肺化饮。又于本方中加入辛夷、苍耳子、川芎、白芷等药物散寒祛风通窍，此类药物轻清味薄，既可助肺气之宣发，又可引药上行；加入蒺藜活血祛风止痒，黄芩味苦性寒，清热泻火，可防止他药过于温热，具有反佐之功；现代药理研究发现黄芩、蒺藜都有抗过敏的作用，对组胺引起的毛细血管通透性增加有明显的抑制作用。诸药合用，温肺散寒，气化水行，鼻窍豁然。后期合用玉屏风散益气固表，增强患者抵抗力。

验案三

田某，女，10岁。

现病史：患儿以"咳嗽、咳痰2月余"为主诉于2018年11月8日来诊。2月前患者因受凉而出现咳嗽、咳痰，鼻塞，流涕。胸片示双肺纹理增粗。血常规、支原体均未见明显异常。间断服用中、西药治疗，鼻塞，流涕消失，咳嗽时轻时重，始终未见明显好转。现症见：咳嗽，咳痰色白清稀，饮食差，二便可。舌质淡，苔白腻，脉弦。患者平素体质差，易感冒。

中医诊断：咳嗽（饮凝不化，肺失宣肃）。

治法：散寒化饮，宣肺止咳。

方药：小青龙汤加减。蜜麻黄6g，桂枝6g，白芍10g，五味子10g，细辛3g，干姜5g，姜半夏6g，炒莱菔子10g，浙贝母10g，炙甘草3g。3剂，每日1剂，水煎，分两次服。

二诊（11月12日）：诉咳嗽、咳痰减轻。上方去细辛、桂枝、加百部6g，服药5剂后，症状消失。后又予玉屏风散合异功散加减调理数月。随访至今，感冒咳嗽明显减少。

按语：小儿支气管炎属于中医学"咳嗽"范畴，外因感受六淫之邪，内因饮食、情志等导致肺失宣降，肺气上逆，发为咳嗽。本患儿素体肺脾亏虚，肺宣肃失常，通调水道功能异常，致使水液输布失常，聚而成痰成饮；脾为生痰之源，脾虚不健，运化失常则痰饮内生，咳嗽，咳痰色白而清稀，苔白腻、脉弦均为内有痰饮之象；加之外感风寒表邪，引动伏饮，饮随气逆，发为咳嗽。迁延日久，虽表邪已解，鼻塞流涕症状消失，但饮凝不化，肺失宣肃，故咳嗽不止。此为本虚标实，急则治其标，故急以小青龙汤散寒化饮，宣肺止咳，再加莱菔子理气消食，祛痰止咳，浙贝母止咳化痰。复诊病情减轻，唯恐耗津伤阴，故去桂枝、细辛，加百部润肺止咳。三诊症状消失，缓则治其本，故以玉屏风散加异功散健脾益气固本，调理数月而收功。

小青龙汤配伍严谨，宣中有降，散中有收，寒温并用，虽为表里双解剂，实以温化寒饮为主，而发表次之，为散寒解表、化饮平喘之第一方。正如刘渡舟言："小青龙汤是温化寒饮的一张名方，虽可外散寒邪，内蠲水饮，但主要作用在于蠲除内饮。"临床无论有无表证，只要是水饮所致诸症均可使用。此患儿本为肺脾气虚，饮邪为患，复感风寒而尽管病情迁延，外寒已除，但饮凝不化，所以用之立效。

验案四

王某，女，4岁。

现病史：患儿以"尿频半年"为主诉于2019年3月8日来诊。半年前患者因不明原因出现尿频症状，无尿痛，余未见异常。查体：舌质红，苔黄厚腻，脉数。

中医诊断：尿频（湿热下注）。

治法：清热利湿通淋。

方药：萹蓄10g，瞿麦10g，滑石10g，栀子10g，薏苡仁10g，陈皮6g，桔梗6g，枳实12g，泽兰9g，神曲12g，木蝴蝶6g，车前草10g，炙甘草3g。7剂，每日1剂，水煎，分两次服。

服药1周，小便次数减少。1月后患儿出现咳嗽，痰多，尿频再次加重，予麻杏石甘汤合八正散加减，咳嗽明显减轻，尿频仅稍减。又予八正散加补骨脂、金樱子、桑螵蛸、五味子、黄芪等益气补肾、收敛固涩之药，无效。复诊，再诊查：患儿舌淡，苔白腻，脉弦滑。

中医诊断：尿频（寒饮内盛，郁遏于肺，肺失宣肃）。

治法：宣肺散寒，温肺固肾，化饮制水。

方药：小青龙汤加减。蜜麻黄6g，桂枝10g，细辛1g，半夏5g，五味子10g，酒白芍12g，干姜6g，车前草10g，醋鸡内金20g，桔梗5g，炙甘草3g。7剂，每日1剂，水煎，分两次服。

服药1周，患者尿频、咳嗽均消失。又予益气健脾补肾调理1周。患者至今未再出现尿频症状。

按语：体内水液的输布代谢离不开多个脏腑的协同作用。《素问·经脉别论》云："饮入于胃，游溢精气，上输于脾。脾气散精，上归于肺，通调水道，下输膀胱。水精四布，五经并行。"肺的宣发肃降、脾的运化输布以及肾与膀胱的蒸腾气化保障水液的正常运行、输布和排泄。本患者肺气不宣，水液输布障碍，水饮停留，聚而为饮，复感风寒，寒饮射肺而致肺气上逆，咳喘痰多。外寒内饮郁遏于肺，肺失宣肃，不能通调水道，令膀胱开阖失司，而致尿频。遂予小青龙汤以散寒宣肺，温肺固肾，化饮制水。方中重用白芍，味酸，酸可敛阴，具有收涩作用，性微寒又可防止他药过于温燥，且有利尿而不伤阴之效。芍药利尿作用始见于《神农本草经》，明验于《伤寒论》，仲景为治疗水气内停、小便不利创制了桂枝去桂加茯苓白术汤及真武汤，《医学衷中参西录》专篇论述"芍药，味苦微酸，性凉多液（单煮之其汁甚浓），善滋阴养血，退热除烦，能收敛上焦浮越之热下行，自小便泻出，为阴虚有热，小便不利者之要药"；加桔梗辛以益肺，助肺通调水道，载药上行；加鸡内金健脾消食开胃，兼可止遗；车前草清热利尿，且可防治其他药过热而化火，具有反佐之功。此乃下病上治之法也。

第五节　四逆散

一、概述

四逆散方出自《伤寒论》318条："少阴病，四逆，其人或咳，或悸，或小便不利，或腹中痛，或泄利下重者，四逆散主之。"四逆散由柴胡、枳实、白芍、炙甘草组成。张仲景用本方治疗少阴病肝郁气滞，热邪传里，阳郁不伸而形成的四肢厥逆等证。方中柴胡苦平，入心包、三焦、肝、胆四经，和解表里，宣阳散郁，畅利气血；枳实苦寒，入肝、脾二经，破滞散痞，化痰消积，助柴胡理气，此二者一升一降配合，实乃调和阴阳、舒畅气机之佳配；芍药味苦微寒，入心、肝、脾三经，柔肝止痛，养血调经，助柴胡和血；甘草甘平，引诸药通行十二经，并能和中调胃，解散郁热。四药配伍，可使阳气畅达、气机舒畅、气血调畅、清阳得升。全方包含了四个配伍特色明显的药对：柴胡、芍药一散一收，可以敛阴和阳，条达肝气，"肝体阴而用阳"，阴为血，阳为气，柴胡为气分药，助肝疏其气机，白芍为血分药，使肝体阴之性正常；柴胡、枳实一升一降，共奏升清降浊之效，使中焦安和、通调；芍药、枳实调理气机、调和肝脾；甘草和中益气，与白芍相伍缓急止痛。四逆散临床主治肝胆气机阻滞、脾胃升降受阻、阳热内郁不能通达四末之四逆等症。

现代药理研究发现，四逆散具有催眠、抗抑郁、抗病毒、保肝、强心、升压、增强胃肠蠕动、抗胃溃疡、增强免疫、解痉、改善微循环、抗心律失常等作用，可用于治疗消化系统疾病、呼吸系统疾病、循环系统疾病、精神疾病及疑难杂症。

二、学术思想

人体的正常生命活动，有赖气机的升降出入正常。肺的宣发肃降，肝的升发条达，脾的升清运化，胃的降浊受纳以及肾水上济、心火下降等无不与气机的升降调畅有着密切的关系。气机升降失常，百病乃生。《素问·六微旨大论》云："出入废则神机化灭，升降息则气立孤危。故非出入，则无以生长壮老已；非升降，则无以生长化收藏。"王晓燕老师在治疗小儿疾病时重视气机的升降调畅，善从调理肝脾入手，用于治疗小儿腹痛、厌食、外感热厥、抽动症等疾病。上述疾病症状各异，但经辨证后凡属肝脾不和之证，均常予四逆散加味治疗。

（一）小儿腹痛

引起小儿腹痛的原因，以感受寒邪、乳食积滞、热结胃肠、气滞血瘀为多见。小儿脏腑柔弱，寒温不知自调，乳食不知自节。若调护不当，则外易为邪气侵扰，内易为乳食所伤。伤于寒者，或衣被单薄，腹部受寒，或过食生冷寒凉之品，寒邪客于胃肠；伤于乳食者，或暴饮暴食、临卧多食，或恣食肥甘辛热，或误食馊腐不洁之物，脾胃肠道受伤；其他如感受外邪，入里化热，热结阳明；或跌仆损伤、术后腹部脉络受损，或腹内脏器久病成瘀；或情志怫郁，肝失条达者也可引起。病机关键为脏腑气机不通，经脉涩滞不畅。小儿腹痛的治疗总则是理气止痛。

王晓燕老师认为腹痛虽可因感受寒邪、乳食积滞、气滞血瘀等诸多原因引起，但总不离"痛则不通，不通则痛"之病机。若寒邪入侵，中阳受戕，寒性收引，寒凝气滞，经络不畅，气血不行而出现腹痛者，治疗上可加高良姜、延胡索等温阳散寒止痛；若食滞不消，气机壅塞，出现腹胀、腹痛者，或胃肠积滞，日久化热，肠中津液不足致燥热闭结，使气机不利而腹痛者，治疗上可加莱菔子、神曲等消食和胃止痛；如若肝失调达，肝气犯逆，犯于脾胃，中焦气机窒塞，血脉凝滞，气滞血瘀而出现腹痛者，治疗可加延胡索、三棱、莪术等活血行气止痛；若肝疏不利，气机郁滞，疏土不及，则脾气被壅，清阳不升，浊阴失降，可见脘腹胀满，甚至胀痛，兼涉两胁，嗳气频频，喜叹气者，治疗时可给予四逆散加味以调肝理脾、缓急止痛；若肝疏太过，亢旺化风，乘土克脾，常兼脾气虚及肝风之象，临床可出现脘痛及腹痛，或疼痛部位走窜不定，大便不调，或见便前腹中急痛，便后痛缓，便下急迫者，可合痛泻要方。若素体痰湿偏重，阻滞气机，影响肝气正常疏泄，或素来情绪不佳，肝气不畅，脾胃升降不利，水湿运化不及，痰湿内蕴，临床以夜寐差、胁腹胀满不适甚至身体肥胖、脉弦滑为主症者，治以四逆散合二陈汤加减以疏泄肝胆气机，恢复脾胃升降之功的同时，兼顾祛邪，助气机和畅；若临床表现为腹部胀满、大便黏滞不爽、头昏、恶心欲呕、口黏、喜热饮、脉弦为主症者，治以四逆散合平胃散，调畅气机的同时兼顾燥化湿浊，助湿浊之邪的祛除。

（二）小儿厌食

《杂病广要》云："脾不和则食不化，胃不和则不思食，脾胃不和则不思而且不化。"小儿脏腑娇嫩，形气未充，胃小且弱，脾常不足。小儿厌食虽病在脾胃，但与木气偏旺乘犯中土有关。肝阳旺加之脾胃薄弱，又因小儿饮食失节，饮食无度，久则食滞不化，导致脾胃不和，受纳运化失健，而出现厌食。小儿神气怯弱，易受惊恐，若失于调护，猝受惊吓或者打骂，或所欲不随，或思念压抑，或环境变更等，均可导致情志抑郁，肝失调达，气机不畅，乘脾犯胃，亦可形成厌食。在临床应用时结合小儿情志失调病史，见少食嗳气、胸胁痞满、神疲肢倦者，均可应用四逆散加味，酌加炒神曲、炒麦芽、炒鸡内金和胃助运，炒白术、茯苓健脾益气等。嗳气呃逆者可加旋覆花、代赭石降逆止呃，烦躁不安者可加连翘、钩藤清肝解热，夜寐不安者可加莲子心、灯心草清心除烦。

（三）小儿外感发热四逆症

四逆者，乃手足不温也。其证缘于外邪传经入里，气机为之郁遏，不得疏泄，导致阳气内郁，不能达于四末，而见手足不温。此"四逆"与阳衰阴盛的四肢厥逆有本质区别。正如李中梓云："此证虽云四逆，必不甚冷，或指头微温，或脉不沉微，乃阴中涵阳之证，唯气不宣通，是为逆冷。"故治宜透邪解郁，调畅气机为法。

《医方论》云："四逆散乃表里并治之剂。热结于内，阳气不能外达，故里热而外寒，又不可攻下以碍厥。故但用枳实以散郁热，仍用柴胡以达阳邪，阳邪外泄，则手足自温矣。"

王晓燕老师认为四逆散介于大、小柴胡汤之间，大柴胡汤去大黄、黄芩、半夏、生姜、大枣，加甘草即为四逆散，可见其内热较大柴胡证为轻；小柴胡汤去人参、大枣、半夏、生姜，加枳实、芍药即为四逆散，可见其正气并不虚，而郁滞较小柴胡证为重。因此可以认为四逆散证的病机为邪郁少阳，气机壅滞，应属于少阳病的范畴。少阳病属阳证热证，何以会产生四逆？《伤寒论》337条指出："凡厥者，阴阳气不相顺接，便为厥。厥者，手足逆冷是也。"少阳病邪在半表半里，因少阳为枢，邪郁少阳，势必枢机不利，气血难以外达，以致阴阳气不相顺接而手足厥冷。《伤寒论》148条云："伤寒五六日，头汗出，微恶寒，手足冷，心下满，口不能食，大便硬，脉细者，此为阳微结，必有表，复有里也……可与小柴胡汤。"此条手足逆冷，仲景明言乃邪在半表半里（少阳）所致，故治以小柴胡汤。四逆散证的气血郁滞甚于小柴胡汤证，显然更易导致手足逆冷。

王晓燕老师认为四逆散证可以出现身热、烦躁、小便黄赤、手足微厥、胸胁烦满，默默不欲食，呕逆，腹中痛，泄利下重等症，这些症状并不一定都出现。四逆散临床主要用于：①小儿热病初起，身体灼热而四肢厥冷，病家不察，往往误认为寒甚，加厚衣被，以致郁热更甚，甚至引起惊厥之变。王晓燕老师遇此常用四逆散化裁，以宣散郁热，每获良效。②外感兼夹积滞的腹痛泄利下重。

（四）小儿抽动症

本病可归属于中医学"慢惊风""肝风证"等范畴，涉及五脏，与肝脾关系密切。多数患儿脾气急躁易怒，使肝气升发太过，失于疏泄，气机郁滞，则肝气横逆犯脾，而脾虚又不能制约肝木，致肝木更为亢而无制，渐生肝风。小儿脾常不足，易致脾胃功能不足，脾失健运，水谷聚而为痰，痰郁而化热化风，风痰合邪，上犯清窍，则眨眼、清嗓子、喉中发吭声、吸鼻子、耸肩；流窜经络则鼓肚子、抖脚。治疗上给予四逆散加味以疏肝理脾，可酌加白附子、僵蚕、蝉蜕、全蝎以息风止痉；加茯苓、陈皮、佛手以健脾燥湿化痰；加辛夷、苍耳子、蒺藜以通鼻窍；加桔梗、锦灯笼、木蝴蝶以利咽等。

三、验案举隅

验案一

孙某，男，9岁6个月。

现病史：患儿以"间断腹痛3个月"为主诉于2017年6月15日来诊。近3个月来患儿出现间断腹痛，以脐周为主，时轻时重，情绪紧张后加重，每次持续约3～5分钟，可自行缓解，偶有恶心呕吐，饮食后稍加重。烦躁易怒，盗汗，手心发热，食欲不振，二便正常。查体：面色少华，腹软，无压痛及包块，肝脾肋下未触及。舌淡红，苔白厚微腻，脉弦沉。腹部彩超示肠系膜淋巴结较大者为10mm×15mm，肝、胆、胰、脾、双肾未见异常。幽门螺杆菌（－）。

中医诊断：腹痛（肝郁脾虚）。

西医诊断：肠系膜淋巴结炎。

治法：疏肝健脾，理气止痛。

方药：四逆散合平胃散加减。柴胡6g，枳实10g，白芍15g，姜半夏6g，厚朴10g，苍术6g，延胡索10g，佛手10g，炙甘草3g。4剂，每日1剂，水煎，分两次服。配合隔物灸（神阙穴）一次。

二诊（6月20日）：腹痛消失，无烦躁、汗出等症状，唯食欲欠佳，舌淡红，苔薄白，脉沉。上方去延胡索、佛手，加炒神曲10g，炒鸡内金10g，砂仁6g，陈皮9g。7剂，水煎服。嘱患儿清淡饮食，调畅情志。其后随访患儿腹痛未再发作。

按语：腹痛病因有感受外邪、胃肠结热、饮食积滞、脾胃虚寒、气滞血瘀等。临床大龄患儿以脾虚肝郁者较多见。此患儿因肝气不舒，脾失调和，中焦气机郁阻不通，阳气逆乱于内而作痛。当今社会家长对孩子多溺爱，或学习压力过大，均易造成肝失疏泄，气行不畅，气机逆乱于内而致病，所谓"不通则痛"。且小儿脾常不足，又常受饮食不节的影响而加重，过饥过饱、嗜食甜腻生冷、零食不断等均可造成脾胃负担过重，致脾胃运化失调。肝属木，郁而克犯脾土；脾属土，不和则反侮肝木，故肝脾常互相影响而同病，成肝郁脾虚之象。肝脾失于调和，则中焦气机逆乱不畅，因而作痛，故以四逆散合平胃散加减治疗。方中柴胡、枳实疏理气机；白芍、炙甘草缓急止痛，且白芍味酸，能刺激胃酸的分泌，亦有助于食物的消化；炙甘草味甘，直入中焦，补脾之虚；佛手、延胡索增强疏肝理气的作用，姜半夏兼顾止呕，化无形之痰之功。苍术运脾化湿，以复脾之气机。全方共奏疏肝和脾、调畅气机、理气止痛的功效。

验案二

王某，女，5岁3个月。

现病史：患儿以"饮食欠佳半年"为主诉于2018年4月24日来诊。近半年来患儿饮食欠佳，进食时常伴干呕，消瘦，口干渴喜饮，神疲倦怠，小便可，大便量少，舌质偏红，苔白中厚，脉弦滑。

西医诊断：厌食。

中医诊断：厌食（肝胃不和，脾失健运）。

治法：疏肝和胃健脾。

方药：四逆散加味。柴胡5g，芍药5g，枳实5g，炒白术6g，山药10g，砂仁3g，炒麦芽10g，炒神曲10g，炙甘草3g。7剂，每日1剂，水煎，分两次服，配合针刺四缝穴一次。

二诊（5月2日）：欲饮食，不再进食干呕，唯感口干口渴，上方去砂仁，加佛手10g，续进7剂后，饮食如常，余症亦除。

按语：小儿厌食是一种以长期食欲减退、食量减少或消失为特征的疾病，为消化系统常见疾病，多见于1~6岁小儿。患儿食量降低，日久可使小儿摄取各种营养物质不足，导致多种微量元素、维生素缺乏，甚至出现贫血、营养不良、免疫力低下、佝偻病及反复感染等，严重影响小儿生长发育。本例从脉证中可得知，病属肝胃不和，胃气上逆，谷不得纳，故以柴胡、白芍疏肝柔肝，以山药、炒白术、炙甘草、枳实健脾和胃下气，更以炒麦芽、炒神曲消导助运，砂仁理气化浊以醒脾胃，全方相合，使肝气平和，脾胃气机调畅。研究指出，针刺四缝穴不仅能加快胃的排空，提高胃液酸度及酶的活性，还能促进消化，增加肠道中的胰脂肪酶、胰蛋白酶等含量，改善血清瘦素水平，增加小儿食欲，该法越来越被患儿家长接受。

验案三

杨某，男，3岁11个月。

现病史：患儿以"发热、恶寒3天"为主诉于2018年9月4日来诊。患儿3天前因受凉出现发热，最高体温40℃，伴恶寒、无汗、急躁、胸胁胀闷不舒。在当地诊所诊断为上呼吸道感染，给予蒲地蓝口服液等药物口服，治疗效果欠佳体温不降，随后至我院（郑州市中医院）就诊。现症见：发热恶寒，无汗，口干多冷饮，胸闷不舒，舌红，脉浮数。查体：咽充血，扁桃体Ⅱ度肿大。辨证为外寒内热之感冒。给予解表清热药后反而发热更甚。再诊，细查发现其四肢厥冷，脉滑数，实乃外感四逆之表现。小儿初为外感风寒，失于治疗，入里化热，气机为之郁遏，不得疏泄，导致阳气内郁，不能达于四末而致厥逆，治宜透解郁热，选用四逆散原方，进药二剂，发热退，四肢温，病愈。

按语：《伤寒论》335条云："伤寒一二日至四五日，厥者，必发热。前热者，后必厥，厥深者，热亦深，厥微者，热亦微。厥应下之，而反发汗者，必口伤烂赤。"充分说明了热厥的形成机理，即热邪深伏，阳气被阻，以致阴阳之气不能相互贯通周流，故见四肢厥冷，其表现虽厥，而实则为热。其临床表现为高热或胸腹灼热，口渴饮冷，烦躁不安，谵语妄言或神志昏迷，大便干燥数日不下，腹部满痛拒按，小便短赤，舌质红绛少津，舌苔黄燥或焦黄起刺等危急证候的同时伴有"手足厥冷"甚至"脉象沉伏"等假寒征象的一类病证，治疗应用苦寒泻下或白虎之流。

此患儿初为外感风寒，失于治疗，病邪入里，气机为之郁遏，不得疏泄，导致阳气内郁，不能达于四末而致厥逆，治宜透解郁热，选用四逆散。发热退，四肢温，病愈。此非335条之热厥，也非阳虚之寒厥。正如清代唐宗海曰："四肢厥冷，谓之四逆。仲景四逆汤，皆用温药，乃以热治寒之正法。至四逆散，则纯用清疏平和之品，亦能治四肢厥冷，何也？盖虚寒固有四逆，亦有热遏于内，不得四达，而亦四逆者。实热内伏，热深厥亦深，非芩、连、大黄不克；虚热内扰，非玉烛散、玉女煎不退；若是腠理不和，遏其阳气，则但用四逆散。枳壳、甘草解土中之郁，而白芍以调其内，柴胡以达于外，斯气畅而四肢通，自不冷厥矣。此方与小柴胡转输外达相似，又疏平肝气，和降胃气之通剂，借用处尤多。"目前临床此类患儿很常见，大多见于外感风寒发热，失于治疗，外邪入里，气机为之郁遏，不得疏泄。医者或一见发热，立即予清热解毒之品，阳气冰伏，不能达于四末而致厥逆。此阶段郁重热轻，治疗应疏通气血，而里热自除。如若不解，热郁久之，可渐致《伤寒论》335条之热厥。

验案四

张某，男，8岁7个月。

现病史：患儿以"耸鼻、眨眼、甩头、四肢抽动1年余"为主诉于2018年4月16日来诊。患儿1年前无明显诱因出现耸鼻，眨眼，甩头，四肢常不自主抽动，鼻、咽部发声，自觉咽部有异物感，鼻、眼干涩，平素易烦躁，上课或写作业时注意力不集中，被确诊为"抽动障碍"，服西药控制效果不明显，症状时轻时重，每于季节交替时及感冒后症状加重。患儿平素食纳欠佳，睡眠正常，二便正常。舌红，苔微黄，脉弦细。脑电图未见异常，微量元素、铜蓝蛋白正常，血、尿常规正常，肝、肾功能正常。

中医诊断：小儿抽动症（肝脾不和）。

西医诊断：抽动障碍。

治法：疏肝行气，健脾和胃。

方药：四逆散加味。柴胡9g，枳实10g，白芍10g，桑叶10g，菊花10g，夏枯草10g，木瓜10g，蝉蜕10g，僵蚕10g，葛根10g，木蝴蝶7g，炒鸡内金10g，茯苓10g，炒白术9g，炙甘草3g。14剂，每日1剂，水煎，分两次服。配合耳针（肝、神门穴）一次。嘱家长多鼓励，少责骂，注意患儿饮食及作息规律。

二诊（5月1日）：眨眼、四肢抽动等症状明显减轻，咽部出声症状仍明显，时有清嗓子，自觉有异物感。检查咽部稍红，可见少许淋巴滤泡，舌红，苔薄白，脉弦细。上方加桔梗7g，继服14剂，水煎服，配合耳穴压豆（咽、肝、神门、枕等穴位）。

三诊（5月15日）：咽部症状好转，无眨眼、四肢抽动等症状，咽部淋巴滤泡消失，大便不调，舌淡红，苔薄白，脉弦细。治以疏肝理气，调畅气机，健脾和胃，处方：柴胡9g，枳实10g，白芍10g，蝉蜕10g，炒神曲10g，茯苓10g，炒白术9g，当归9g，炙甘草3g。14剂，水煎服。随访半年未再复发。

按语：对于小儿抽动症，西医学的治疗目标在于提高患儿生活质量和社会功能，主要包括心理行为和药物治疗两方面。心理疗法效果欠佳的患儿可使用药物治疗，如泰必利、氟哌啶醇、托吡酯等，但药物治疗用药时间长，且有一定的毒副作用，众多家长甚至因为惧怕西药的毒副作用而拒绝使用西药，转而求助于中医中药。本病属中医学"慢惊风""肝风"范畴，中医治疗具有独特的优势，以中药配合耳穴，效果更佳。耳郭神经分布非常丰富，耳穴贴压法对治疗精神行为性疾病具有一定的优势。中医学认为，耳通过经络与人体脏腑、肢节、器官产生联系，正如《类经》云："手足三阴三阳之脉皆入耳中。"

第六节　平胃散

一、概述

平胃散出自宋代的《太平惠民和剂局方》，由苍术、厚朴、陈皮、甘草、生姜、大枣组成，其功能为燥湿运脾、行气和胃，治疗湿困脾胃诸症。方后并注曰："常服调气暖胃，化宿食，消痰饮，辟风、寒、冷、湿四时非节之气。"可见《太平惠民和剂局方》创平胃散，不但用于治疗脾胃不和之证，也作为和胃消食的常服保健药。因此，后世医家对此方推崇备至，它已经成为治疗脾胃病的祖方，很多和胃之方均由此方化裁而来。

脾主运化。一是运化精微，从饮食中吸收营养物质，使其输布于五脏六腑各器官组织。《素问·经脉别论》云："饮入于胃，游溢精气，上输于脾，脾气散精，上归于肺。"二是运化水湿，配合肺、肾、三焦、膀胱等脏腑，维持水液代谢的平衡。如脾气虚弱，不能运化水湿，则可发生大便溏泄，身重肤肿等症，故《素问·至真要大论》谓："诸湿肿满皆属于脾。"湿邪阻滞中焦，脾运不健，气机阻滞，故见脘腹胀满，纳呆食少；胃失和降，浊气上逆，则恶心呕吐，嗳气吞酸；湿性重浊黏滞，故肢体沉重，倦怠嗜卧；湿邪阻滞，下注大肠，则泄泻。

平胃散方中苍术苦辛温燥，燥湿健脾，为君药；厚朴苦温芳香，行气散满，除湿运脾，为臣药；陈皮理气化滞，调脾胃之升降，理气化痰，为佐药；炙甘草、姜、枣调补脾胃，和中气以助运化，为使药。诸药相配，共奏燥湿运脾，行气和胃之功。全方之旨性味从辛、从燥、从苦组合，发挥其能消、能散之功，能平胃土之不平，故名平胃散。

大凡脾胃病变，只要属于所谓脾胃湿滞，呈现脘腹胀满，不思饮食，口淡无味，恶心呕吐，嗳气吞酸，肢体沉重，怠惰嗜卧，舌苔白厚而腻者，都可用平胃散来治疗。所以，古人说它是"治脾圣药"，很多和胃之方均由此方化裁而来。如本方加麦芽、炒神曲，名"加味平胃散"，治宿食不化，嗳腐吞酸，不思饮食；加人参、茯苓，名"参苓平胃散"，治脾虚食滞，大便不实者；加黄连（姜汁炒）、木香，名"香连平胃散"，治食积化热，腹痛泄泻者；本方合二陈汤名"平陈汤"，治脾胃不和，湿痰停阻，胸膈痞闷，不思饮食者或有呕吐泄泻，病情较平胃散证为重；本方合五苓散名"胃苓汤"，治饮食停积，脾胃不和，浮肿泄泻者；本方与小柴胡汤合方，名"柴平汤"，治湿疟脉濡，一身尽痛，手足沉重，寒多热少者。《太平惠民和剂局方》还有"不换金正气散"，也是由本方加藿香、半夏而成，治感冒四时不正之气，头痛发热，呕吐泄泻者。

现代研究发现平胃散主要有健胃助消化、抗溃疡、抗炎、抗病原微生物等作用。①健胃助消化：本方中生姜、陈皮、苍术、厚朴含芳香性挥发油和姜辣素，且后三味药苦、辛，口服对胃肠黏膜有温和的刺激作用，促进消化液分泌，增加胃肠运动，并抑制肠内异常发酵，从而增强消化功能，排除肠内积气，而达健胃助消化之效。②抗溃疡：方中甘草、陈皮、厚朴对多种实验性溃疡模型有明显抑制作用。③抗炎：方中生姜、陈皮、甘草对不同的炎症模型均有较明显抑制作用。④抗病原微生物：平胃散中除大枣外，其余5味药均有不同程度抗病原微生物作用。

二、学术思想

小儿五脏之中，脾常不足，脾弱易伤。外感邪气、饮食所伤，致脾失健运，水谷水液不能转输布散，水湿内停，阻滞中焦，脾运不健，气机阻滞，而见不思饮食，恶心呕吐，肢体沉重，怠惰嗜卧诸症。湿滞中焦为病机关键，治宜苦温燥化。平胃散组方简练，寓意明确，燥湿运脾，行气和胃，恰中病机。

王晓燕老师认为脾失健运，可使水湿不化，困阻脾胃；湿困脾胃，又可损伤脾阳，进一步加重水湿为患，而造成恶性循环。治疗首先予平胃散苦温燥化，待湿患减轻，再予温阳益气，健脾和胃以固本求源。临床应用平胃散，王晓燕老师认为重在看舌象，无论腹痛、厌食、呕吐、腹泻，但凡患儿舌体胖大、舌体边有齿痕、舌苔白腻满布、舌苔上面唾液特别明显者，均用平胃散。因平胃散偏温燥，王晓燕老师临证常佐加白芍，待苔稍薄津减，再予参苓白术散健脾益气或五苓散温阳化气，以杜生湿之源而善后。

王晓燕老师认为现代人湿困脾胃较古人更多。其一是现代人常喝冷饮，冷饮入内，损脾伤胃，伤及脾阳，水湿不运；其二是现代人空调使用多。中医最重要的原则是天人相应，我们的身体会随着季节不同有变化。夏天天热，毛孔开张，汗出水湿随之排出体外，空调开放使室温下降，毛孔闭塞，水湿难排。其三是缺乏运动。适当运动，可使身体气血运行，汗出湿排。现在的孩子作业多，绝大多数时间都是在室内，很少有挥汗如雨排湿的机会。湿邪本黏滞，不易根除。与痰湿体质作战，不是一时一事之概念，亦非一朝一夕之须臾，要有长期观念，多种手段并举，以生活方式的改变应对生活方式性疾病，持之以恒为要。

三、验案举隅

验案一

张某，男，5岁。

现病史：患儿以"食欲减退半年"为主诉于2014年7月19日来诊。患儿半年前无明显诱因出现食欲减退，每餐食量小，反复于医院就诊，见效甚微，无腹痛、吐泻等症，精神可，纳眠一般，小便可，大便稍干。查体：一般情况可，腹软，无压痛及反跳痛，肝、脾肋下未触及，舌质稍红，苔白厚腻，脉濡缓。实验室检查：血常规及微量元素结果正常。

西医诊断：厌食

中医诊断：厌食（脾失健运）。

治法：运脾开胃。

方药：平胃散加减（颗粒剂）。苍术10g，厚朴6g，陈皮7g，太子参10g，白术10g，茯苓10g，焦山楂12g，焦神曲12g，焦麦芽12g，木香6g，砂仁10g，鸡内金10g，炙甘草3g。7剂，每日1剂，冲服200mL，早晚分两次温服。

二诊（7月26日）：患儿每日饮食量增加，食欲较前好转，大便正常，舌质淡红，苔薄白，脉有力。上方加柴胡、炒白芍以疏肝健脾，继服7剂。

三诊（8月4日）：患儿纳食基本正常，无腹痛、腹胀，大便正常，以参苓白术散加减7剂巩固疗效。太子参10g，白术

10g，茯苓10g，山楂10g，柴胡6g，炒白芍10g，薏苡仁12g，山药15g，炒麦芽10g，陈皮6g，炙甘草3g。服法同前。

按语：厌食症是小儿常见病，迁延日久可造成消化功能紊乱及营养不良，严重者影响小儿生长发育。西医学认为厌食症常由消化道疾病、喂养不当、微量元素缺乏及某些内分泌激素不足造成，临床尚无特效治疗措施，多采取补充微量元素及调整肠道内环境的方法。上述治疗虽然对本病的症状会有一定改善，但远期疗效不佳。中医治疗小儿厌食症有独到之处。《灵枢·脉度》云："脾气通于口，脾和则口能知五谷矣。"若小儿乳食不知自节，饥饱无度，损伤正常脾胃运化功能，或因调理不当，过食肥甘、难消化的零食、生冷或水果，伤及脾胃，或因他病伤及脾胃。脾胃同居中焦，是气机升降出入之枢纽，脾主运化，胃主受纳，脾气升则健，胃气降则和。若脾胃不和，受纳运化失职，则造成厌食。因此健胃运脾是治疗小儿厌食症之大法。

此患儿平常家长喂养不当，经常喝冷饮伤及脾胃而造成长期厌食。查体舌苔厚腻，脉濡缓，是湿困脾胃之象，故予平胃散加减治疗。以苍术、厚朴、陈皮运脾燥湿理气；太子参益气健胃护阴，其味甘淡平和、补而不滞，温而不燥；白术、茯苓健脾益气；木香、砂仁芳香悦脾，焦三仙（焦山楂、焦麦芽、焦神曲）消食和胃，鸡内金消积除满，该方消积而不伤正，补气而不壅滞，消补兼施，脾胃同治，为临床治疗小儿厌食症之良方。

王晓燕老师认为肝脾关系密切，肝主疏泄，脾气得肝气疏泄，则能更好地发挥运化水谷、水湿之功能，故二诊加柴胡、白芍以疏肝理脾，三诊以参苓白术散健脾利湿而善后。

验案二

刘某，女，2岁6个月。

现病史：患儿以"呕吐3天"为主诉于2016年9月13日来诊。患儿因过食冷饮而致每日呕吐频繁，食入即吐，呕吐物为胃内容物，量少，无咖啡样物，无发热腹痛等症，大便正常。查体：精神不振、哭声无力、泪少，前囟、眼窝稍凹陷，面容消瘦，上腹饱胀，可见胃肠蠕动波。舌质淡红，苔白厚腻，指纹紫滞。腹部彩超检查未见明显异常。

西医诊断：急性胃炎；轻度脱水。

中医诊断：呕吐（寒湿困脾，胃失和降）。

治法：运脾燥湿，和胃止吐。

方药：平胃散加味（颗粒剂）。炒苍术3g，厚朴10g，陈皮6g，枳实6g，藿香9g，砂仁5g，炒白术9g，槟榔7g，连翘9g，姜半夏5g，麦冬10g，炒莱菔子10g，太子参9g，山药10g，炙甘草3g。3剂，每日1剂，冲服200mL，早晚分两次温服。并予口服补液盐Ⅲ，少量多次频繁服用以治疗脱水。

二诊（9月18日）：患儿呕吐次数和量明显减少，食欲较前好转，小便量可，舌质淡红，苔薄白，指纹淡紫。上方去连翘、炒苍术、厚朴、槟榔、莱菔子，加石斛10g。继服3剂，服法同前，而后呕吐完全消失，饮食正常。

按语：呕吐是因胃失和降，气逆于上，以致乳食由胃中上逆经口而出的病证，古人谓有声有物谓之呕，有物无声谓之吐，有声无物谓之哕。由于呕与吐常同时发生，故多合称为呕吐。呕吐病变部位在胃，和肝脾密切相关。肝脏气机对胃气有直接影响，肝气疏泄正常则胃气和降通顺，若肝气横逆犯胃，则可使胃失通降而呕吐。脾胃脏腑相配，升降相合，生理上共同完成水谷的受纳消化吸收及精微传输，若脾胃不和则气机升降失调，导致健运失职，气机阻滞，清阳不升，浊阴不降，则恶心呕吐。

此患儿过食生冷而损伤脾胃，脾失运化，胃失受纳，气逆于上，而致呕吐、脘腹痞满、食少体倦、苔厚。精神不振，哭声无力，泪少，前囟、眼窝稍凹陷均为呕吐耗伤气阴之象。寒湿困脾，脾虚不运，胃失和降为本病的病机关键，健脾祛湿，降逆和胃止呕为治疗大法。

王晓燕老师以平胃散运脾燥湿，加姜半夏以和胃降逆止呕；加木香、槟榔、枳实、砂仁祛湿理气，醒脾开胃；麦冬、太子参、山药以补气养阴，白术健脾益气；佐以连翘清热，以防上药化热，使以甘草，调和诸药，且能益气和中。二诊时，患儿症状好转，寒湿得减，故去苍术、厚朴、槟榔、莱菔子，石斛、麦冬可养阴生津而收功。

验案三

潘某，女，7岁。

现病史：患儿以"间断腹痛3月余"为主诉于2015年6月2日来诊。患儿3个月前无明显诱因出现腹痛，时作时止，反复发作，痛处在脐周部，1天前被母亲训斥后疼痛加重，呈阵发性，无发热、吐泻等症，精神可，纳眠一般，小便可，大便稍干。查体：一般情况可，腹软，无压痛，无肌紧张及反跳痛，肝、脾肋下未触及，舌质稍红，苔白厚，脉弦。腹部彩超结果未见异常。

西医诊断：再发性腹痛。

中医诊断：腹痛（肝气犯胃）。

治法：疏肝理气，运脾燥湿，化瘀止痛。

方药：平胃散加减（颗粒剂）。苍术10g，厚朴6g，陈皮6g，神曲10g，莪术6g，三棱6g，延胡索9g，炒鸡内金10g，柴胡6g，香附6g，炒白芍10g，炙甘草3g。5剂，每日1剂，冲服200mL，早晚分两次温服。

嘱家长平素多关心孩子心理发育，不给孩子过多压力，不训斥孩子，多耐心开导教育。

二诊（6月8日）：患儿腹痛症状明显减轻，饮食正常，大便仍稍干，舌质淡红，苔白，脉细。上方去三棱、莪术，加炒牵牛子9g，继服5剂。

电话随访半年，患儿腹痛症状未再复发，纳食可，大便正常。

按语：王晓燕老师认为气滞不通，不通则痛，痛久生瘀乃是小儿功能性腹痛的主要病机。小儿形气未充，肌肤腠理疏薄，脐腹易受寒邪外袭，或过食生冷，伤及中阳，以致寒邪留恋于中，寒主收引，客于脉外，经脉凝滞不通，不通则痛；小儿"脾常不足"，运化力弱，加之日常饮食不知自节，家人溺爱放纵，过食肥甘厚味，则食积湿阻，气机不畅，肠腑不通，不通则痛；小儿"肝常有余"，肝阳易亢，加之现代小儿课业压力重，父母期望高，生活节奏快，自身不能及时排解紧张情绪，致使肝气郁滞，横逆乘脾，肝脾不和，气滞不通，不通则痛。以上因素互为影响，可并发，导致气血经脉凝滞不通，不通则痛，日久生瘀，则病情反复发作。

本患儿性格内向，长期处于抑郁状态，家长对其要求严格，日久则患儿肝失疏泄，气机郁滞；肝气横逆乘脾，影响脾胃消化功能，脾不升清，胃失降浊，气机紊乱，经脉阻滞而发为腹痛。每因情绪波动或饮食不当而诱发，腹痛反复发作，迁延日久。辨证为肝郁乘脾，脾失健运，气滞血瘀。治以疏肝理气，健脾燥湿，化瘀止痛。方中苍术健脾燥湿，厚朴、陈皮理气消积，柴胡、香附疏肝理气，炒白芍柔肝止痛，三棱、莪术、延胡索活血化瘀，行气止痛，炒鸡内金、神曲消食化积，炙甘草益气健脾，调和诸药，与白芍联用为止痛基础方芍药甘草汤。诸药合用，肝气得舒，脾运湿去，经络气血则通，故腹痛自愈。方中三棱、莪术、延胡索等药的配伍应用也体现了王晓燕老师善用活血化瘀药治疗小儿再发性腹痛的特点。

验案四

王某，男，10岁。

现病史：患儿以"脐周疼痛2月，加重2天"为主诉于2017年5月6日来诊，患儿平时脐周无规律阵发性疼痛，疼痛可自然缓解，易饱胀，食欲欠佳，饭后晨起口苦欲呕，偶有反酸，无其他明显不适，大便偏稀，小便正常，舌红，苔黄腻，边有齿痕，脉濡数。查电子胃镜、腹部及阑尾B超、大便常规等均无阳性体征，碳13呼气试验：幽门螺杆菌（Hp）（+++）。

中医诊断：腹痛（脾胃湿热）。

西医诊断：Hp相关性胃炎。

治法：燥湿健脾，清热除痞。

方药：平胃散加减（颗粒剂）。苍术9g，厚朴7g，陈皮6g，姜半夏6g，太子参10g，炒白术10g，砂仁6g，广藿香10g，黄芩10g，黄连6g，煅瓦楞子15g，炒枳实10g，神曲12g，麦芽12g，蒲公英10g，茯神6g，炙甘草6g。5剂，每日1剂，冲服200mL，早晚分两次温服。

二诊（5月11日）：患儿腹痛症状明显减轻，食欲增加，大便仍偏稀，舌质淡红，苔薄黄，齿痕淡，脉有力。上方去蒲公英，加薏苡仁以健脾化湿，继服7剂，服法同前。

三诊（5月19日）：患儿腹痛症状基本消失，食欲正常，大便正常，无反酸、口苦，舌质淡红，苔薄白，脉有力。继予上方7剂口服以巩固疗效。

四诊（6月24日）：患儿无特殊不适，复查碳13呼气试验检测Hp阴性。

　　按语：王晓燕老师认为，Hp作为一种外来之邪，与湿、热之邪性质相似，一旦感染发病，湿热相兼，损伤脾胃，阻滞中焦，致中焦气机不利，脾胃升降失常，清阳不升，浊阴不降，影响气血运行，日久成瘀，则湿、热、郁、瘀等病理产物相互作用，而使病情迁延难愈，临床表现为脘腹痞满不适、口臭、泛酸等症状。如《脉因证治·胃脘痛论》曰："如时令暴热，心下忽绞痛，此湿热所伤之病也。湿热合邪时，如油和面，难分难解。"湿为阴邪，非温不化，热为阳邪，非寒不除，温化治湿易助热，寒凉清热又易留湿，如此两相矛盾，给治疗带来了一定难度。王晓燕老师主张治疗一定要祛湿、清热并进，以祛湿为重。如《证治汇补·痞满》指出："湿热太甚，土束心下为痞者，分消上下，与湿同治。"

　　本方以平胃散加砂仁、藿香燥湿运脾，理气和胃；蒲公英清热解毒；黄芩、黄连清热燥湿；半夏降逆止呕、除心下痞；薏苡仁、白术健脾渗湿，固护脾胃；太子参益气健脾、生津安神；枳实以消痞散结，神曲、麦芽等健脾消食；煅瓦楞子以制酸止痛；"胃不和则卧不安"，心脾母子相连，脾胃受损，子病及母，内扰心神，致睡眠欠安，茯神既可渗湿健脾，又可宁心安神；炙甘草调和诸药。全方共奏燥湿健脾，清热除痞，理气止痛之功。

第三章 常见病的诊治

第一节 长期发热

一、概述

发热是由多种原因引起的一个临床症状，并非独立疾病。但确有些病例，虽经一系列的理化、生化、生物学等检查，始终查不出病因，只好诊为"发热待查"。此类病例虽采用某些经验性治疗或对症疗法，效果仍不满意，有时可延续数月甚至数年。目前许多学者认为，发热持续两周以上即属长期发热范畴。研究表明，多系统疾病可以引起发热，病程较长，症状多样，虽经反复治疗而难以收效，给患儿的身心造成极大的伤害，其中，感染性疾病所致的发热最多，而呼吸道感染又居儿童疾病的首位。

中医学在诊治长期发热的反复实践中，形成了一个独特的理论体系，主要分为外感发热和内伤发热两大类。外感发热多因外感六淫之邪。起病较急，病程短，持续发热，外邪不除，则发热不退，且初期多发热恶寒并见，其恶寒虽得衣被而不减，并常伴头痛，鼻塞，流涕，咳嗽，脉浮等症。内伤发热多由情志内伤，劳倦过度，饮食不节，跌仆损伤，出血和脏腑阴阳气血亏虚等所致。起病缓慢，多为低热，或仅自觉发热，亦有表现为高热者，这种发热多不恶寒，或虽恶寒但添衣盖被则恶寒减轻或消失，其热时作时止，或发有定时，并多见手足心热、自汗、盗汗、头晕、脉无力等症。

西医学认为，发热是细菌、病毒、真菌、立克次体、螺旋体、原虫等微生物入侵人体后，机体发生的一种保护性反应，亦可能是某些肿瘤、结缔组织病的早期表现。临床面对发热，根据发热的程度，持续时间，结合相应的症状、体征及辅助检查，一般大部分病人是不难诊断的，但是有时也确实难于作出明确的诊断。

二、学术思想

王晓燕老师认为，小儿发热日久，常以虚证或虚实夹杂证为主。如因脾气虚弱、营卫失调而出现长期低热的症状；或因耗伤阴津，导致阴虚内热，出现发热日久，夜热早凉；或因素体脾虚，湿热内蕴，影响中焦气机，而致发热、大便稀溏，舌苔厚腻等。临床上常有因不明原因的发热而使用抗生素，导致抗生素相关性腹泻、反复呼吸道感染、真菌感染等情况；或者见发热症状，误投辛凉之品而损伤脾胃阳气，继而出现一派脾胃虚弱，中焦虚寒的中医证候。中医治疗长期发热，尤需准确辨证，以证为纲，如见发热，而一味清热，误投辛凉，不但难以奏效，还会加重病情。因此，对于长期发热的治疗，既不能一味依赖于西药，也不能只知中药清热解毒，应当充分发挥中医学整体观念、辨证论治的特点和优势，采用汗、清、和、下、消、补等法，临床以和法最为常用。

三、验案举隅

验案一

张某，男，10岁。

现病史：2018年6月10日初诊，患儿持续低烧两月余，两月前开始发病，初起高热，而后转为低烧，多从下午开始，持续时间不等，体温在37.5℃上下波动，同时伴有全身乏力，肢体倦怠，动则汗出，少气懒言，胃呆纳减，食后腹胀，大便稀。患儿曾先后三次在当地县医院住院检查，均未确诊，虽用多种疗法也未见效，遂至我院（郑州市中医院）儿科诊治。现症见：形体较瘦弱，面色无华，舌质淡、苔薄白，脉沉细，略数。查体：咽部淡红，心、肺无异常，腹部平软，肝、脾未触及。

中医诊断：气虚发热。

治法：补中益气。

方药：补中益气汤加减（颗粒剂）。党参10g，白术10g，茯苓12g，黄芪15g，当归10g，陈皮10g，柴胡10g，升麻10g，白芍10g，炙甘草6g。3剂，每日1剂，冲服200mL，早晚分两次温服。

二诊（6月15日）：患儿虽仍有低热，但发热时间缩短，纳食、精神较前好转，汗出减少。继服前药7剂。

三诊（6月25日）：患儿又转为间歇性低热，每周低热1~2天。查体：舌质红，苔厚稍腻，前方去白芍，加青蒿10g，炒麦芽10g，继服7剂后，患儿低热退尽，体温稳定在37℃以下。诸症悉除。为巩固疗效，又嘱服数剂，停药后未再反复。

按语：气虚发热临床表现为低热、时有高热、不恶寒，大多有手心发热、头晕自汗、乏力气短、舌淡、苔白、脉细等特征。补中益气汤是治疗气虚发热的代表方，由金元时期著名医家李东垣创立，后世医家对气虚发热机理的论述可谓众说纷纭。李东垣《脾胃论·饮食劳倦所伤始为热中论》曰："若饮食失节，寒温不适，则脾胃乃伤。喜、怒、忧、恐，损耗元气。既脾胃气衰，元气不足，而心火独盛。心火者，阴火也。起于下焦，其系系于心。心不主令，相火代之。相火，下焦胞络之火，元气之贼也。火与元气不两立，一胜则一负。脾胃气虚，则下流于肾，阴火得以乘其土位。"可见，饮食失节、寒温不适及喜、怒、忧、恐等耗损正气是内伤病因，脾胃元气不足，心火（阴火）独亢而发热是其病机。李东垣原著中没有说明"阴火"为何，王晓燕老师认为李东垣所说是阴火，是相对阳火而言，即内生之火，而非外感之火也。"脾胃气虚，则下流于肾，阴火得以乘其土位。"说明李东垣认为气虚发热的机理是土虚木郁，气虚肝郁发热，肝火（阴火）乘土，而非肾火也。"下流于肾"实言中焦气虚下陷，清阳不升。

"方从法出，法随证立"。"以方测证"，对补中益气汤的方义进行分析，可以推断出其所对应之证为脾气亏虚，土壅木郁之发热。方中以黄芪补中焦脾胃元气，合升麻升发脾胃清阳之气，使下陷阴分之脾胃元气上腾，回复中焦本位，二者为补气升阳的主药；佐以人参、炙甘草、白术补脾胃益气，共为调补中焦、补中益气升阳之主体；柴胡疏肝解郁，并"引清气行少阳之气上升"以和肝用，以当归养血柔肝，以补肝体，此二者为疏肝养肝之主体；少佐陈皮理气行滞以防止滋腻。如此肝脾同调，土木共荣，补脾益气以疏肝，肝无郁而热自除矣。所以，补中益气汤所治疗之气虚发热，其病机为脾气亏虚，土壅木郁，即气虚肝郁所致，故补中益气汤实为补气升阳、健脾疏肝之方。患儿虚不受补，故王晓燕老师用性味较为平和的党参代替大补元气的人参，加白芍以养阴柔肝敛汗。三诊舌质转红，苔稍厚腻，考虑为脾虚湿聚食积，有化热之象，故去白芍，加青蒿、麦芽以清热消食。

验案二

李某，男，5岁。

现病史：2012年7月2日初诊，近1个月来患儿不明原因半夜发热，多在37.8℃左右，有时最高可达38℃，1小时左右可退，曾在外院查各种感染指标、胸部CT及支气管镜检查等相关项目未见异常，按肺部感染治疗一段时间，效果欠佳。现症见：咽部不适，汗出气短，吐少量白痰，全身乏力，面色略显苍白，恶心呕吐，不思饮食，小便调，大便干。苔白偏厚，脉弦。查体：咽部红，扁桃体无肿大，心、肺无异常，腹部平软，肝脾未触及。

中医诊断：发热（邪郁少阳）。

治法：和解少阳，清热解郁。

方药：小柴胡汤加减（颗粒剂）。柴胡10g，黄芩10g，党参10g，法半夏7g，青蒿10g，栀子9g，枳壳9g，牵牛子9g，桔梗7g，生姜9g，大枣6g，炙甘草3g。7剂，每日1剂，冲服200mL，早晚分两次温服。

二诊（7月10日）：患儿体温基本正常，余症好转，原方加黄芪、茯苓各10g，继服7剂，诸症皆消。

按语：小柴胡汤最早记载于张仲景的《伤寒论》，被喻为"少阳枢机之剂，和解表里之总方"。《伤寒论》对小柴胡汤治疗发热的描述有多处，"伤寒五六日，中风，往来寒热，胸胁苦满，嘿嘿不欲饮食，心烦喜呕……小柴胡汤主之"，"伤寒十三日不解，胸胁满而呕，日晡所发潮热，已而微利。此本柴胡证，下之以不得利，今反利者，知医以丸药下之，此非其治也。潮热者，实也。先宜服小柴胡汤以解外，后以柴胡加芒硝汤主之"，"呕而发热者，小柴胡汤主之"，"伤寒差以后，更发热，小柴胡汤主之"。可见《伤寒论》中小柴胡汤治发热有往来寒热、日晡所发潮热、呕而发热、瘥后发热等。

王晓燕老师认为少阳发热还有一个特点就是容易在子时

发病，何也？因为子时是阴极阳生的一个阶段，这与少阳病为阴阳分界相关。此患儿子时发热，伴恶心呕吐、饮食差，是邪郁少阳，胆热犯胃所致。治应和解少阳，清热解郁，和胃消食，方以小柴胡汤加减。方中柴胡苦平，入肝、胆经，轻清升散，疏透少阳之邪，并能疏泄气机之郁滞，使少阳之邪得以疏散，为君药。黄芩苦寒，清泄少阳之热；青蒿、栀子清三焦之热共为臣。佐以半夏、生姜和胃降逆止呕；党参、大枣益气健脾；枳壳、牵牛子消积导滞。炙甘草助参、枣扶正，且能调和诸药，为使药。诸药合用，以和解少阳、清热解郁为主，兼和胃消食，使邪气得解，枢机得利，胃气调和，则发热退，诸症自除。

小柴胡汤中柴胡有疏散退热、和解少阳、疏肝解郁、升阳举陷的功效，黄芩有清热燥湿、泻火解毒、凉血止血的作用。现代研究二者均有很好的解热镇痛及抑菌、抗病毒作用，柴胡以解热镇痛见长，黄芩以抑菌、抗病毒见长。所以，王晓燕老师认为小柴胡汤不仅是和解剂的代表方，也是解热良方，不仅限于治疗邪郁少阳的往来寒热，随症加减可用于诸症发热，尤其是外感发热。对于有太阳表证者多加葛根、藿香或用柴胡桂枝汤；有阳明经证者加石膏，有阳明腑证者加三承气汤；阴虚发热者多与青蒿鳖甲汤同用；气虚发热者常与补中益气汤同用。

验案三

谢某，男，5岁。

现代病史：2018年3月6日初诊，家长诉患儿间断发热3个月。患儿3个月前因调护失宜后出现发热，起初患儿低热37.5℃，伴流清涕，偶咳嗽，于当地诊所治疗。3天后患儿体温渐升，先后至当地数家医院诊治，诊断不明，仍反复发热，最高体温达38.8℃，以夜间为甚，今来我科门诊就诊。诊见：

患儿精神欠佳，面色稍白，多汗，尤以夜间头汗为重，纳食差，手足稍凉，大便糊状，每日1次，舌淡，苔白，脉浮缓，按之无力。查体未见明显异常。

中医诊断：发热（营卫不和，肺脾气虚）。

治法：调和营卫，补脾益肺。

方药：桂枝汤加味（颗粒剂）。桂枝9g，白芍9g，生姜6g，大枣10g，神曲10g，茯苓10g，党参10g，柴胡10g，浮小麦15g，炙甘草3g。7剂，每日1剂，冲服200mL，早晚分两次温服。

二诊（3月15日）：患儿体温正常，精神好，纳食增加，出汗减少，手足稍凉，大便正常，舌淡，苔稍白，脉有力，继予前方7剂口服以巩固疗效，后患儿体温正常，诸症消失。

按语：本患儿发热、汗出、脉浮，为营卫不和之症。营出中焦，卫出上焦，其本是肺脾气虚，故又见精神欠佳、纳食差、大便稀、手足稍凉等症。病初为太阳中风，患儿素体虚弱，又未获正确施治，滥用抗生素及清热解毒药物，损伤脾胃，营卫失充；病程中又屡用退热药以发汗，致汗出过多，耗阳伤阴，损及营卫而致病情缠绵难愈。

《伤寒论》54条云："病人脏无他病，时发热，自汗出，而不愈者，此卫气不和也，先其时发汗则愈，宜桂枝汤。"《伤寒论》53条云："病常自汗出者，此为荣气和，荣气和者，外不谐，以卫气不共荣气谐和故尔。以荣行脉中，卫行脉外，复发其汗，荣卫和则愈，宜桂枝汤。"桂枝汤为仲景群方之冠，"表证得之，解肌和营，内证得之，化气调阴阳"。方中桂枝辛温助阳，发汗祛邪，芍药酸收，可助阴止汗，姜、枣、草温中养阴增液。全方既有辛甘化阳，又含酸甘养阴，即可调和营卫、祛邪止汗，又可温中助阳、健脾调中。加党参以增补益之力，浮小麦以敛汗益气，茯苓、神曲以健脾消食，柴胡以退热，并防他药过温而化热。全方合用营卫和，脾肺健，而诸症除。

第二节　流行性感冒

一、概述

时行感冒是指感受四时不正之气，发病呈流行性的感冒病证，病情常较一般感冒为重，西医学称为流行性感冒，全身症状明显，临床以突然恶寒、发热、头痛、全身酸痛为主要特征。本病主要通过空气中的飞沫、人与人之间的接触或与被污染物品的接触传播，一年四季均可发生，冬春两季较为多见。流行性感冒起病急骤、传播迅速、传染性强，常可引起大流行。

"时行感冒"之名由清代林珮琴在《类证治裁·伤风》中首次提出："时行感冒，寒热往来，伤风无汗。"流行性感冒属于中医学"外感热病""疫病""温病""瘟疫"等范畴。吴有性在《温疫论·原病》中提出："伤寒与中暑，感天地之常气，疫者感天地之疬气。在岁运有多寡，在方隅有厚薄，在四时有盛衰。此气之来，无论老少强弱，触之者即病。"这说明古代医家早就认识到了瘟疫的传染性。关于本病的病因，《温疫论》说："病疫之由，昔以为非其时而有其气""夫温疫之为病，非风非寒，非暑非湿，乃天地间别有一种异气所感。"晋代王叔和《伤寒序例》提出时行之气形成条件及致病特点："凡时行者，春应暖而反大寒；夏时应热而反大凉；秋时应凉而反大热；冬时应寒而反大温。此非其时而有其气，是以一岁之中，长幼之病多相似者，此时行之气也。"《诸病源候论·温病不相染易候》称："此病皆因岁时不和，温凉失节，人感乖戾之气而生病，则病气转相染易，乃至灭门，延及外人。"《肘后备急方》中也有："岁中有厉气兼夹毒相住。"关于本病的传变规律，叶天士在《温热论》中言："温邪上受，首先犯肺，逆传心包。肺主气属卫，心主血属营，辨卫气营血虽与伤寒同，若论治法则与伤寒大异也。"关于本病的治疗，叶氏提出："在卫汗之可也，到气才可清气，入营犹可透热转气，入血犹恐耗血动血，直须凉血散血。"吴鞠通在叶氏卫气营血理论基础上补充三焦辨证，提出凡病温者，始于上焦在手太阴，提出三焦证治纲要：治上焦如羽，非轻不举；治中焦如衡，非平不安；治下焦如权，非重不沉。以此可见，古代医家对本病的传染性、病因病机及治疗有了比较明确的认识。

二、学术思想

王晓燕老师认为时行感冒是感受时行疫毒而发，因感邪季节不同，病邪又可兼夹暑、湿、燥等邪为患，属温病的范畴。在治疗方面，王晓燕老师最为推崇吴鞠通的三焦辨证，认为三焦辨证并非简单地将病位分为上、中、下三焦，而是巧妙地将六经辨证和卫气营血辨证的内容融于其中，即先以三焦为纲，分上下之浅深，继以六经分脏腑经络之不同，再以卫气营血分表里之次第，形成纵横交错的立体辨证体系，对温病病位的划分更加精细入微。对于上焦温病，吴氏首先根据邪气侵袭的脏腑经络不同，而有病在手太阴肺与手厥阴心包之分，进而又根据病位的表里浅深不同，细分卫分、气分、营分、血分之证。对于中焦温病，则首先根据邪在足阳明胃与足太阴脾之不同，而有阳明温病、阳明温毒、阳明暑温、阳明湿温、太阴脾疟等病证之分，进而又有邪在气分和邪入营血之辨。对于下焦温病，则先有病在足少阴肾、足厥阴肝、足太阳膀胱、手阳明大肠、妇人血室等脏腑经络之分，继有邪在气分、血分之辨。

感冒时邪，首犯上焦。"上焦病不治，则传中焦，胃与脾也。中焦病不治，即传下焦，肝与肾也。始上焦，终下焦。"肺主气属卫，外合皮毛。时邪从皮毛、口鼻而入，首犯上焦肺。病初在表属卫，肺卫失宣，可见肺卫症状，临床表现为发热、恶寒、头痛、身痛等；病邪入里，造成肺经气分热盛，临床表现为发热、咳嗽、咽痛、口渴等证。若气分不解，邪入营血，窜扰血络者，则见咳吐血痰、肌肤红肿出疹等症状。如感邪严重或体虚正气不支者，则由卫分（肺）突然陷入营分（心包），就出现神昏谵语等中枢神经症状。正如叶天士所言："温邪上受，首先犯肺，逆传心包。"如上焦肺热不解，则传至中焦阳明气分，致邪郁阳明气分，表现为发热、汗出、口渴、脉洪大；也可肺热移肠，致阳明腑实，出现恶心、呕吐、腹胀、便秘等；如时行疫毒兼夹湿邪，易传至中焦太阴脾，致湿热郁阻脾胃，表现为胸脘痞闷、泛恶欲呕、大便不爽或溏泄；湿遏热伏，入于半表半里，伏于膜原，可见邪伏膜原证，表现为寒热交替或寒热起伏，身痛有汗，周身四肢沉重，恶心呕逆，胸腹满闷，心烦懊侬，苔厚如积粉，扪之糙涩，脉弦而滑。如病情进一步发展，可致邪陷厥阴，而表现为神昏、抽搐、头痛头胀等。

疫毒致病，迅速传遍，小儿腠理疏松，更是传如掣电。小儿脾常不足，容易食积内热，而感受外邪，感邪后也容易影响中焦脾胃。故小儿时行感冒，从三焦辨证多是上、中二焦同犯；从卫气营血辨证，常见卫气同病；从六经辨证，多是太阳、阳明、少阳同时受累。治疗上多是肺胃同调，卫气同治，三阳同解。其致病因素为疫毒之邪，化火最速，故治疗应重用清热解毒之品，如金银花、连翘、大青叶、板蓝根、贯众等；而清热解毒之品，最易损伤脾胃，所以要时时注意顾护脾胃。体虚外感者要予以扶正与解毒并用，以防正气不支，逆传心包或邪陷厥阴。

三、验案举隅

验案一

患儿，女，8岁。

现病史：2019年冬季就诊，主诉："发热、头痛三天"患儿3天前突然发热，微恶寒，头痛，至附近诊所予头孢针、热毒宁针治疗不见好转。就诊时症见：发热，微恶寒，体温39.3℃，头痛，偶咳有痰，恶心呕吐，周身四肢沉重，心烦懊恼。有流感接触史。查体：舌苔白厚腻如积粉，脉滑数。实验室检查：肺炎支原体抗体IgM（-）；甲型流感病毒抗原（+）；胸片示支气管炎。

中医辨证：时行感冒（感受瘟疫秽浊毒邪，邪伏膜原）。

治法：清热解毒，开达膜原，避秽化浊。

方药：达原饮加减。槟榔6g，厚朴6g，草果6g，连翘10g，柴胡10g，黄芩10g，桔梗6g，石膏30g，栀子10g，青蒿6g，贯众10g，炒麦芽10g，炙甘草3g。3剂，水煎服，每日1剂，早晚分服。

二诊：服药3剂，诸症明显减轻，予上方去厚朴，加芦根10g，继服3剂而愈。

按语：本证为感受瘟疫秽浊毒邪伏于膜原。瘟疫邪入膜原半表半里，邪正相争，可见壮热、微恶寒；湿热郁阻脾胃，脾胃运化失司，则胸脘痞闷、恶心呕吐；热毒内扰，则头痛、心烦懊侬。热中有湿，湿中有热，若单纯清热解毒，有碍湿邪；单纯燥湿，更助热势。当以清热解毒，开达膜原，避秽化浊为法。方中槟榔辛散湿邪，可化痰破结，使邪速溃；厚朴芳香化湿，理气祛湿；草果辛香化浊，避秽止呕，宣透伏邪，三药气味辛烈，可直达膜原，逐邪外出，以防温热疫毒之邪化火伤阴，予石膏清热生津，又可防止诸辛燥药之耗散阴津；柴胡、黄芩一散一清，外透内泄，可以疏解少阳半表半里之邪，黄芩又可清热燥湿；桔梗宣肺化痰；栀子可清泻三焦之热；连翘、贯众清热解毒，据现代研究又具有抗流感病毒作用；炙甘草清热解毒，调和诸药。全方共奏清热解毒，开达膜原，避秽化浊之功，可使秽浊得化，热毒得清，阴津得复，则邪气溃散，速离膜原。

验案二

患儿，男，7岁。

现病史：患儿2018年冬季以"发热伴腹痛、呕吐半天"为主诉就诊。症见：高热，最高体温38.8℃，轻微恶寒，头痛，伴有腹胀腹痛，呕吐，大便干，小便可。查体：咽稍充血，扁桃体Ⅱ度肿大，腹部无压痛，舌白腻，脉浮数。有流感接触史。实验室检查：肠道彩超未见异常；血常规无异常；乙型流感病毒抗原（+）。

中医诊断：时行感冒（外感时邪，太阳、少阳、阳明合病）。

治法：辛凉解表，和解少阳，清泻阳明。

方药：三阳清解汤加减。柴胡12g，生石膏20g，生大黄4g（后下），黄芩10g，生栀子10g，葛根7g，苍术6g，贯众10g，葛根7g，藿香7g，姜半夏7g，炒麦芽10g，甘草3g。2

剂，煎煮取汁，结肠滴注给药。

按语：流感中胃肠症状明显者为胃肠型流感，除全身症状外，还有恶心、呕吐、腹痛等胃肠道表现，本病例即为胃肠型流感。小儿感受疫毒时邪，太阳表证未解而迅速侵入少阳及阳明而成三阳合病。邪入半表半里，正邪交争，引动胆经郁热，横逆犯胃，出现发热、头痛、呕吐等，腹痛、腹胀、便秘为阳明腑实之证。方中葛根辛、凉，入太阳、阳明经，具有解肌退热、生津之功；柴胡苦、辛，归肝、胆经，有解表退热、轻清升散之效；黄芩味苦、性寒，泻火解毒，二者相配和解少阳，为小柴胡汤主要方药；石膏性寒味甘，有"降火之神剂，泄热之圣药"之称，以透热外出、祛阳明气分之热；生大黄性寒、味苦，通腑导滞，以泻阳明之热，使邪有出路，达"以泻代清"之义；栀子苦寒，能清三焦湿热之邪；姜半夏、藿香芳香化浊，降逆止呕；贯众清热解毒，具有抗病毒作用。方中加少量莪术，一用其消食化积之能，增强患儿的食欲；二取其活血化瘀之功，以此来增加药物吸收；三取其抗病毒之效。甘草性平味甘，具有清热解毒、祛痰止咳、调和诸药之效。以上诸药合用，全方共奏辛凉解表、和解少阳、清泻阳明之功效。因患儿呕吐，拒服中药，给予结肠滴注给药。

验案三

患儿，男，11岁。

现病史：2019年冬季午后就诊，主诉"发热、咳嗽3天"。症见：发热，体温39.2℃，汗出，咳嗽，咳吐黄痰，气短喘促，心烦口渴。查体：舌质红，苔黄，脉滑数。实验室检查：甲型流感病毒抗原（＋）。

中医诊断：时行感冒（外感疫毒，肺经热盛）。

治法：清热解毒，宣肺止咳。

方药：麻杏石甘汤合小柴胡汤加减。蜜麻黄5g，生石膏30g，苦杏仁10g，柴胡10g，

黄芩10g，贯众10g，板蓝根10g，栀子10g，射干7g，陈皮10g，浙贝母10g，炙甘草3g。2剂，水煎服，每日1剂，早晚分服。

服药2剂，热退，咳嗽、咳痰、喘息等症均已明显好转，原方去柴胡、黄芩，加麦冬10g，继服3剂，诸症消失。

按语：本证为外感疫毒，病邪入里，肺经气分热盛证。外感疫毒时邪，化热入里，传入气分，邪热充斥内外，可见发热、汗出、心烦口渴等症；热壅于肺，肺失宣降，可见咳嗽，喘促；舌、脉均为肺热之象，治当清热解毒，宣肺止咳。方中麻黄辛温，宣肺以平喘，解表散邪；石膏辛甘大寒，清热泻火，尤善清肺经实热，辛寒可解肌透热；两药相合，一温一寒，宣肺气，清肺热；柴胡散邪透表，解少阳之邪，黄芩苦寒，清少阳之热，一散一清，和解表里；杏仁味苦，降肺气，止咳平喘；贯众、板蓝根、射干清热解毒，现代药理研究发现对流感病毒具有抑制作用；栀子凉血解毒，泻心火而除烦，可清泄三焦之火邪；浙贝母化痰止咳；陈皮燥湿化痰，理气消食，性温又可防止诸药过于寒凉伤胃，具有反佐之功；炙甘草益气和中，调和诸药，诸药合用，共奏清热解毒，宣肺止咳之功。

第三节　咳嗽

一、概述

咳嗽是指肺失宣降，肺气上逆作声，咯吐痰液而言，为肺系疾病的主要证候之一。分别言之，有声无痰为咳，有痰无

声为嗽，一般多为痰声并见，难以截然分开，故以咳嗽并称，其病名最早见于《黄帝内经》。该书对咳嗽的成因、症状、证候分类、病理转归及治疗等问题做了较系统的论述。如《素问·宣明五气》曰："五气所病……肺为咳。"对于咳嗽病因的认识，《素问·咳论》篇指出，咳嗽系有"皮毛先受邪气，邪气以从其合也"，"五脏六腑皆令人咳，非独肺也"。巢元方《诸病源候论·咳嗽候》有"十咳"之称，除五脏咳外，尚有风咳、寒咳、胆咳、厥阴咳等。张介宾执简驭繁，首次把咳嗽分为外感、内伤两大类。《诸病源候论·小儿杂病诸候》首次记载了小儿咳嗽，《幼幼集成·咳嗽证治》将咳与嗽进行了区分。

外感咳嗽是因六淫外邪，侵袭肺系，多因肺的卫外防御功能减弱或失调，以致在天气寒暖失常，气温突变的情况下，外邪从口鼻或皮毛而入，使肺气不宣，肃降失司而致病。由于四时主气的不同，因而感受外邪亦有区别，风为六淫之首，其他外邪多随风邪侵袭人体，所以外感咳嗽有风寒、风热和燥热之分。内伤致咳的原因甚多，"五脏六腑皆令人咳，非独肺也"，有因肺的自身病变，有因其他脏腑功能失调，内邪干肺所致。

二、学术思想

咳嗽是儿童常见病、多发病。王晓燕老师临床擅治咳嗽，对于经久不愈之咳嗽或是反复发作咳嗽更有其独到见解。王晓燕老师认为，慢性咳嗽或者咳嗽反复发作者多因六淫邪气侵袭，邪恋不去，或他脏及肺，肺失宣降，上逆而咳。外感咳嗽与内伤咳嗽，二者常相互影响。外感咳嗽如迁延失治，邪伤肺气，更易反复感邪，咳嗽屡发，肺气日损，渐转为内伤咳嗽；而内伤咳嗽患者，由于脏腑虚损，表卫不固，易受外邪而使咳嗽加重。临证当首辨是属外感或是内伤，或是内伤复外感，外感加内伤，治疗应分清主次，扶正祛邪，宣敛结合，调理脏腑。

（一）辨体质、病史而用药

王晓燕老师临床擅长将辨证、辨体质、辨病三者结合而治疗。对于新感咳嗽，如果是体质强壮少有咳嗽者，治疗以宣通肺气，疏散外邪为主，并根据脉象、舌苔、痰色、痰质及咯痰难易等情况，辨明风寒、风热、燥热之不同，治以发散风寒，疏散风热，清热润燥等法，常用止嗽散、桑菊饮、桑杏汤等；但对于反复咳嗽或有喘息病史者，则主张早用麻杏石甘汤与射干麻黄汤加减治疗。

（二）擅用麻杏石甘汤与射干麻黄汤加减治疗长期、反复咳嗽

近年来，随着生活环境、饮食等因素不断变化，咳嗽经久不愈或者反复发作的患儿日趋增多。王晓燕老师认为本病肺脏自病者，常因肺系多种疾病迁延不愈，肺脏虚弱，阴伤气耗，肺主气及宣降功能失常，而致气逆为咳。他脏及肺者，或因过食辛辣，熏灼肺胃；或过食肥甘，脾失健运，痰浊内生，上干于肺致咳；或由情志刺激，肝失条达，气郁化火，火气循经上逆犯肺，引起咳嗽。本病多属邪实正虚，治疗当宣通肃降，恢复肺之宣肃功能而止咳，配合调理脏腑，扶正祛邪而收工，推崇麻杏石甘汤合射干麻黄汤加减。二者原方均出自汉代张仲景的《伤寒论》。

麻杏石甘汤辛凉宣泄，清肺平喘，主治外感风邪，邪热壅肺所致的身热不解，咳逆气急，鼻扇，口渴，有汗或无汗，舌苔薄白或黄，脉滑而数者。射干麻黄汤宣肺散寒，化饮止咳，主治外感风寒，痰饮上逆，咳而上气，喉中有水鸡声。王晓燕老师认为两方相合，寒热并用，宣降相依，顺应肺之宣发肃降的生理特性，有助于咳嗽的治疗，在此基础上随证加减治疗慢性咳嗽，效如桴鼓。方中麻黄重在宣肺平喘；石膏可清泻肺热、生津止渴；麻黄辛温、宣肺为主，石膏辛寒，清肺为主，二药配伍使用，相得益彰。麻黄不因辛温太过而助热，石膏不因太寒而伤中，苦杏仁能止咳平喘，并可辅佐麻黄降逆平喘，射干清热开结消痰，半夏降逆化饮，紫菀、款冬花温润除痰，下气止咳，五味子收敛耗散之肺气，炙甘草既可增进麻黄和杏仁缓和喘咳的功效，又可益气和中、调和药性。

如脾虚有湿，咳而痰黏，胸闷，苔腻者，加陈皮、厚朴、茯苓健脾燥湿化痰；如寒痰较重，痰白黏而量多，形寒肢凉者，加干姜、细辛温肺化饮；如食积便干苔腻者，加莱菔子、牵牛子消食导滞；如痰浊不化，郁而化热，咳痰黄稠，舌苔黄腻，加黄芩、芦根、贝母以清热化痰；或木火刑金，咳嗽气促，目赤，胁痛，加桑叶、蝉蜕；如热为寒遏，外寒内热，咳嗽声嘶，气促，痰黏稠，口渴，心烦，加紫苏叶、桑白皮、黄芩解表清里；发热者，加柴胡、黄芩清肺退热；咽痛甚者，加板蓝根以清热利咽；痰中夹血者，加仙鹤草清热止血；津伤甚者，加麦冬、百部、芦根滋养肺阴；伴哮鸣气喘者，加地龙平喘；鼻塞流涕，加辛夷、苍耳子宣通鼻窍。

（三）从脾胃论治

《素问·咳论》云："此皆聚于胃，关于肺。"明代李中梓《证治汇补·痰证》云："脾为生痰之源，肺为贮痰之器。"小儿脾常不足，易蕴食酿痰，储存于肺，滋生咳嗽，且病久难愈。王晓燕老师认为，小儿咳嗽特别是慢性咳嗽，常需从脾胃论治，治肺的同时兼治脾胃，肺脾同治，效如桴鼓。食聚停胃，气逆犯肺而咳，治宜消食安胃，降逆止咳；胃热气逆，上犯于肺而咳，治宜清热安胃，降逆止咳；胃阴不足，肺金失荣而咳，治宜滋养肺胃，降逆止咳；脾运不健，变生痰浊，储存于肺，治宜健脾化痰，降逆止咳。

胃食管反流而引起的咳嗽也是慢性咳嗽的主要原因之一。国内有报告指出，胃食管反流性咳嗽（GERC）占儿童慢性咳嗽的4.7%。"构成比研究"报告中GERC仅占0.62%，但在完成24小时食管下端pH值监测的病例中，其占30.77%。24小时食管下端pH值监测是诊断GERC的金标准，但完成该项操作有一定难度和（或）家长不同意此项侵入性操作，由此可认为我国GERC的发病率被严重低估。且研究表明，长期咳嗽也可能导致胃管反返流。对于GERC患儿，西医学采用胃肠动力药，而王晓燕老师从脾胃治疗取得满意疗效。

（四）慎用苦寒

小儿为"稚阴未充，稚阳未盛"，患病后传变迅速，易虚易实，易热易寒，治疗时过用苦寒药物则易削伐其生发之气，过用辛热药物则易耗损其真阴精血，攻伐之剂如用之不当则易耗伤气血。正如《温病条辨·解儿难》所言："其药也，稍呆则滞，稍重则伤，稍不对证，则莫知其乡。"部分医者囿于小儿"纯阳之体"，治疗时肆用苦寒。小儿肺脾常虚，且肺为娇脏，不耐寒热。慢性咳嗽病因复杂，病程较长，往往寒热虚实错综复杂，选择处方用药更需慎重。王晓燕老师临床很少用大苦大寒之品，对于肺热者多用石膏、芦根甘寒以清热生津。

三、验案举隅

验案一

刘某，男，10岁3个月。

现病史：患儿以"咳嗽1个月"为主诉于2018年10月5

日来诊。患儿1个月前因调护失宜出现咳嗽，痰少黏稠难出，咽干咽痒，咳甚胸痛，无喘息、吐泻等，大小便正常。舌红，苔薄黄，脉滑数。查体：精神欠佳，咽红，扁桃体Ⅱ度肿大，听诊双肺呼吸音粗，可闻及干啰音，三凹征（-），心脏听诊无异常，腹稍胀，肝脾肋下未触及。神经系统检查未见异常。实验室检查血常规、CRP大致正常。肺炎支原体抗体IgM（+）。

西医诊断：急性支气管炎（支原体感染）。

中医诊断：咳嗽（痰热壅肺，肺失宣肃）。

治法：清热宣肺，化痰止咳。

方药：麻杏石甘汤加味（颗粒剂）。炙麻黄6g，炒苦杏仁10g，石膏30g，百部10g，射干10g，蜜款冬花10g，蜜紫菀10g，桃仁6g，炒莱菔子10g，桔梗6g，前胡10g，焦神曲10g，半枝莲10g，黄芩10g，芦根15g，炙甘草3g。5剂，每日1剂，冲服200mL，分两次温服。

二诊（10月10日）：患儿体温正常，咳嗽好转，痰黏稠难咳出，上方去前胡，加五味子10g。5剂，用法同前。

三诊（10月15日）：患儿咳嗽症状基本消失，嘱节饮食，适寒温，调情志，加强体育锻炼，增强体质。

按语：患儿病程已1个月，痰少黏稠难出，咽干咽痒，咳甚胸痛，舌红，苔薄黄，脉滑数，属肺经有热，且有伤津之势。王晓燕老师对于长期咳嗽治疗最喜用麻杏石甘汤加减，认为本方有宣有降，顺应肺之宣发肃降的生理特性，有助于咳嗽的恢复。方中麻黄重在平喘，兼有宣散疏泄的功效；石膏可清泻肺热、生津止渴。麻黄辛温，宣肺为主，石膏辛寒，清肺为主，二药配伍使用，相得益彰，麻黄不因辛温太过而助热，石膏不因太寒而伤中。苦杏仁能止咳平喘，并可辅佐麻黄降逆平喘；炙甘草既可增进麻黄和杏仁缓和喘咳的功效，又可益气和中、调和药性。蜜款冬花、蜜紫菀、百部、芦根润肺化痰止咳；炒莱菔子消食化痰；射干、桔梗利咽消痰；桃仁活血化瘀。

对于肺炎支原体感染引起的咳嗽，王晓燕老师常加入半枝莲、黄芩、桔梗，现代文献研究发现三者均有抗支原体作用。此外研究发现半枝莲中含有的红花素有较强的对抗由组织胺引起的平滑肌收缩作用，同时还有较好的祛痰作用，是治疗慢性支气管炎的有效成分。黄芩有抗菌、抗病毒、抗过敏、解热镇痛抗炎等作用。

王晓燕老师对于咳嗽、哮喘患儿必用活血化瘀的桃仁，桃仁本就止咳平喘，与杏仁合用，即古之二仁汤，一入血分，一入气分，可起到很好的宣肺理气化瘀止咳的作用。对于痰黏难咯者，王晓燕老师常用桔梗。桔梗味苦而辛，辛散苦泄，故能开宣肺气，善于止咳，同时又能清利咽喉，为治疗邪滞咽喉，气血不得宣通而咽喉疼痛之佳品。现代研究表明，桔梗具有抗炎、祛痰、镇咳、抗溃疡、降血压、扩张血管、解热镇痛、镇静、降血糖、抗胆碱、促进胆酸分泌、抗过敏及增强人体免疫力等药理作用。

王晓燕老师用桔梗治疗慢性咳嗽之痰黏难咯，是因桔梗主要成分为桔梗皂苷，能直接刺激口腔黏膜、咽喉黏膜及胃黏膜，反射性增加气管黏膜分泌物的分泌，从而稀释痰液，使痰液容易排出。

验案二

田某，男，6岁6个月。

现病史：患儿以"咳嗽1个月，加重3天"为主诉于2018年1月14日来诊。患儿1个月前因调护不当出现咳嗽，阵咳少痰，夜间及晨起咳嗽明显，遇凉、运动后加重，3天前受凉后咳嗽加重，伴鼻塞、流清涕，纳食减少。查体：精神尚可，咽红，听诊双肺呼吸音粗，可闻及痰鸣音，心脏听诊无异常，腹软，未触及包块，舌红，苔白，脉滑数。既往有湿疹史，季节变换或饮食不当反复咳嗽，母亲有过敏性鼻炎病史。实验室检查嗜酸性粒细胞升高。肺功能显示舒张试验阳性，余未见异常。

西医诊断：咳嗽变异性哮喘。

中医诊断：咳嗽（风寒外束，邪热内壅）。

治法：散寒宣肺，清热止咳。

方药：麻杏石甘汤加减（颗粒剂）。炙麻黄6g，炒苦杏仁10g，石膏30g，蜜紫菀10g，地龙10g，蜜款冬花10g，炒莱菔子10g，陈皮10g，桃仁10g，前胡10g，焦神曲10g，射干6g，紫苏叶10g，炙甘草3g。4剂，每日1剂，前两日用生姜3片熬水200mL冲服，分两次温服。

二诊（1月18日）：患儿体温正常，咳嗽、痰鸣明显好转，鼻塞流涕消失，仍纳少，舌苔白稍厚。上方去紫苏叶、前胡，加五味子10g。4剂，用法同前。

三诊（1月22日）：患儿咳喘症状基本消失，活动后偶咳。患儿咳嗽日久，肺、脾、肾虚，肾不纳气，调整方药（颗粒剂）如下：黄芪10g，白术10g，防风6g，太子参10g，黄芩10g，黄芩10g，浙贝母10g，地龙10g，陈皮10g，桃仁6g，焦神曲10g，五味子6g，沉香5g，山药15g，炙甘草3g。10剂，每日1剂，水200mL冲服，分两次温服。

前后调理1月余。嘱避风寒，加强体育锻炼，防复感。随访半年无复发。

按语：患儿既往有湿疹史，母亲有过敏性鼻炎病史，是属胎禀不足，肺、脾、肾素虚，稍有诱因就会出现咳嗽，且受凉、运动则加重。近期因调护不当，化痰生热，痰热壅肺，肺失宣肃而咳嗽，又因外感风寒之邪咳嗽加重。鼻塞、流清涕为风寒犯肺之象，此为肺脾不足，痰热内蕴，外感风寒而发为本病。急则治其标，治宜散寒宣肺，清热止咳。方中麻黄、紫苏叶、前胡、生姜宣肺散寒；石膏、射干清热；杏仁、款冬花、紫菀辛温微苦，有润肺下气，止咳化痰之功，可用于新久咳嗽；地龙清热平喘；莱菔子、陈皮、神曲消食化痰。二诊风寒已解，去紫苏叶、前胡，加五味子敛肺止咳。三诊痰热留恋，肺、脾、肾虚。缓者治其本，治以玉屏风散加沉香、山药等健脾益气，补肾纳气，并以黄芩、浙贝母清除余邪。

王晓燕老师对于外感风寒者，喜用生姜散寒解表。因小儿为纯阳之体，发病容易、传变迅速，一般风寒之邪大多可迅速缓解，所以，交代家长用生姜为引，一两天即可，中病即止。

咳嗽变异性哮喘是哮喘的一种特殊类型，以持续性的咳嗽为主要表现，一般情况下在夜间或者凌晨、运动后加重，目前主张按全球哮喘防治创议（GINA）治疗，即抗炎药加支气管扩张剂。现代研究发现麻杏石甘汤具有抗炎抗氧化、抗病毒、解热、抗菌、免疫等作用。麻黄的主要成分麻黄碱可松弛支气管平滑肌，杏仁能抑制咳嗽中枢，地龙能够拮抗白三烯引起的豚鼠支气管平滑肌收缩反应。所以，中药治疗咳嗽变异性哮喘是通过多靶点、多途径发挥整体作用的。

验案三

李某，男，11岁9个月。

现病史：患儿以"咳嗽2月余"于2017年12月10日就诊。患儿2个月前外感后出现咳嗽，咳吐少许黄黏痰，晨起明显，无喘息，咽痒口干，时有鼻腔火热感，时有喷嚏，鼻后滴流感，无发热恶寒，胃纳可，二便调。间断口服"肺力咳胶囊、苏黄止咳胶囊、小儿消积止咳口服液、罗红霉素等"，未见好转，曾至社区医院做血常规、胸片检查均未见异常。查体：额窦、颌窦压痛，咽后壁可见脓性分泌物，两肺听诊呼吸音粗，未闻及明显干湿性啰音。舌红，苔黄厚，脉数。既往有鼻窦炎病史。瓦氏位片示双侧额窦、上颌窦窦腔密度增高，通透度减低，右侧上颌窦黏膜增厚，窦壁骨质结构未见异常，余未见异常。

西医诊断：上气道咳嗽综合征；鼻窦炎。

中医诊断：咳嗽（痰热犯肺，肺热阻窍）。

治法：清热宣肺，通窍利咽。

方药：麻杏石甘汤加减。炙麻黄5g，杏仁10g，生石膏25g，桔梗6g，清半夏7g，射干7g，炙百部7g，黄芩10g，南沙参10g，炙枇杷叶10g，炒僵蚕10g，白芷10g，川芎7g，辛夷7g，苍耳子9g，甘草3g。7剂，每日1剂，水煎，分两次服。

二诊（12月18日）：患儿服药后咳嗽减少，痰稀易咯，咽痒口干好转，时有喷嚏，仍有鼻后滴流感，胃脘部时有不适，口苦，无嗳气反酸。舌红，苔黄，脉细弦。调整方药如下：炙麻黄5g，桔梗10g，杏仁10g，生石膏25g，苍耳子9g，辛夷7g，白芷9g，鹅不食草6g，桔梗10g，枳壳10g，白芍12g，佛手10g，柴胡6g，清半夏7g，黄芩12g，生甘草3g。7剂，每日1剂，水煎，分两次服。

三诊（12月25日）：无明显咳嗽咯痰，晨起后打喷嚏、流涕好转，鼻后无明显滴流感，胃脘部不适减轻。调理月余而愈。

按语：患者咳嗽日久，以晨起咳嗽为甚，有鼻炎病史，额窦、颌窦压痛，咽后壁可见脓性分泌物，瓦氏位片示鼻窦炎，符合上气道咳嗽综合征（UACS）诊断。

上气道咳嗽综合征病名在中医古籍中并无记载，但根据其鼻痒、鼻塞流涕、咳嗽、咽痒痛或异物感等临床症状，可归于中医学"鼻渊""慢喉痹""久嗽""鼻鼽"等范畴。本病病位在肺卫、鼻、咽喉。鼻为上气道之始，喉为肺之门户。肺为娇脏、为五脏六腑之华盖，开窍于鼻。

患儿外感风热，病邪从口鼻而入，首先犯肺，肺卫失宣，可见鼻痒咽痒、鼻塞、咳嗽。肺失清肃，致使外邪循经上犯，结滞鼻窍、郁久化热、灼伤鼻窦肌膜，肌膜败坏，而致流浊涕。久病入络，肌膜败坏，血络阻滞，而使病变缠绵难愈。鼻涕倒流于咽，刺激咽喉可致咳吐黄脓性分泌物。口干、时有鼻腔火热感、舌红、苔黄、脉数均为热象，口干为伤津之象。治以清热宣肺，通窍利咽止咳。方选麻杏石甘汤加味以宣肺清热、化痰止咳，并加用苍耳子、辛夷、白芷宣通鼻窍；射干利咽止咳；南沙参养阴润肺；川芎活血化瘀，通利鼻窍。

二诊时患者咳嗽好转，痰易咯出，但鼻部症状仍在，胃脘部不适，口苦，脉弦，分析病机为鼻窍不利、肝胃不和。调整方药，加鹅不食草以增强通窍之功；加柴胡、佛手疏肝理气，白芍养阴柔肝，加枳实宽中理气。诸药合用，则鼻窍通利，肝脾调和。

验案四

于某，男，6岁9个月

现病史：患儿以"咳嗽2月余"于2019年5月10日就诊。患儿2个月前出现咳嗽至今，以夜间阵发性干咳为主，无犬吠样咳嗽及鸡鸣样回声，咳甚呕吐清涎，口中异味较重，无嗳气反酸，无腹痛腹泻，无发热咽痛，纳食欠佳，大便干，小便正常，夜寐尚可，苔白，舌质淡，脉缓。查体：一般情况尚可，咽微红，双肺听诊呼吸音稍粗，未闻及干湿啰音，心音有力，腹稍胀。家属诉患儿过敏体质，具体过敏原不详。

西医诊断：胃食管反流性咳嗽（待查）。

中医诊断：咳嗽（肺脾两虚，胃气上逆，邪热内蕴肺脾）。

治法：补肺益脾，和胃降逆。

方药：六君子汤加减（颗粒剂）。党参10g，炒白术10g，茯苓10g，姜半夏10g，地龙9g，竹茹6g，蜜麻黄6g，陈皮6g，厚朴7g，代赭石6g，厚朴7g，代赭石6g，牵牛子7g，枳实7g，炙甘草3g。7剂，每日1剂，水冲150mL，分两次温服。

二诊（5月18日）：用药后咳平，纳可，口气较前缓解，大便调，体征同前。上方奏效，减牵牛子、枳实，加防风9g。10剂，服法同前。

按语：西医学对胃食管反流与小儿慢性咳嗽的相关性认识相对不足，大多数认为小儿慢性咳嗽可能与反流的胃酸刺激食道，激活迷走神经进而激发支气管痉挛等相关。胃食管反流确诊需测定24小时胃酸或者胃镜检查，因患儿难于配合，在儿科常以症状判定。具体症状多为患儿长期咳喘，经抗感染、抗过敏等治疗后效果不显，症状以晨起夜间干咳少痰，咳甚则出现恶心、呕吐，常伴有纳食欠佳，嗳气反酸等。西医学运用抗酸、促胃动力等对症治疗。

王晓燕老师认为，小儿胃食管反流引起的慢性咳嗽可归于"胃咳"的范畴，应从"胃咳"探讨其病因病机。《素问·咳论》曰："五脏六腑皆令人咳，非独肺也……胃咳之状，咳而呕。""咳而呕"就是本病的主要临床特征，其病机是胃气上逆犯肺，肺失宣肃。胃气上逆是胆热犯胃，或饮食停聚，或胃热气逆，或脾胃虚弱、聚湿生痰而致。

本患儿夜间咳嗽日久难愈，咳甚，呕吐清涎，纳食差，结合舌脉，无明显肺卫表证，可知病机为中焦不和，胃气上逆犯肺，肺失宣肃而咳，属胃咳之范畴。治以健脾化痰，和胃消食，降逆止咳，选用六君子汤化裁。方中党参味甘性温，补肺健脾；炒白术味苦性温，燥湿健脾；茯苓味甘性淡，健脾渗湿；陈皮理气健脾；姜半夏降逆化痰；炙甘草补益和中。加入山药增强其补益肺脾之功；地龙平气道咳喘；竹茹、代赭石、厚朴、枳实降肺胃之气；牵牛子消积导滞；蜜麻黄宣肺止咳。诸药合用补而不滞，攻补兼施，脾气升，胃气降，肺得宣肃，则咳止。

第四节　肺炎喘嗽

一、概述

肺炎喘嗽相当于西医学的小儿肺炎，是小儿时期常见的肺系疾病，以发热、咳嗽、痰壅、气急、鼻扇为主要临床特征，严重者可见张口抬肩、呼吸困难、面色苍白、口唇青紫等。本病一年四季都可发生，冬春两季好发，多见于婴幼儿。重症患儿持续高热，全身中毒症状严重，呼吸系统症状加重，并伴有其他脏器功能损害，循环系统、神经系统、消化系统出现相应临床症状，如治疗不及时，可并发心力衰竭、中毒性休克、缺氧性脑炎等，预后不良，严重威胁着小儿的生命健康。目前中医在儿童肺炎的治疗上有很大优势，在缓解症状、改善预后方面效果瞩目。

肺炎喘嗽属于中医学"风温""咳喘""马脾风"等范畴。早在《素问·通评虚实论》中即有类似的记载："乳子中风病热，喘鸣息肩。"除此之外，《黄帝内经》中有关"咳逆上气""肺胀"的论述，对本病的诊治有一定指导意义。宋代以后的儿科医书，将此证治归于喘嗽，明代秦景明《幼科金针》提出"肺风痰喘"的病名。对小儿暴喘性肺炎，明代寇平在《全幼心鉴》中提出了"马脾风"的病名："胸高气促，肺脏喘急，二胁掀动，陷下作坑，两鼻窍张，神气闷乱，痰涎潮塞，称之为马脾风。"至清代，谢玉琼的《麻科活人全书·气促发喘鼻扇胸高》中叙述麻疹"热邪壅遏肺窍，气道阻塞"出现"喘而无涕，兼之鼻扇"时，称为"肺炎喘嗽"。从此，将"肺炎喘嗽"作为肺炎的中医病名而保留下来。

　　本病的发生多由外感引起，但内因更为重要。《黄帝内经》云："邪之所凑，其气必虚。"《温病条辨·解儿难》云："小儿稚阳未充，稚阴未长者也"。"且其脏腑薄，藩篱疏，易于传变；肌肤嫩，神气怯，易于感触。"这些均说明小儿机体内在不足是导致外邪侵袭的主要因素。外因责之于外感六淫，《素问·骨空论》曰："风者，百病之始也。"《素问·风论》曰："风者，病之长也。"风邪常为外邪致病的首要因素，寒、湿、燥、热诸邪多依附于风而侵犯人体。

　　《素问·至真要大论》云："诸气膹郁，皆属于肺。"《素问·玉机真脏论》云："入舍于肺，名曰肺痹，发咳上气。"《素问·痹论》亦云："淫气喘息，痹聚在肺。"以上皆明确提出本病的发生与肺密切相关。《婴童百问·喘急》言："有伤寒，肺气壅盛发喘者，感风喘嗽，肺虚发喘者……"指出喘嗽由外感六淫邪气相干，扰乱肺脏气机，使气机升降出入运动失常所致。《麻科活人全书·气促发喘鼻扇胸高》云："热邪壅遏肺窍，气道阻塞。"

　　总之，肺炎喘嗽之形成主要是由于外邪犯肺，痰阻肺闭，宣肃失职。病位主要在肺，亦可累及脾胃、大肠、心肝，其主要病机是肺气郁闭，痰热是主要的病理产物。在病程中，还常可出现邪毒内陷，心阳暴脱或正虚邪恋，缠绵不愈等多种变化。

二、学术思想

（一）早期从"饮"论治，以温药和之。

《素问·经脉别论》云："饮入于胃，游溢精气，上输于脾，脾气散精，上归于肺，通调水道，下输膀胱，水精四布，五经并行。"这是对津液的生成、输布和排泄的精辟阐述。人体水液代谢的全过程，是靠各脏腑功能共同协作而完成的，其中肺的宣发肃降、脾的运化传输、肾阳的温煦气化作用最为重要。任何脏腑功能失常，都会影响津液的生成、输布与排泄，使体液代谢发生障碍。

痰饮是机体水液代谢障碍所形成的病理产物。这种病理产物一经形成，就作为一种致病因素作用于机体，导致脏腑功能失调而引起各种复杂的病理变化。在隋唐以前，痰与饮无明显区别，直至宋代杨仁斋《直指方》才将痰与饮分而为二。从此，医家多宗其说，认为稠浊者为痰，清稀者为饮。痰、饮之间是可以转化的，一般多是饮邪形成在先，后经热邪的蒸炼煎熬化为痰邪，即炼饮成痰；或经寒邪凝聚固化为痰邪，即凝饮为痰。据此可知，饮邪的性质为清稀而淡，多出现在疾病的初期。

小儿脏腑柔弱，肺、脾、肾不足，容易导致饮邪为患。肺为娇脏，位居于上，一旦感受外邪，通调失职，水停为饮，饮阻气道而发咳嗽、气喘等症。小儿肺炎初期，咳唾清稀，且肺部听诊多为水泡音，符合中医"清稀者为饮"的认识。

《仁斋小儿方论》谓："肺为娇脏，外主一身皮毛，内五脏之华盖。形寒饮冷，最易得寒……"张景岳言："六气皆令人咳，风寒为主。"王晓燕老师认为小儿肺炎喘嗽早期以感受风寒之邪最为常见，而饮邪阻肺为小儿肺炎喘嗽初期的病机关键。但小儿"发病容易，传变迅速"，且为"纯阳之体"，很快就入里化热，炼饮成痰，出现痰热闭肺之转变。

"病痰饮者，当以温药和之"。鉴于小儿"为纯阳之体"，"发病容易，传变迅速"，在治疗时温清并用，以温化为主，常用大青龙汤加减，且中病即止。现今医者一见肺炎喘嗽发热，多治以疏风散热或苦寒直折其热，致饮邪凝固为痰，病情迁延。王晓燕老师从以温药和之，可收桴鼓之效，截断扭转肺炎喘嗽之发展。

（二）擅长应用经方"麻杏石甘汤"加味治疗本病。

麻杏石甘汤是中医学经典名方之一，出自张仲景《伤寒论》，为麻黄汤的变方，以石膏易桂枝而成，为太阳伤寒汗下后，身无大热，汗出而喘所设。《伤寒论》63条云："发汗后，不可更行桂枝汤，汗出而喘，无大热者，可与麻黄杏仁甘草石膏汤。"《伤寒论》168条云："下后，不可更行桂枝汤，汗出而喘，无大热者，可与麻黄杏仁甘草石膏汤。"《伤寒贯珠集》注释本方证有言："发汗后，汗出而喘，无大热者，其邪不在肌腠，而入肺中。缘邪气外闭之时，肺中已自蕴热，发汗之后，其邪不从汗而出之表者，必从内而并于肺耳。"

本方麻黄性甘温，宣肺解表而平喘，石膏辛甘大寒，清泄肺胃之热以生津，两药相配，既能宣肺，又能泄热，共为君；杏仁苦降肺气，止咳平喘，既助石膏沉降下行，又助麻黄泻肺热，为臣药；炙甘草顾护胃气，防石膏之大寒伤胃，调和麻黄、石膏之寒温为佐使。纵观全方、药仅四味，配伍严谨，清、宣、降三法俱备，共奏辛凉宣泄，清肺平喘之功。因是石膏倍麻黄，其功用重在清宣肺热，不在发汗，所以临床应用以发热，咳喘，苔黄，脉数为辨证要点。对于风寒化热，或风热闭肺，以及内热外寒，但见邪热壅肺之身热咳喘、口渴脉数，无论有汗、无汗，皆可以本方加减而获效。

《医宗金鉴·删补名医方论》论述了麻杏石甘汤的组方规律："石膏为清火之重剂，青龙、白虎皆赖以建功，然用之不当，适足以召祸。故青龙以无汗烦燥，得姜桂以宣卫外之阳，白虎以有汗烦渴，须粳米以存胃中之液。今但内热而无外寒，故不用姜桂。喘不在胃而在肺，故不需粳米，其意重在存阴，不虑其亡阳也。故于麻黄汤法桂枝之监制，取麻黄之专开，杏仁之降，甘草之和，倍石膏之寒，除内蕴之实热，斯溱溱之汗出，而内外之烦热与喘悉除矣。"

王晓燕老师擅用本方加味治疗小儿肺炎喘嗽，早期加桂枝、半夏以化饮，外感风寒为主者加生姜以散寒，外感风热为主者加连翘、射干以清热。中期辨痰重或是热重，痰重者加葶苈子、莱菔子等泻肺化痰，热重者加黄芩、柴胡、板蓝根等清热解毒。

（三）提出病位用药与胃肠同治。

小儿肺炎喘嗽病位在肺，常可累及脾胃、大肠。"肺与大肠相表里"学说源于《黄帝内经》。《灵枢·本输》曰："肺合大肠，大肠者，传导之府。"《灵枢·经脉》曰："肺手太阴之脉，起于中焦，下络大肠，还循胃口，上膈属肺""大肠手阳明之脉……下入缺盆络肺，下膈属大肠。"故肺与大肠存在表里络属关系。清代《医经精义》云："大肠所以能传导者，以其为肺之腑。肺气下达，故能传导。"说明大肠的传导功能依赖肺气的通达。如肺气不通，失于宣降，气不下行，津不下达，就会引起腑气不通，致大肠失于传导濡润，则肠燥便结；腑气不通，又影响肺气宣降，出现喘咳满闷。肺与大肠的表里络属关系及生理病理的相互联系，为中医脏病治腑，腑病治脏，脏腑同治奠定了扎实的理论基础，并经历代医家临床实践不断加以证实和肯定。

小儿肺炎喘嗽的特点是发病速度快，由表及里，易引起高热，腑实、腑气不通比较常见。病位在肺，涉及大肠与脾胃，用药以肺为主，辅于脾胃大肠，辛开苦降，上病下取，以宣开上焦之肺气，通利中焦之痰浊，常获良效。并强调腑实未成宜清胃而不能泻大肠，腑实已成需及时通腑防止出现重证、变证，且清、下法不宜久用、过量，应中病即止。

（四）病程中注重活血化瘀药物的应用。

心为君主之官，主一身之血，肺为相傅之官，主一身之气，两者相互依存，相互为用，保证气血的正常运行。心主血脉，肺朝百脉，百脉通行，皆归于肺。肺助心行血，血能载气，若肺为邪闭，宣降失司，气机失和，必将累及血行，而致血流不畅，脉道壅滞。故重症患儿往往出现口周、指甲发绀之象，而血流不畅，阻塞肺络，肺失清肃，又可加重咳喘。如若肺炎患儿正不胜邪，心血瘀阻加重，心失所养，可致心阳不振之变证。而心血瘀阻，心阳不振则血脉不得温运，又会加重血瘀及肺气闭塞，造成病理上的恶性循环，最终导致阳气暴脱。所以，王晓燕老师认为瘀血贯穿肺炎喘嗽的整个病理演变过程，在治疗过程中要始终重视活血化瘀，无论是初、中期，还是恢复期，均应在辨证论治的基础上，加入桃仁、丹参等活血化瘀药。初期使用有利于炎症的消散，中期使用可以防止出现心血瘀阻及心阳虚衰的变证。在初、中期活血化瘀药物的应用，充分体现了中医未病先防，已病防变的"治未病"思想。

（五）注重防治一体，培土生金。

肺炎喘嗽是儿科常见病，部分患儿迁延不愈或反复发生。因此，王晓燕老师临床特别注重治疗与预防相结合。王晓燕老师认为肺炎喘嗽迁延不愈或反复发生的原因主要有以下几个方面：①现代生活条件优越，父母对其娇纵溺爱，任意滋补肥甘厚味食品，或纵其所好、偏食、嗜食，导致脾胃损伤，饮食停滞，积而不化，蕴而化热生痰，上熏于肺；或土不生金，母虚子病，日久肺脾气虚，机体抵抗力下降，更易外感。②家长唯恐孩子受凉，捂盖过厚，热蒸汗出，毛孔开，易反复遭受邪侵而发病。③疾病过程中应用抗生素或过用苦寒克伐生生之气。王晓燕老师特别推崇"要想小儿安，三分饥与寒"的理论，反复告诫家长饮食要均衡，衣被要适当；治疗过程中时刻注意顾护脾胃，尤其在恢复期重视培土生金，肺脾同调。王晓燕老师认为抗生素应用过程中部分孩子容易腹泻，体现在越是幼小的孩子越容易发生，应用时间越长越容易发生，这说明抗生素从中医的角度来说属于苦寒之品。所以王晓燕老师主张少用或不用抗生素，在使用过程中要注意时时顾护脾胃。

（六）提倡内外合治

自古良医不废外治，《理瀹骈文》指出"外治之理即内治之理，外治之药即内治之药，所异者法耳医理药性无二，而法则神奇变幻"。因小儿服药困难，王晓燕老师提倡内外合治，根据患儿特点灵活采用多种外治方法辅助治疗以提高临床疗效。如口服中药困难均可采用结肠滴注给药；发热不退的患儿可选用自拟退热煎剂熏蒸或足浴，每次 15～20 分钟，以汗出为度；咳嗽痰多者予化痰止咳膏穴位贴敷；肺部啰音经久不消者，拔罐或药物封包治疗；肺炎后期者，捏脊推拿（揉按足三里、神阙、补脾经、清肝经）以调理脾胃、培土生金，提高抵抗力。

三、验案举隅

验案一

王某，女，5 岁。

现病史：2018 年 1 月 12 日就诊。主诉"持续高热、咳嗽两天"。患儿两天前出现发热，体温在 39.5～40℃，伴咳嗽，经当地治疗（用药不详）热不退来我院（郑州市中医院）就诊。来诊时症见：咳嗽气喘，鼻翼扇动，面色轻度青紫，时有惊悸，神志昏朦，大汗出，四肢厥冷，小便少而赤，大便数日未解，腹胀而硬满，舌质红，苔黄而厚，指纹青紫，听诊两肺闻及干湿性啰音。白细胞计数：15.8×10^9/L。中性粒细胞百分比：76%。淋巴细胞百分比：20%。胸片示左下肺大片状阴影。

西医诊断：大叶性肺炎。

中医诊断：肺炎喘嗽（肺热壅盛，阳明燥实）。

治法：清宣肺热，通腑泄热，直折阳明。

方药：麻杏石甘汤合小承气汤加减（颗粒剂）。炙麻黄 5g，生石膏 25g，杏仁 6g，大黄 5g，枳实 10g，厚朴 7g，莱菔子 10g，生甘草 3g。1 剂，冲水 100mL，结肠滴注给药，同时配合抗感染等处理。

用药 2 小时后得矢气，解出大量羊屎样大便，腹满除，提示腑气通，神志转清，体温下降至 38.2℃，肢体渐温，口渴引饮。尔后用清宣肺热、止咳化痰以善其后。

按语：小儿属纯阳之体。温邪上受，首先犯肺，肺热壅盛，迅速入里化火，下涉大肠，而致阳明燥实，肺与阳明胃肠同病，临床见发热、咳嗽、口干、便难同时出现。内热炽盛，阳气遏伏，阳盛格阴，故见神志昏朦，大汗出，四肢厥冷。实为"大实有羸状"。故取麻杏石甘汤合小承气汤，采用上病下取法，实则泻之，热则清之，不失时机地运用通腑泄热法，上焦壅遏之邪热、痰浊自有去路，进而减轻肺气的壅塞，使临床症状得到改善。

临床使用此法，须得法有度，中病即止，以免攻伐太过，而伤生生之气。正如吴鞠通在《温病条辨·解儿难》中所说，"小儿之火，惟壮火可减；若少火则所赖以生者，何可恣用苦寒以清之哉"。腑实未成宜清胃，可用石膏、板蓝根，腑实已成用承气汤类或牵牛子以通腑泄热。采用中药乙状结肠滴注法给药，釜底抽薪，起效迅捷。

验案二

李某，男，6岁。

现病史：患儿以"发热5天，咳嗽3天"为主诉于2019年3月5日来诊。症见发热，最高体温39.6℃，咳嗽阵作，咯痰不爽，3日未解大便。查体精神欠佳，三凹征（＋），咽红，听诊双肺呼吸音粗，未闻及明显啰音，心脏听诊无异常，腹胀，无压痛。舌红，苔黄厚，脉滑数。查血常规未见明显异常，肺炎支原体抗体IgM（＋）。胸片示支气管肺炎。

西医诊断：支气管肺炎。

中医诊断：肺炎喘嗽（痰热闭肺）。

治法：宣肺开闭，清热化痰。

方药：麻杏石甘汤加味。炙麻黄6g，炒杏仁10g，生石膏30g，炙麻黄6g，炒杏仁10g，生石膏30g，柴胡10g，黄芩10g，炒莱菔子12g，麸炒枳实6g，炒牵牛子10g，射干6g，地龙10g，炙枇杷叶9g，蜜款冬花10g，桃仁10g，炙甘草3g。3剂，水煎，每日1剂，分两次温服。

二诊（3月8日）：患儿热退，仍咳嗽阵作，咳痰不爽，夜间咳嗽重，腹胀纳少，大便正常。舌质红苔稍白厚。守上方减柴胡、黄芩加陈皮6g，焦神曲10g。5剂，用法同前。

三诊（3月13日）：患儿临床症状基本消失，嘱节饮食、适寒温，调情志，加强体育锻炼、增强体质。

按语：患儿因调护失宜，外感风热之邪，侵犯肺经，肺失宣肃，肺气不利，入里痰热互结，郁闭肺气而见高热、咳嗽，舌红苔黄、脉滑数为痰热闭肺之征象。肺与大肠相表里，邪热互结大肠，致大便不通。王晓燕老师首方予麻杏石甘汤加味，加入理气通腑、活血化瘀之品治之。方中麻黄、杏仁、生石膏宣肺清热，柴胡、黄芩疏散退热、清热解毒，枳实、莱菔子、炒牵牛子降气化痰，理气通腑，款冬花、枇杷叶润肺止咳，桃仁活血化瘀、止咳，与杏仁同用，一入血分，一入气分，以止咳化痰，地龙、射干清热解痉，炙甘草调和诸药，服上药后患儿热退腑通，仍咳有痰。二剂中加陈皮6g，焦神曲10g，陈皮理气化痰，配伍焦神曲消食开胃，调理善后。值得一提的是，王晓燕老师十分注意顾护小儿的脾胃，本方中石膏药性寒凉，易伤及中焦脾胃，故常加焦神曲、炙甘草健脾调胃，以防止大剂量石膏损伤胃阳，并嘱药后给稀粥以调养胃气。

验案三

李某，女，4岁。

现病史：2019年3月12日患儿以"发热3天伴咳嗽2天"

为主诉就诊。该患儿三个月时曾患肺炎，以后受凉便复发，常需抗生素治疗，重则需住院治疗，平素神疲乏力、纳差便溏。家长为增强小儿体质常予保健品，且极少带小儿外出，但仍气温稍变，即发热咳嗽。家长苦恼不已，经多方诊治疗效甚微，今慕名而来老师门诊。此次已在社区医院予静点头孢类抗生素治疗2天未效。刻下：发热，咳嗽，咳声重浊，喉间痰鸣，咳甚伴吐，纳尚可，大便干，两日一行。查体：急性热病容，体温38℃，咽充血，双侧扁桃体Ⅰ度肿大，双肺听诊可闻及中细湿啰音，心率96次/分。舌红，苔稍黄腻，脉滑数。胸片示两肺下野可见散在片状阴影。

西医诊断：支气管肺炎；反复呼吸道感染。

中医诊断：肺炎喘嗽（痰热闭肺，肺脾气虚，本虚标实）。

治法：清热涤痰，宣肺开闭，佐以健脾益气。

方药：麻杏石甘汤加味。炙麻黄4g，炒杏仁6g，生石膏20g，黄芩10g，炒莱菔子7g，射干6g，炙枇杷叶9g，赤芍10g，瓜蒌9g，茯苓10g，炒鸡内金10g，炙甘草3g。3剂，水煎服，每日1剂，早晚温服。

二诊（3月16日）：服药1剂后热势缓，2剂后解黄色软便1次，3剂后热退咳减。体温正常，仍咳有痰，守上方去黄芩、射干、瓜蒌，加蜜紫菀、蜜款冬花各7g。5剂，用法同上，配合化痰膏外敷。

三诊（3月21日）：晨起偶咳，有痰，易汗出，纳差，便稍溏。查体：舌淡稍暗，苔薄白，脉细，中医四诊合参，证属正虚邪恋（肺脾气虚），予中药院内制剂益气健脾颗粒调理。方药如下：太子参10g，白术6g，茯苓6g，五味子6g，炒薏苡仁10g，陈皮10g，炒山楂10g，炙甘草3g。予颗粒剂口服1

月，配合捏脊推拿治疗，随访至今其肺炎未再复发。

按语：此患儿肺、脾、肾素虚，复因调护不周而发病，是属本虚标实，急则治其标，缓则治其本。初诊一派痰热闭肺之象，故急治以清热涤痰，宣肺开闭，方用麻杏石甘汤加味。其中炙麻黄性甘温，宣肺解表而平喘；石膏辛甘大寒，清泄肺胃之热而生津；杏仁、射干清肺降气而消痰；瓜蒌、莱菔子通腑而泄热；黄芩、赤芍清热凉血而化瘀；炙枇杷叶清肺止咳，降逆止呕；茯苓、鸡内金健脾消食，而杜生痰之源；炙甘草顾护胃气，调和诸药。全方共奏清热涤痰，宣肺开闭，健脾益气之功。纵观全方配伍严谨，清、宣、降、补四法俱备，攻补兼施，以攻为主，佐以扶正。

二诊痰热减轻，因患儿肺、脾、肾素虚，故去黄芩、瓜蒌等苦寒之品，以防用药过凉损伤脾胃而致病情迁延。加蜜紫菀、蜜款冬花各7g，同时配合化痰膏贴于天突、膻中穴，透皮直接作用于病灶，化痰止咳。三诊，正气不足，痰邪留恋，治以益气健脾化痰以善后。方中太子参性味甘、微苦、平，归脾、肺经，具有益气健脾、生津润肺之功，与人参、党参相比，太子参虽补力最弱但性较柔润，属"清补"之品，无促进小儿性早熟之弊；茯苓、陈皮健脾理气化痰；白术、炒薏苡仁益气健脾渗湿；山楂消食化瘀，五味子敛肺滋阴、炙甘草甘温调中，以上各味药相互配伍，使脾气得健，胃气得和，痰瘀得化，肺气得宣，正气得生，正气存内，邪不可干。

对于这类患儿，王晓燕老师在后期常配合小儿捏脊推拿治疗，以健脾益气，补益气血，提高人体的免疫功能，以达培土生金之效，这也体现了中医"治未病"的思想。

第五节　哮喘

一、概述

哮喘是常见的小儿肺系疾病，为儿科四大顽症之一，是素痰伏肺，遇诱因引触，以致痰阻气道，气道挛急，肺失肃降，肺气上逆所致的痰鸣气喘疾患。本病以发作时喘促气急、喉间痰吼哮鸣，严重者不能平卧、呼吸困难、张口抬肩、口唇青紫为临床特征。明代虞抟在《医学正传》中指出："喘以气息言，哮以声响名。"哮必兼喘，故称哮喘。

近年来，随着社会环境的改变和全球气候的变化，小儿支气管哮喘发病率明显升高，不但严重危害儿童的身心健康，还对患儿家庭带来了严重的经济及心理负担。现代多数学者认为本病的发生主要为慢性气道炎症、气流受限及气道高反应性所致，与免疫、神经、精神、内分泌、遗传背景及诱发因素如上呼吸道感染（病毒、支原体等）、非特异性刺激物（如灰尘、烟、化学气体、油漆、冷空气）、气候变化、剧烈运动、食物（鸡蛋、花生、鱼虾等）和药物等因素密切相关。

本病主要病理变化是气道慢性非特异性炎症，引起支气管平滑肌痉挛、气道黏膜水肿与肥厚、黏液分泌增多、黏膜纤毛功能障碍及支气管黏液栓塞等。本病具有反复性、多发性等特点。西医学主张坚持长期、规范、个体化的治疗原则，用药包括糖皮质激素、β_2 受体激动剂、抗胆碱能药物、白三烯调节剂、茶碱、硫酸镁等。

中医古籍对哮喘记载甚多。《幼科发挥·喘嗽》云："或有喘疾，遭寒冷而发，发则连绵不已，发过如常，有时复发，此为宿疾，不可除矣。"说明古人早已认识到本病具有反复发作、难以根治的特点。《丹溪心法》首次将本病命名为"哮喘"，提出"哮喘专主于痰"，并记有哮证已发以攻邪为主，未发以扶正为要的论述。小儿肺脏娇嫩，脾常不足，肾常虚，加之易虚易实、易寒易热的生理病理特点，辨证施治更有其特殊性。

中华中医药学会制定的《小儿哮喘中医诊疗指南》将哮喘分发作期和缓解期。发作期包括寒性哮喘证、热性哮喘证、外寒内热证、肺实肾虚证，缓解期包括肺脾气虚证、脾肾阳虚证、肺肾阴虚证。

发作期当攻邪以治其标，治肺为主，分辨寒热虚实而随证施治，如寒邪应温、热邪应清、痰浊宜涤、表邪宜散、气逆宜降等，属于虚实兼见、寒热并存者，治疗时又应兼顾。发作期：寒性哮喘证治以温肺散寒，涤痰定喘，选用小青龙汤合三子养亲汤加减；热性哮喘证治以清肺涤痰，止咳平喘，选用麻杏石甘汤合苏葶丸加减；外寒内热证哮喘治以解表清里，止咳定喘，选用大青龙汤加减；肺实肾虚证哮喘治以泻肺平喘，补肾纳气，偏于肺实者，选用苏子降气汤加减，偏于肾虚者，用都气丸合射干麻黄汤加减。

缓解期当扶正以治其本，以补肺固表、补脾益肾为主，调整脏腑功能，祛除生痰之因。缓解期：肺脾气虚证哮喘治以补肺固表，健脾益气，选用玉屏风散合人参五味子汤加减；脾肾阳虚证哮喘治以温补脾肾，固摄纳气，选用金匮肾气丸加减；肺肾阴虚证哮喘治以养阴清热，敛肺补肾，选用麦味地黄丸加减。哮喘属于顽疾，可采用多种中医传统疗法综合治疗，如冬病夏治的三伏天敷贴疗法。哮喘重度、危重度发作可配合西药治疗。

二、学术思想

王晓燕老师擅长小儿呼吸系统疾病的临床诊治，精于哮喘的治疗，认为小儿哮喘发病与肾脏关系最为密切，治疗突破了"发作时治肺，缓解期治肾"，主张分期治疗，防治结合。

（一）补肾纳气、理气活血化瘀贯穿治疗始终

1.补肾纳气

哮喘的发生机理主要是痰饮留伏体内，遇触诱因而引起，是内外因共同作用的结果。痰饮的产生与肺、脾、肾三脏的功能失调有关，尤与肾脏关系最为密切。人体水液的正常代谢为肺、脾、肾三脏所主司，肺主通调水道，脾主运化水湿，肾主蒸腾气化水液，而肺、脾对津液的气化，均依赖于肾中精气的蒸腾气化，肾中精气的蒸腾气化，主宰着整个津液代谢的全过程。

小儿"肾常虚"，即一方面先天肾气禀受未足，另一方面，小儿发育迅速，对于肾气生发的需求较成人更为迫切，所以肾常显得相对不足。哮喘患儿禀赋薄弱，肾中所藏先天之精较健康儿童不足。肾主纳气，肾为气之根，肾气虚摄纳无权，就会导致小儿动则气喘。因此，哮喘的发生与肾脏关系最为密切，肾虚的存在是影响哮喘发生、发展和转归的重要因素。

现代研究表明，哮喘患儿无论在缓解期或是发作期（包括寒哮、热哮），糖皮质激素水平都显著低于健康儿童。肾上腺皮质分泌的糖皮质激素，可促进糖、蛋白质和脂肪的分解，调节营养物质的能量代谢。这与中医学所说的"肾中精气"，尤其是肾阳的作用类似。这也说明肾中精气不足影响着小儿哮喘的整个病程。所以，对于哮喘的治疗，王晓燕老师突破了"发作时治肺，缓解期治肾"的局限，将补肾纳气贯穿在整个

哮喘的治疗过程中。

2.理气活血化瘀

哮喘发作时痰气交阻，气机不畅。气为血之帅，血为气之母，气行则血行，气滞则血瘀，又有《血证论》云："若内有瘀血，气道阻塞，不得升降而喘者……"可见喘久多瘀，瘀久致喘，二者紧密联系，互为因果，因此在治疗哮喘过程中要始终重视理气药物、活血化瘀药物的使用。王晓燕老师理气多用陈皮、莱菔子、佛手等，活血化瘀喜用桃仁、丹参等。

（二）分期治疗

王晓燕老师在哮喘的分期治疗中既博采众家之长，又有自己独特的临床思路及学术见解，主张将哮喘分为发作期、缓解期、稳定期，且特别强调稳定期的治疗。

1.发作期

宣肺化痰，降气平喘，佐用敛肺之剂，宣散有法、收摄有度。

哮喘乃外邪袭肺，肺失宣肃，肺气不利，引动伏痰而发，痰气交阻，气机不利而致，故宣肺化痰，降气平喘为治疗的基本大法。王晓燕老师根据寒热的不同，临床多分别采用大、小青龙汤、麻杏石甘汤配合三子养亲汤、二陈汤加减。但咳喘发作可耗伤正气，日久不愈，其虚更甚；化痰药物多偏温偏燥，与宣肺散邪之品配伍应用也伤阴耗气，致咳喘难平，故每在宣散之中酌加五味子、乌梅、白芍等收敛之品，使肺气得收、卫表得固。

2.缓解期

扶正化痰，攻补兼施，攻不伤正，补不敛邪。

小儿哮喘发作期经过治疗，症状减轻，稍咳、不喘、有痰，即进入哮喘的缓解期。此期病理特点为虚实错杂，正虚邪恋痰存，治疗应以扶正祛痰为要，兼以祛除余邪，攻补兼施，此期多用都气丸合三子养亲汤加减。

3.稳定期

扶正固本，增强体质，预防复发。

稳定期的患儿症状悉除，又如常儿，此时很多病者不医，医者不治，却不知，坚持在此期恰当治疗，正是哮喘能够根除的关键。王晓燕老师强调"病了治，治了好，好了还治"之原则，使根治的病例不断增多。

（三）重视预防，防治结合

《沈氏尊生书》曰："哮证大都感于幼稚之时。"临床研究发现哮喘可起病于任何年龄，但80%的成人哮喘起病于小儿时期。成人发现哮喘只可控制不可根治，但小儿哮喘坚持早期合理治疗可能痊愈。因此，王晓燕老师特别强调积极干预，防止有发生哮喘高危因素的小儿，或是已经发生哮喘的小儿防止迁延成为成人哮喘患者，将干预措施归纳为未病先防、欲病救萌、既病防变三个方面。

1.未病先防，调摄养生

哮喘是一种有很多高危因素的疾病，一、二级亲属中有哮喘病史或其他过敏性疾病，自身是特异性体质，患有鼻衄、奶癣、风疹疾病，或平时对香烟、尘螨、霉菌、花粉、动物皮毛及某些药物或食物过敏等均易导致哮喘的发生。中医学认为此类患儿大多是虚寒质和痰湿质，多存在肺、脾、肾三脏虚损或失调，致使宿痰内伏于肺，每因外邪侵袭、饮食不当、情志刺激、体虚劳倦、接触异物等诱因引动触发。因此，对于有哮喘高危因素的小儿，应查清过敏原并避免接触，改善居住环境，净化空气，尽早治疗过敏性疾病，并通过饮食、运动、起居等措施改善病理体质，调整肺、脾、肾功能，防止痰饮的产生，以消灭或减少哮喘的高危因素，使小儿阴阳平衡，气血调和，脏腑功能正常，以防止此类小儿以后发展成哮喘病儿。

2.欲病救萌，防微杜渐

欲病阶段好比植物将要萌芽，即哮喘的"苗"，这时只要破坏它生长的土壤，就可抑制"苗"的萌生。"久咳痰郁终成哮"，喘息、反复咳嗽就是哮喘发生的"苗"，对有过喘息及反复咳嗽病史的小儿，要通过积极治疗及饮食、运动等干预措施，防止小儿咳嗽日久，喘息反复发作，迁延不愈，终致哮喘的发生。此类患儿多已有痰饮内伏，所以治疗应根据辨证调理肺、脾、肾功能，以化痰祛痰为主。

欲病阶段还包括已经诊断为哮喘的患儿，处在缓解期或稳定期，在某些诱发因素作用下即将发作，表现出先兆症状的"苗"，此时积极干预可将其消灭在萌芽状态，防止哮喘的发作。比如小儿受凉后出现流涕、咳嗽，哮喘即将发作，此时立即给予解表宣肺治疗，可以防止哮喘的发作。油漆过敏者接触油漆出现胸闷时，及时脱离油漆环境即可终止哮喘的发作。此阶段虽然过程短暂，但却十分关键，及时解除诱发因素可有效防止哮喘的发作。

3.已病早治，防其传变

哮喘发作期、缓解期、稳定期，各期的特点不同，故不同时期的患儿"既病防变"的目的和方法亦不一样。

（1）发作期：对于处于哮喘发作期的患儿，"既病防变"的目的主要是通过辨证施治防止出现重证或变证。哮喘的重症主要是心血瘀阻、肺胀重证，变证主要是喘脱危候、痰蒙清窍。肺主气，心主血，气为血之帅，血为气之母，气行则血行，气滞则血瘀。哮喘发作时外因引动伏痰，痰气交阻于气道，阻碍气机运行，可致血行不畅，瘀阻脉络。且中医也有久病入络的理论，故哮喘病人都存在血瘀的问题，病情严重者可出现指端颜面紫绀等心血瘀阻现象。所以在治疗哮喘过程中始终贯彻使用活血化瘀的药物，可防止心血瘀阻的发生。王晓燕老师临床常用桃仁，桃仁本身就有止咳平喘的作用，与杏仁合用，即古之二仁汤，一入血分，一入气分，可起到很好的宣肺理气化瘀止咳的作用。

"哮喘专主于痰"，"肺为气之主，肾为气之根"，在治疗哮喘的整个过程中要始终贯彻降气祛痰、补肾纳气、祛邪扶正的原则，从而可防止痰邪上犯，蒙蔽清窍，邪盛正衰，气阳外脱，而致喘脱危候的作用。

（2）缓解期：小儿哮喘发作经过治疗，症状平稳，稍咳、不喘、有痰，即进入哮喘的缓解阶段，此时防变的目的是防止哮喘再作。此期病理特点为虚实错杂，治疗得当，痰除病去，治疗不当，痰阻窍道，气逆于上，喘憋哮鸣即刻可作。治疗应以扶正祛痰为要，同时应注意行气、活血。因为痰乃津液所化，行则为液，聚则为痰。故气行则水亦行，痰湿自去，血活则瘀散，窍道脉络自通，方有利于气机顺畅。气机得畅，哮喘自平。

（3）稳定期：对处于哮喘稳定期的患儿，"既病防变"主要是防止哮喘的发作，减少哮喘发作次数，防止因反复发作发展成"肺心病""肺性脑病"。实践证明，哮喘治疗易，去根难。一般而言，哮喘发作病者必治，医者必药，当哮喘发作休止，病情缓解，此期所存仅哮喘之余症，善后之治有之，不治亦有之，但症状悉除，病者又如常儿，此时病情稳定，临床处于无症状阶段，此时病者大多不医，医者不治。而这种情况王晓燕老师认为是假愈，经过多次以上的反复，则医治必增加难度，一定要坚持"病了治、治了好、好了还治"之原则，才能杜绝哮喘迁延至成人。王晓燕老师主张此期坚持饮食调理、起居劳逸、情志调摄、慎避外邪，配合药物或推拿、三伏三九贴敷等措施。

三、验案举隅

验案一

李某，女，6岁。

现病史：患儿以"反复咳喘4年，加重1天"为主诉于2018年12月5日来诊。症见咳嗽阵作，咯痰不爽，喘促气急，喉间痰鸣，纳食减少，小便黄赤，大便秘结。查体：精神欠佳，三凹征（-），咽红，听诊双肺呼吸音粗，可闻及散在哮鸣音及水泡音，心脏听诊无异常，腹胀，未及包块，舌红苔黄厚，脉滑数。家属诉本患儿在婴儿期有湿疹病史，家族中其父亲为哮喘患者。门诊查血常规及CRP正常，肺炎支原体抗体IgM（-），胸片示两肺纹理增重、模糊。肺功能示中度阻塞性通气功能障碍。

西医诊断：支气管哮喘（急性发作期）。

中医诊断：哮喘（风热外袭，痰浊内蕴）。

治法：清肺化痰，止咳平喘。

方药：麻杏石甘汤加减（颗粒剂）。炙麻黄6g，炒苦杏仁9g，生石膏30g，陈皮9g，姜半夏6g，炒莱菔子12g，桃仁9g，炙枇杷叶9g，地龙9g，芦根12g，五味子9g，射干6g，鸡内金10g，沉香3g，炙甘草6g。3剂，每日1剂，冲服，分两次服。

二诊（12月8日）：患儿咳喘减轻，喉间痰鸣好转，仍腹胀纳少。守上方加牵牛子7g，山药12g。5剂，用法同前。

三诊（12月13日）：患儿稍咳，不喘，喉间有痰，舌质淡红，苔白稍腻，脉滑。治以益气健脾，化痰理气，补肾纳气。予下方治疗：黄芪12g，太子参10g，陈皮7g，姜半夏5g，茯苓12g，炒白术12g，黄芩10g，枳实10g，桃仁9g，地龙9g，五味子9g，鸡内金10g，沉香2g，芦根12g，炙甘草6g。7剂，用法同前。

嘱节饮食，适寒温，调情志，加强体育锻炼、增强体质；三伏三九膏药贴敷以求根治。

按语： 本患儿禀赋不足，肺、脾、肾虚，痰饮留伏体内，系有哮喘之夙根，故一旦遇诱因而发作咳嗽喘息。此次因调护失宜，外感风热之邪，侵犯肺经，肺失宣肃，肺气不利，引动伏痰，痰热壅肺，气逆于上而见喘咳，喉间哮吼，舌红苔黄，脉滑数为风热外侵、痰浊内蕴之征。

麻杏石甘汤乃《伤寒论》经典方之一，为麻黄汤的变方，是麻黄汤去桂枝，易石膏而成。《伤寒论》原用本方治疗"太阳病，发汗未愈，风寒入里化热，身热不解，汗出而喘，舌苔薄白，脉滑数者。"麻杏石甘汤方配伍严谨，清、宣、降三法俱备，不仅仅是为外感热邪壅肺所设，配伍得当，是治疗肺热咳喘的常用方，对有无表证、风寒风热之咳喘证均可加减应用，王晓燕老师常以此为基础方治疗热哮。

麻杏石甘汤方中麻黄辛温，开宣肺气以平喘，开腠解表以散邪，石膏甘辛大寒，清泄肺热以生津，辛散解肌以透邪，石膏倍于麻黄，不失辛凉重剂，麻黄得石膏，宣肺平喘不助热，石膏得麻黄，清肺热不凉遏，相制为用，二者共为君药。杏仁味苦微温，降利肺气而止咳喘，既助石膏之降，又辅麻黄之宣，配伍麻黄升降相因，配伍石膏清肃协调，是为臣药。炙甘草甘缓润肺，益气和中，配石膏以生津止渴，兼有祛痰止咳之功，略有平喘之效，味甘既能调和药性，又可矫正药味，改善汤药口感，为佐使药。加炒莱菔子理气化痰；陈皮、姜半夏、枇杷叶化痰止咳；桃仁活血化瘀兼有止咳化痰之功；地龙清肺平喘；射干祛痰利咽；芦根清热生津，配伍鸡内金健运脾胃，以利消食化痰，稍佐五味子使耗散之肺气得以收敛；沉香降气、纳气更利喘平。服上药后患儿痰减、热去、气畅，故咳喘减轻。

二诊患儿腹胀纳少，加牵牛子泻肺逐饮兼理气消胀，山药益气养阴，补脾肺肾，调理善后。三诊，患儿经过治疗，症状平稳，稍咳、不喘、有痰，治以扶正祛痰为要，同时行气活血，方中黄芪、太子参、茯苓、炒白术益气健脾；陈皮、姜半夏、枳实燥湿化痰、理气和胃；黄芩清肺化痰；桃仁、地龙活血通络；五味子敛肺止咳；沉香补肾纳气；芦根清热生津；鸡内金消食健胃。

芦根甘寒，清热生津，除烦止呕，加之芦根体轻而中空，所以它又有宣透郁热之功，清中有透，清、润、化、透兼俱，对风热郁肺、肺气不宣尤为适宜，温病名方桑菊饮、银翘散均有此君，正源于此。王晓燕老师常用芦根治疗小儿肺热咳喘、胃热呕吐、郁热扰于神窍而心烦者。

验案二

余某，男，4岁9个月。

现病史：患儿以"反复咳喘3月，加重半天"为主诉于2019年1月15日来诊。患儿3个月前因调护失宜而出现咳嗽、气喘，治疗1周后气喘消失，偶咳有痰，停用药物，至此之后稍因受凉或饮食不当即咳嗽加重，并出现喘息，昨天又因受凉病情反复。症见阵咳频频，喉间痰鸣，喘促气急，夜间、晨起咳喘明显，咳甚则咯吐黄痰，伴鼻塞，流清涕，恶风，肢体疼痛，纳食减少。查体精神尚可，三凹征（＋），咽红，听诊双肺呼吸音粗，可闻及哮鸣音及痰鸣音，心脏听诊无异常，腹软，未及包块，舌红苔黄腻，脉浮紧。其母亲患有过敏性鼻炎。门诊查血常规及CRP正常，肺炎支原体抗体IgM（－），查过敏原对牛奶、鸡蛋过敏，肺功能示轻度阻塞性肺通气功能障碍，胸片示两肺纹理粗多。

西医诊断：支气管哮喘（急性发作期）。

中医诊断：哮喘（寒邪束表，痰热内蕴）。

治法：解表清里，定喘止咳。

方药：大青龙汤加减（颗粒剂）。炙麻黄4g，桂枝6g，炒苦杏仁6g，生石膏20g，姜半夏6g，黄芩8g，姜半夏6g，黄芩8g，桑白皮10g，地龙9g，射干6g，五味子6g，紫苏叶9g，桃仁5g，生姜3g，大枣3g，炙甘草3g。3剂，每日1剂，冲服，分两次服。

二诊（1月18日）：患儿咳喘、喉间痰鸣好转，鼻塞流涕消失，仍纳少，守上方减紫苏叶、桑白皮，加焦山楂9g，炒莱菔子10g，茯苓10g。4剂，用法同前。

三诊（1月22日）：患儿咳喘症状基本消失，纳食恢复正常。舌质淡红，苔白稍厚腻。予小儿扶脾颗粒调理以善后。嘱平素多食山药、薏米、大枣、芡实等以补脾益肾。避风寒，加强体育锻炼，防复感。

按语：患儿母亲患有鼻衄，胎禀、肺、脾、肾不足，系有哮喘之夙根，易发哮喘、鼻衄等疾病。3个月前因调护失宜而发病，治疗后症状减轻，但内在伏痰未除，蕴而化热，所以每有诱因引动伏痰而致咳、喘息反复发作。此次外感风寒之邪，肺气失宣，则见鼻塞、流清涕、恶风、肢体疼痛，痰热内蕴，肺气上逆而见喘咳痰黄，舌红、苔黄腻、脉浮紧为外寒内热之征。王晓燕老师予大青龙汤加减。

大青龙汤乃《伤寒论》经典方之一，由麻黄汤重用麻黄，加石膏、生姜及大枣组成，具有发汗解表，兼清里热的作用。《伤寒论》38条言："太阳中风，脉浮紧，发热恶寒，身疼痛，不汗出而烦躁者，大青龙汤主之。"寒邪束于肌表，失于宣泄，故发热恶寒，身体疼痛不汗出；热邪久郁于里，则内热壅盛，烦躁不安，当用大青龙汤解表清里。王晓燕老师常以此为基础方治疗小儿咳嗽、肺炎喘嗽、哮喘外寒内热证。

对于本例患儿，王晓燕老师用蜜麻黄易大青龙汤中的生麻黄，宣肺力度增强，加用紫苏叶代替其解表散寒作用，与桂枝联合发散风寒以解表邪；石膏清热除烦；黄芩、桑白皮清肺化痰；射干、地龙涤痰平喘；桃仁活血化瘀，兼有止咳化痰之效；五味子收敛肺气；生姜、大枣、甘草益脾胃以滋汗源，使其汗出表解，并除寒热烦躁之邪。服上药后患儿寒散、热减、痰少，故咳喘好转，鼻塞流涕消失，仍纳少，故二诊去紫苏叶、桑白皮，予焦山楂、莱菔子消食助运，茯苓健脾化痰。后期坚持用小儿扶脾颗粒配合山药、薏苡仁、大枣、芡实等以益气健脾，固肾调理，嘱三伏三九膏药贴敷，以图根治。

验案三

王某，男，7岁9个月。

现病史：患儿以"反复咳喘5年，再发1天"为主诉于2019年3月15日来诊。患儿近5年来反复咳喘，夜间、晨起后咳喘明显，活动后多汗。1天前复感风寒而发作。症见咳嗽气喘，喉间痰鸣，咯痰多而清稀带沫，恶寒无汗，鼻塞流清涕，喷嚏连连，纳食一般。查体：精神尚可，三凹征（-），咽不红，听诊双肺呼吸音粗，可闻及散在哮鸣音，心脏听诊无异常，腹软，未触及包块，舌淡红，苔白滑，脉浮滑。其母亲患有荨麻疹，姐姐有"支气管哮喘"病史。门诊查血常规、CRP均正常，肺炎支原体抗体IgM（-），查过敏原对猫毛、花粉过敏，肺功能示中度阻塞性肺通气功能障碍，胸片示两肺纹理粗多。

西医诊断：支气管哮喘（急性发作期）。

中医诊断：哮喘（外感风寒，痰饮内停）。

治法：温肺化痰，散寒定喘。

方药：小青龙汤加减（颗粒剂）。炙麻黄6g，桂枝9g，干姜6g，细辛3g，白芍9g，姜半夏6g，紫苏叶10g，地龙6g，五味子8g，炒莱菔子9g，桃仁6g，炒紫苏子10g，山药12g，炙甘草3g。3剂，每日1剂，冲服，分两次服。

二诊（3月18日）：患儿咳喘症状好转，鼻塞流涕明显减轻，恶寒喷嚏消失，仍喉间痰鸣。守上方减细辛，加紫菀9g，款冬花9g。3剂，用法同前。

三诊（3月21日）：患儿咳喘、喉间痰鸣症状基本消失，无鼻塞流涕。予玉屏风散合香砂养胃丸长期口服，并配合推拿按摩。嘱避风寒，加强体育锻炼，防复感；三九三伏膏药贴敷。

按语：患儿禀赋不足，反复气喘多年，痰饮留伏体内。素有水饮之人，一旦感受外邪，每致表寒引动内饮，正如《难经·四十九难》曰："形寒饮冷则伤肺。"外感风寒之邪，引动内饮，水寒相搏，内外相引，肺失宣降而见喘咳痰多而稀。风寒束表，皮毛闭塞，卫阳被遏，营阴郁滞，肺气失宣，则见鼻塞流清涕、恶寒无汗。舌淡红、苔白滑、脉浮滑为外寒内饮之征。治以解表散寒，温肺化饮，止咳平喘。故王晓燕老师予小青龙汤加减。

方中麻黄、桂枝相须为君，发散风寒以解表邪，麻黄又可宣发肺气以平喘咳，桂枝温化水气以利内饮之化。干姜、细辛、紫苏叶温肺化饮，兼助麻黄、桂枝解表祛邪，且细辛可宣通鼻窍；炒紫苏子、炒莱菔子降气化痰；地龙通络平喘，共为臣药。患儿素有痰饮，肺、脾本虚，纯用辛散温热之品恐耗伤肺气，故佐以五味子敛肺止咳，白芍和营养阴，二者与辛散之物相配，散中有收，既能增强止咳平喘之力，又可制诸药辛散温燥太过之弊；桃仁活血化瘀，半夏燥湿化痰，和胃降逆，山药平补三焦，共为佐药；炙甘草益气和中，调和诸药之性，为佐使之药。全方配伍严谨，散中有收，祛邪护正，使风寒解，水饮减，咳喘减轻，二诊守上方减细辛，加紫菀、款冬花增强化痰止咳之效。后期予玉屏风散合香砂养胃丸长期口服，并配合推拿按摩、三伏三九膏药贴敷，以图根治。

验案四

梁某，女，2岁3个月。

现病史：患儿以"反复咳喘、痰鸣1年余"为主诉于2019年12月14日来诊。患儿1岁时患"毛细支气管炎"，之后稍有诱因即咳嗽、气喘发作，平常剧烈活动或大哭大笑时可有短暂咳嗽，喉间痰鸣。患儿半月前受凉后咳喘再次发作，经雾化等治疗后咳喘减轻。现症见咳声无力，喉间有痰，活动后及凌晨加重伴并气喘，自汗盗汗，形体消瘦，神疲懒言，纳少便溏。查体：三凹征（-），咽不红，听诊双肺呼吸音粗，可闻及少许哮鸣音，心脏听诊无异常，腹软，未及包块，舌淡红苔薄白，指纹淡红。爷爷患有"支气管哮喘"。门诊查血常规、CRP均正常，肺炎支原体抗体IgM（-），查过敏原，对鱼、虾过敏，肺功能示轻度阻塞性肺通气功能障碍，胸片示两肺纹理粗多。

西医诊断：支气管哮喘（慢性持续期）。

中医诊断：哮喘（肺脾气虚，肾不纳气）。

治法：益气固表，健脾补肾。

方药：都气丸、六君子汤合玉屏风散加减（颗粒剂）。太子参9g，茯苓6g，炒白术9g，黄芪9g，熟地黄7g，五味子3g，山药12g，山茱萸9g，陈皮6g，姜半夏4g，炒神曲9g，地龙5g，炒紫苏子7g，丹参4g，沉香2g，防风6g，炙甘草3g。4剂，每日1剂，冲服，分两次服。

二诊（12月18日）：患儿咳喘、气短自汗症状好转，纳食较前有所增加，仍有便溏，上方去姜半夏，加芡实10g。4剂，用法同前。

三诊（12月22日）：患儿咳喘、痰鸣症状基本消失，予上方加减前后调理2月余。嘱避风寒，加强体育锻炼，防复感。

按语：小儿肺叶娇嫩，不耐寒热燥湿诸邪侵袭，脾常不足，肾常虚，肺、脾、肾三脏功能不足，兼气血阴阳未充，因先后天各种病理因素，形成肺、脾、肾虚体质。肺、脾、肾功能失调，导致人体水液敷布、排泄失常。肺主行水，肺气虚则治节无权，水津输布失常，凝液为痰；脾胃乃后天之本，气血生化之源，脾虚则脾胃运化水液及水谷精微功能失司，水湿凝聚成痰，上贮于肺；肾气虚则不能蒸化水液，水湿上泛为痰，聚湿成饮。所谓痰之本水也，源于肾；痰之动湿，主于脾；痰之末肺也，贮于肺。

本患儿有家族哮喘病史，有一定遗传因素，从而形成肺、脾、肾不足体质，导致哮喘伏痰、反复发病的基础。肺主气，司呼吸，肺气虚则卫表不固，可见咳喘无力，气短自汗，易于感冒；脾主运化，脾气虚则脾胃运化失健，可见纳少便溏，神疲懒言，形体消瘦；活动后咳喘加重，出现气短，是肾不纳气之象；舌淡红，苔薄白，指纹淡红为肺、脾、肾虚之征，王晓燕老师治以都气丸、六君子汤合玉屏风散加减。

黄芪、太子参、白术、茯苓益气健脾固表；熟地黄、山药、山茱萸补肾填精；沉香、五味子补肾纳气敛肺；姜半夏配茯苓健脾燥湿化痰；地龙通络平喘；炒紫苏子降气化痰；防风走表御邪，配黄芪则表得固而邪不留于内；患儿久病瘀阻脉络，故以丹参活血化瘀。二诊患儿咳喘、气短自汗、纳少症状减轻，仍有便溏，守上方加芡实补肾健脾化湿。

第六节　鼻渊

一、概述

鼻渊是儿科常见病、多发病，以鼻塞、流脓涕、头痛头晕、嗅觉减退等为主要表现，相当于西医学的鼻炎、鼻窦炎。鼻渊病名源于《黄帝内经》，因鼻流浊涕、量多不止而得名。"渊"的概念是"水出地而不流，命曰渊水"（《管子·度地》）。因为古代没有鼻窦的概念，认为浊涕来源于脑，又从鼻中流出，故《素问·气厥论》曰："胆移热于脑，则辛頞鼻渊。"鼻渊者，浊涕下不止也。

"胆移热于脑，则辛頞鼻渊"奠定了鼻渊的病因病机，但随着后世医学的发展，鼻渊的病因病机也有了扩展，突破了"胆移热于脑"的范畴。如《医方辨难大成》载："鼻窍属肺，鼻内属脾。"《证治准绳·杂病·鼻不闻香臭》载："若因饥饱劳役，损脾胃生发之气，既弱其营运之气，不能上升，邪塞孔窍，故鼻不利而不闻香臭也。宜养胃气、实营气，阳气，宗气上升，鼻管则通矣。"《诸病源候论·鼻涕候》载："夫津液涕唾，得热则干燥，得冷则流溢，不能自收。肺气通于鼻，其脏有冷，冷随气入乘于鼻，故使津涕不能自收。"

二、学术思想

《医醇賸义》云："脑漏者，鼻如渊泉，涓涓流涕，致病有三：曰风也，火也，寒也。"王晓燕老师认为《医醇賸义》的"风、火、寒"基本概括了鼻渊的病因病机。风者，多见于肺经风热；火者，多见于肝胆热盛或肾精不足，阴虚火旺；寒者，多指肺、脾、肾之虚损。

王晓燕老师根据多年临床观察，认为鼻渊多为卫表不固、脏腑虚损，六淫之邪乘虚而入，使肺失通调、水液停聚、壅塞鼻窍、郁久化热、灼伤鼻窦肌膜血络而致。病初则流涕清，迟而肺气堙郁，清化为浊，则滞塞而胶黏，久而浊郁陈腐，白化为黄，则臭败而秽恶，即所谓"鼻渊者，浊涕下不止也"。六淫、痰饮、瘀血结滞于鼻窍，使窍机壅塞，则生矇瞀失嗅，上逆于脑则头痛。是属正虚邪实，寒热夹杂，且与肺、脾、胆、肾等脏腑密切相关。

（一）与肺的关系

鼻为肺窍，肺与鼻关系最为密切。肺的宣发功能，有助于清阳之气上达、敷布鼻窍。若肺失宣降，清阳不升，水津不布，壅聚窦窍，则熏蒸为涕。肺经蕴热、肺气虚寒均可影响肺之宣降功能。肺经蕴热，肺失宣降，肺热灼津为涕为痰，自肺窍涌出，出于鼻为涕。如《辨证录·鼻渊门》曰："肺本清虚之府，最恶者热也。肺热则肺气必粗，而肺中之液，必上沸而结为涕，热甚则涕黄，热极则涕浊。败浊之物，岂容于清虚之府，自必从鼻之门户而出矣。"肺气自虚，或形寒饮冷，肺阳受损，肺气虚寒，气化不行，宣发输布失常，窦窍失于温煦，为寒饮充塞而鼻塞流涕。如《灵枢·本神》曰："肺气虚则鼻塞不利。"

（二）与脾胃的关系

脾胃居于中焦，鼻居面中，故脾胃与鼻相应。脾胃虚弱，或湿热困脾，升清降浊失司，可致窦窍失养，败津腐液充塞窦窍，发为鼻渊。正如《慎斋遗书》云："清气不行，则邪浊之气得充塞于空虚之际而为害。"《景岳全书·鼻证》云："此证多因酒醴肥甘，或久用热物，或火由寒郁，以致湿热上熏，津汁溶溢而下，离经腐败。"《医学摘粹·杂证要法·七窍病类》认为鼻渊是"土湿胃逆，浊气填塞于上"所致。

（三）与肝胆的关系

《素问·气厥论》最早论述了胆与鼻渊的关系："胆移热于脑，则辛頞鼻渊。"陈潮祖教授的三焦膜腠理论认为，三焦之膜，为肝所主，属于肝系；腠为膜外间隙，是津气流通之道。外感六淫，内伤七情，均能影响脏腑经脉。肝之经脉，循喉咙，入颃颡，颃颡为鼻窍后部，肝经络胆，故肝胆与鼻窍通过经络直接发生联系。肝失疏泄，引起腠理失常，津气运行之道不通，导致津气升降失常，清阳之气不升，津凝为痰，停聚窦窍，则浊涕下不止。若郁久化热，胆气上升，热随入脑，蒸灼涕下。气机不畅，亦可通过影响肺之宣降功能，导致清阳输布不利，鼻窍失养，痰浊壅滞，发为鼻渊。脾胃湿热亦可引起胆腑郁热，继而发为鼻渊。正如忻耀杰等所说："鼻渊的形成就是阳衰土湿胃逆，以至于胆热上蒸，肺气不敛。"

（四）与肾的关系

肾为先天之本，主封藏，具有贮存和封藏精气的生理功能。肾之阴精具有滋养四肢百骸、五官九窍的功用，肾精上达于头面，濡养鼻窍，鼻才能发挥其呼吸和嗅觉功能。鼻渊日久，阴精大伤，虚火内扰，余邪滞留不清，两者搏结于鼻窦，则鼻塞，肌膜败坏，而成浊涕。

肾主纳气，肺主呼吸之气，吸入的清气要通过肾气的摄纳封藏使其维持一定的深度，才有利于全身气体能够充分的交换。如清代林珮琴《类证治裁·喘证》说："肺为气之主，肾为气之根，肺主出气，肾主纳气。阴阳相交，呼吸乃和。"如肾气不足则气化失司，蒸腾乏力则导致湿气不化，聚液为涕，上堵鼻窍，导致鼻塞、久涕不愈。

王晓燕老师根据多年临床观察，临证时八纲辨证与脏腑辨证相结合，首辨表里虚实寒热，再辨何脏何腑。起病急者，大多是感受六淫，郁而化火，熏蒸鼻之窦窍肌膜；或胆热上蒸清窍所致，或湿热困脾而成，是以表证、热证、邪实为主；起病慢者，或肺、脾、肾虚，外邪乘虚而入，导致邪毒湿浊滞留鼻窦；或因久病耗伤正气，致使肺失清肃，脾失健运，肾失蒸腾，邪毒湿浊停聚鼻之窦窍而为病，寒热错杂，以里证、正虚为甚。

三、临床验案

验案一

张某，男，4岁6个月。

现病史：患儿以"流涕、头痛半月，加重3天"为主诉于2019年1月15日来诊。患儿半月前不明原因而症见鼻塞，流浊涕、头痛，3天前因着凉后流涕明显加重，清浊相兼，伴喷嚏，偶咳嗽，无发热、吐泻等，纳食减少，大小便正常。查体：精神尚可，按压患者的右侧眉棱骨部和左、右两侧面颊部有明显疼痛，咽微红，听诊双肺呼吸音稍粗，未闻及干湿啰音，心脏听诊无异常，腹软，未触及包块，舌淡红，苔白，脉浮紧。瓦氏位片：右侧额窦、上颌窦窦腔密度增高，透过度减低，右侧上颌窦黏膜增厚，窦壁骨质结构未见异常，提示双侧上颌窦炎，右侧额窦炎。

西医诊断：鼻窦炎。

中医诊断：鼻渊（寒邪外袭，里热壅滞）。

治法：疏风散寒，宣肺通窍，兼清内热。

方药：苍耳子散加减。辛夷6g，苍耳子7g，细辛2g，白芷10g，川芎6g，桂枝6g，黄芩10g，鹅不食草7g，薄荷6g，陈皮10g，焦神曲10g，炙甘草3g。3剂，每日1剂，水煎取汁100mL，分两次温服。

二诊（1月18日）：患儿鼻塞消失，流涕明显好转，转流黄涕，仍纳少，舌红，苔黄稍腻。上方去细辛、桂枝，加连翘10g，炒麦芽10g。4剂，用法同前。

三诊（1月22日）：患儿流涕基本消失，纳食恢复正常，嘱避风寒，加强体育锻炼，防复感。

按语：患儿病程较短，病在肺卫，症属外寒内热。外邪从口鼻而入，郁而化火，熏蒸鼻之窦窍肌膜，则见流浊涕，涕阻窍道则鼻塞不通，呼吸不利；风热之邪上扰头部，阻遏清阳之气，故见头痛。患儿3天前复感风寒，致肺失宣降，清阳不升，水津不布，壅聚窦窍，则流涕清浊相兼。舌红为肺卫有热之象，脉浮紧为风寒外束之征。治以疏风散寒，宣肺通窍，兼清内热，方以苍耳子散加减。苍耳子散出自《重订严氏济生方》，由苍耳子、辛夷、白芷、薄荷组成，其中苍耳子和辛夷可祛风散寒，通窍止痛，二者相须配伍，可增强疗效，为治鼻病的常用药对，现代药理研究发现二者合用有明显的增强抗炎作用；白芷可疏散风邪；薄荷辛香祛风、清利头目，全方共奏疏风止痛，通利鼻窍之效，王晓燕老师常用于治疗风邪上攻之鼻渊或鼻衄，因苍耳子有小毒，含马兜铃酸，不可过量或长期使用。组方中加用桂枝以辛温解表，温通经脉；细辛祛风散寒，通窍止痛，温肺化饮；白芷、鹅不食草散风通窍；川芎其味辛温香窜，长于祛风活血而止痛，善治少阳、厥阴经头痛（两侧或头顶痛），为"诸经头痛之要药"；黄芩清内热；陈皮、神曲消食化积。二诊外寒已除，肺热未清，故去细辛、桂枝，加连翘以清热解毒。

验案二

李某，男，10岁。

现病史：患儿以"鼻塞、流浊涕伴间断头痛1年，加重5天"为主诉于2019年5月18日来诊。患儿1年前出现鼻塞、流浊涕，有腥臭味，偶伴有头痛，间断口服"鼻炎宁冲剂、鼻渊通窍颗粒"等（具体不详）治疗1年，症状时轻时重，无喘息气急，近5日头痛明显加重，伴有口苦，精神欠佳、纳差，大便偏干，尿量可，舌质红、苔黄厚腻，脉弦数。患儿平素脾气急躁易怒，学习成绩欠佳。既往查鼻部CT示上颌窦、蝶窦炎。

西医诊断：鼻窦炎。

中医诊断：鼻渊（肝胆郁热，湿热内壅，窦窍失利）。

治法：清肝泻火，通窍止痛。

方药：苍耳子散合柴胡疏肝散加减（颗粒剂）。苍耳子9g，辛夷10g，川芎7g，黄芩10g，柴胡10g，菊花9g，白芍10g，生栀子10g，薄荷6g，陈皮6g，枳壳10g，炙甘草3g。10剂，每日1剂，冲水150mL，早晚饭后1小时温服。

二诊（6月2日）：患儿流涕、鼻塞明显缓解，头痛减轻，脾气好转，纳食较前增进，大便仍偏干。查体：舌质仍红，舌苔稍厚，脉数。守上方加薏苡仁10g，茯苓10g，当归10g。7

剂，用法同前。

三诊（6月10日）：患儿流涕、头痛消失，饮食欠佳，大便不调，上方去苍耳子、辛夷、川芎，加太子参10g。7剂，用法同前。

按语：患儿平素烦躁易怒，肝郁化火，同气相求，外邪从口鼻而入，内犯肝胆，肝失疏泄，郁热上蒸则鼻窍失其清空之性，痰浊停聚，则浊涕下不止而发鼻渊。郁热循经上扰清阳头目则致头痛，肝胆疏泄失常，则见口苦。大便干结，舌红，苔黄厚腻为湿热内郁之象。治以清肝泻火，通窍止痛。方选黄芩、柴胡、菊花、生栀子、薄荷清肝泻火；苍耳子、辛夷去性存用，通窍止痛；白芍养阴柔肝；陈皮、枳壳疏肝理气。二诊患儿症状明显好转，但仍有大便干结，舌苔厚腻。见肝之病，知肝传脾，当先实脾，故加入薏苡仁、茯苓健脾利湿；患儿病程日久，久病留瘀，有邪难去，加当归助活血化瘀，润肠通便。三诊，鼻窍通，头痛止，加太子参联合柴胡疏肝散调理肝脾而收功。

验案三

任某，女，12岁。

现病史：2018年9月7日初诊，以"间歇性鼻塞、涕黏白1年余"为代主诉，患儿1年前感冒后出现间断鼻塞、流涕，间断给予"鼻炎宁冲剂"口服及"生理海盐水"冲洗鼻腔，症状时轻时重，现稍遇风冷则鼻塞加重，鼻涕增多，喷嚏时作，嗅觉减退，头昏、头胀，气短乏力，怕冷，不寐，舌淡胖，苔薄白，脉细弱。1周前查鼻咽部CT示两侧上额窦、筛窦、蝶窦黏膜增厚，密度增高。诸鼻窦骨质结构对称，其骨质未见明显异常。鼻腔黏膜增厚。诊断为两侧上额窦、筛窦、蝶窦慢性炎症。

西医诊断：慢性鼻窦炎。

中医诊断：鼻渊（肺脾肾亏虚，邪毒湿浊停聚）。

治法：补肺固表，健脾益肾。

方药：玉屏风散和四君子汤加减（颗粒剂）。黄芪12g，党参10g，茯苓10g，炒白术12g，当归10g，菟丝子6g，白芷10g，川芎7g，升麻6g，桂枝6g，桔梗9g，防风10g，石菖蒲10g，菊花10g，远志10g，甘草3g。7剂，每日1剂，冲水150mL，早晚饭后1小时温服。

二诊（9月15日）：患者鼻塞、流涕、头昏胀、气短乏力、畏寒等均有好转，仍有眠差、易惊、腹胀，舌淡红苔薄白，脉细。守上方加酸枣仁12g，山药10g，神曲10g。继服7剂。

三诊（9月24日）：患者精神好，诸症减，面色红润，无鼻塞、腰痛，纳眠可，二便调，舌淡红苔薄白，脉细。拟方：黄芪12g，党参10g，茯苓10g，炒白术12g，当归10g，菟丝子6g，桂枝6g，桔梗6g，防风6g，山药15g，丹参10g，甘草3g。7剂，每日1剂，冲服150mL，早晚分服。

按语：患儿1年前感冒后失于合理治疗，而致流涕不止。小儿肺、脾、肾常不足，久病耗伤正气，初及肺、脾，久则累及肝肾。肺失清肃，脾失健运，肾失蒸腾，邪毒湿浊停聚鼻之窦窍而流涕、嗅觉减退；邪毒湿浊上犯于脑，蒙蔽清窍则头昏、头胀。肺气虚，卫外不固则稍遇风冷鼻塞加重，鼻涕增多，喷嚏时作；脾肾气虚，不能温煦，则气短乏力，怕冷；肝肾不足，心失所养则失眠。故治疗上注重补肺固表，健脾益肾。

方中玉屏风散及四君子汤补肺健脾固表，菟丝子补肝益肾，填精益髓；桂枝温阳化气；石菖蒲有化湿、豁痰之功，合远志、茯苓宁心安神，健脾调中；当归、川芎通经活血，气血调则痰湿去；菊花、升麻升清举阳，清利头目；白芷通窍祛风；桔梗载药上行，直达病所；甘草调和药性。众药合用，标本兼顾，诸症减轻。

二诊时患者症状、气色均有改善，仍见睡眠差、易惊，兼见腹胀，故加酸枣仁宁心安神，加山药补益三焦，加上神曲消食化积。三诊时患者诸症除，已无不适症状，但患者鼻渊日久，肺、脾、肾虚，故继续补肺健脾益肾，固本扶正，以杜再发之源。

王晓燕老师认为鼻渊（慢性鼻窦炎）患者，常常因伤风鼻塞等病史迁延不愈，初及肺、脾，久则累及肝肾。故临床上需健脾补肺固表，补肝益肾，填精益髓，治标固本，以绝其患。此外，对于时令之邪应加以避免，注意饮食清淡，忌油腻之食，调护防治亦是恢复关键。

第七节　腺样体肥大

一、概述

腺样体又被称为咽扁桃体，位于鼻咽顶壁和后壁的交界处、两侧咽隐窝之间，相当于蝶骨和枕骨底部的位置。腺样体发生于胚胎发育的第四个月，小儿出生后逐渐增长，约在6岁时达到最大，10岁左右逐渐萎缩，青春期前消失。腺样体的生理作用与（腭）扁桃体相同，均是人体的免疫器官，是人体免疫的第一道防线，在预防呼吸道感染的过程中发挥重要作用。腺样体独特的生理作用及解剖结构决定着其极易受到炎症因子的反复刺激而发生病理性增大，进而发展为腺样体肥大。腺样体肥大是耳鼻咽喉科临床的常见病、多发病，好发于10岁以下小儿，尤以6~7岁者最为多见，无明显性别差异，多因上呼吸道感染反复发作而致。若在儿童时期反复多次受到细菌、病毒等感染，腺样体会持续肿大、发炎，进而造成腺样体永久性肥大。

　　腺样体发生病理性增生肥大时，会出现下述一系列临床症状。①鼻部：腺样体增生肥大时会不同程度地堵塞后鼻孔，可引起鼻塞、流涕、张口呼吸、睡眠打鼾等，部分患儿常合并鼻炎、鼻窦炎。②咽喉部：腺样体肥大可引起鼻咽炎，部分患儿易并发慢性咽炎、慢性扁桃体炎、喉部声带周围炎症等。③耳部：当腺样体肥大明显并压迫咽鼓管咽口时，可引起听力下降、耳鸣、分泌性中耳炎等。④腺样体面容：由于腺样体肥大，长期张口呼吸导致上颌骨变长，腭骨高拱，牙列不齐，上切牙突出，面容呆板等，严重影响外貌。⑤腺样体增生肥大可不同程度地堵塞后鼻孔，导致空气流通不畅，使儿童在睡眠时出现慢性缺氧，导致脑部供氧不足，易引起儿童精神萎靡、反应迟钝、记忆力下降、多动症等表现；此外长期缺氧还会引起生长激素的分泌减少，影响患儿的身高及正常生长发育。⑥腺样体肥大的儿童，由于鼻腔鼻窦分泌物的潴留，导致鼻咽部的炎症感染，引起鼻炎、鼻窦炎及其他呼吸道感染的反复发作，导致患儿身体抵抗力下降。

　　腺样体手术已成为儿童腺样体肥大最常见的治疗方法，但是由于腺样体是儿童时期重要的淋巴组织，参与体液免疫与细胞免疫，行腺样体切除术，易导致反复上呼吸道感染。而且手术过程易使儿童产生心理创伤，还可能出现邻近组织的损伤与粘连、腭咽关闭不全、出血、颅内感染等并发症。对不符合手术指征者，西医保守治疗多以吸入激素鼻喷剂为主，目前糠酸莫米松、丙酸氟替卡松是治疗本病较常见的鼻用激素，虽然临床证实可以有效缩小腺样体体积、缓解临床症状，但需要长期用药，停用后易造成临床症状的反复甚至加重，并且使用过程中还易出现鼻腔干燥、鼻出血等并发症。

腺样体肥大在古代文献中没有明确记载，但根据其所引起的症状，可归属于中医学"鼻窒""鼾眠""痰核""颃颡""喉痹"等范畴。《丹溪心法》曰："凡人头面、颈颊、身中有结核，不痛不红，不作脓者，皆痰注也。"鼻窒病因此得名。《类经》云："颃颡，即颈中之喉颡。当咽喉之上，悬雍之后，张口可见者也。颡前有窍，息通于鼻，故为分气之所泄。"颃颡即指鼻咽部。仲景先师亦云："风温为病，脉阴阳俱浮，自汗出，身重，多眠睡，鼻息必鼾，语言难出。"由上可见，腺样体肥大在古时虽未形成系统的诊治方法，但其引起的一系列症状已受到医家重视。

二、学术思想

王晓燕老师经过多年临床观察，提出本病病因分为外感和内伤两部分。外感主要是由于感受风寒、风热、疫毒之邪，内伤主要责之于脏腑虚弱，饮食内伤。病机为邪留鼻咽交界之处，痰气结聚于咽喉，咽喉不开，堵塞鼻窍而为病。久病入络，瘀血阻滞，痰瘀互结而导致迁延不愈。本病病位主要在肺、脾，涉及心、肝、肾三脏。万全在《万氏家藏育婴秘诀·五脏论治总论》中提出："五脏之中肝有余，脾常不足，肾常虚……人皆曰肝常有余，脾常不足，予亦曰心常有余，肺常不足……此所谓有余不足者，非经云虚实之谓也。"肺为娇脏，不耐寒热，易受邪而发病。清代著名医家叶天士在《温热论》中首先提出："温邪上受，首先犯肺。"鼻为肺之外窍，小儿鼻毛较少且鼻黏膜柔弱，富有血管，感邪后黏膜充血肿胀易致鼻塞。小儿为纯阳之体，易化热入里。风寒犯肺，郁久化热，或风热犯肺，或邪热郁肺，燔灼肺络，熏蒸咽喉，故咽喉不利。"脾司土气，儿之初生，所饮食者乳耳。水谷未入，脾未用事，其气尚弱，故不足。不足者，乃谷气之自然不足也"。小儿肺脾两虚，卫气不足，免疫力较差，更易感受风寒、风热。"脾为生痰之源，肺为贮痰之器"，脾主运化水液，若脾虚运化失司，或小儿嗜食肥甘厚味之品，饮食内伤，则致湿浊内蕴，痰饮内生，上储于肺，痰气搏结，凝结咽喉，发为痰核，即腺样体肥大。此外，由于小儿肺、脾、肾常不足，肺肾阴虚，虚火上炎，咽喉开阖不利；肝常有余，肺常不足，木火刑金，宣降失常，或肝气郁结，情志不遂，痰气互结，停于咽喉；心常有余，心胃火旺，燔灼上蒸，也会导致咽喉肿痛。

对于腺样体肥大的辨证，王晓燕老师主张以八纲辨证为主，结合脏腑辨证，将其分为本证和标证。本证分为肺脾气虚、肺肾阴虚。肺脾气虚者症见夜间打鼾，喉核肿大，鼻塞，涕色白，咯痰白黏，神疲乏力，面色苍白，表情淡漠，腹胀纳呆，易感冒，舌淡胖，有齿痕，脉细无力；肺肾阴虚者症见夜寐鼾声持续不断，夜卧不安，多汗，磨牙，鼻塞，涕黄白，喉咙部干燥不适，喉核肿大，兼见头痛，健忘，舌红少苔，脉细无力。标证分为感受风热、风寒及疫毒。

治疗上，王晓燕老师主张以活血化瘀，化痰散结为基本治则治疗腺样体肥大，常用苏子降气汤、海藻、昆布、夏枯草、僵蚕、川芎、蒲黄、桃仁等。急则治其标，感受风热、疫毒者，以桑菊饮或银翘散为主加减；感受风寒者，以荆防败毒散为主加减。缓则治其本，肺脾气虚者加益气健脾，方用玉屏风散合二陈汤加味；肺肾阴虚者加滋阴补肺、补肾填精，常用沙参麦冬汤、知柏地黄丸加减。攻补兼施，标本兼顾，疏风解表与健脾益气或滋阴补肾同施，使补中有消，消中有补。

二、验案举隅

验案一

张某，男，4岁。

现病史：患儿以"反复感冒1年余，打鼾1个月，加重3天"为主诉于2019年8月8日来诊。近1年来患儿反复出现呼吸道感染，近1个月睡眠时打鼾，3天前因外出游玩受风复感，出现鼻塞、流黄涕，夜间及晨起咳甚，痰少而黏，睡眠时打鼾症状加重，张口呼吸，精神倦怠，注意力不集中，纳差，大小便正常，舌质红，苔稍黄腻，脉浮数。查体：咽红肿痛，双侧扁桃体Ⅰ度肿大。

辅助检查：鼻咽侧位片X线影响表现：鼻咽部可见约22mm软组织影隆起，表面呈分叶状，鼻咽部气道较狭窄，最窄处约2mm，腺样体厚度与鼻咽腔前后径宽度比值（A/N）约0.82，口咽扁桃体区可见增大的软组织密度影，局部气道尚可，余所示咽后壁未见明显增厚。影像意见：鼻咽部腺样体肥大；扁桃体肥大。

西医诊断：扁桃腺炎；腺样体肥大。

中医诊断：乳蛾（风热犯肺证）。

治法：疏风清热，活血化痰，散结消肿。

方药：银翘散加减。金银花10g，连翘10g，浙贝母10g，僵蚕10g，前胡7g，桔梗7g，黄芩10g，蒲黄6g，陈皮6g，夏枯草10g，姜半夏7g，辛夷6g，苍耳子7g，炒神曲10g，薏苡仁10g，炙甘草3g。7剂，每日1剂，水煎，分两次服。嘱饭后少量多次频服，忌辛辣生冷油腻之品及甜食。

二诊（8月16日）：诉鼻塞、咳嗽症状消失，但仍睡眠时打鼾，咽红，双侧扁桃体Ⅰ度肿大。舌质红，苔欠润，上方去前胡、辛夷、苍耳子、陈皮、前胡，加太子参10g。7剂，服法同前。

三诊（8月24日）：诉夜间鼾声及张口呼吸明显好转。查体：咽红，舌质淡红，苔薄白。处方：黄芪12g，薏苡仁、茯苓、山药、炒白术、炒麦芽各10g，浙贝母、夏枯草各9g，蒲黄、姜半夏各6g，炙甘草3g。10剂，服法同前。服药后睡眠好转，夜间鼾声明显减轻，守方治疗6周，诸症消失，随访半年未见复发。

按语：王晓燕老师认为患儿既往反复呼吸道感染，伴精神倦怠，纳差，病位主要在肺、脾，肺脾两虚，卫外功能薄弱。小儿年幼，寒热不能自调，不耐寒热侵袭，口鼻为肺之外窍，肺气失宣，鼻塞不通，咽喉不利；脾虚不运，湿聚成痰，结聚于鼻咽部，发为本病。初诊时主要因风热侵袭，肺失宣降，风热熏蒸咽喉。急则治其标，故以银翘散加减以疏散风热，加蒲黄、浙贝母、僵蚕、半夏、陈皮、夏枯草以活血化痰，散结消肿，加薏苡仁、神曲以健脾消食。二诊外邪已去大半，但仍有余邪未尽，且有耗气伤阴之势，故去辛夷、苍耳子等加太子参益气生津。三诊外邪已祛而正气不足，肺脾两虚，故以补肺健脾为主，以玉屏风散益气固表，重用黄芪，加用茯苓、薏苡仁、山药，既能补肺脾之气以增强屏障之力，联用姜半夏运脾燥湿化痰散结，继用蒲黄、浙贝母、夏枯草活血化瘀、化痰散结。

王晓燕老师认为此类患儿本虚标实，尽管初诊因外感风热，表现出一派热象，但治疗时切忌过用苦寒以伤正，要时时注意顾护脾胃。邪去之后，治疗以固本强体为主，并强调在药物治疗的同时，注意饮食起居调理，减少呼吸道感染机会，才能从根本上防治腺样体肥大。

验案二

李某，男，5岁。

现病史：患儿以"反复鼻塞、流涕6个月，加重伴咳嗽、咳痰2天"为主诉于2018年4月19日来诊。患儿6个月前无明显诱因出现鼻塞流涕，家长未予重视。2天前因气温骤降，鼻塞、流涕症状加重，伴咳嗽、咯白痰，无头疼、发热症状，为求进一步治疗，遂来我院（郑州市中医院）门诊就诊。家长述患儿平素偏嗜甜食、肥肉，神疲懒言，近半年来出现睡眠时打鼾伴张口呼吸，大小便正常。舌淡红，苔白腻，脉浮紧。查体：咽稍红，扁桃体Ⅱ度肿大，鼻咽部少量黏性分泌物附着。双肺听诊呼吸音粗，未闻及干湿性啰音。辅助检查：耳鼻喉内窥镜检查所见：咽稍红，扁桃体Ⅱ度肿大；鼻咽部腺样体增生，阻塞后鼻孔2/3。检查结论：腺样体肥大。

西医诊断：扁桃腺炎；腺样体肥大。

中医诊断：乳蛾（风寒侵袭）。

治法：疏风散寒，活血化瘀，化痰散结。

方药：荆防败毒散为主加减。羌活9g，荆芥6g，防风10g，前胡10g，桔梗6g，茯苓8g，陈皮6g，姜半夏6g，辛夷6g，苍耳子7g，夏枯草10g，僵蚕10g，蒲黄6g，薏苡仁10g，炒山楂6g，炙甘草3g。6剂，每日1剂，水煎，分两次服。

二诊（5月25日）：诉患儿鼻塞、流涕症状明显改善，咳嗽、咳痰症状消失，仍有睡眠时鼾、张口呼吸。上方去羌活、荆芥、防风、前胡，加黄芪10g，白术10g，黄芩6g，继续服药7剂。

三诊（6月1日）：诉鼻塞、流涕症状消失，睡眠打鼾及张口呼吸症状明显减轻，无其他不适。上方去辛夷、苍耳子，加薏苡仁、炒麦芽各10g。10剂，服法同前。服药后诉睡眠明显好转，打鼾症状明显减轻，守方治疗1个月后，诸症消失，嘱其停药，注意预防感冒，饮食清淡，多运动，不适随诊。随访半年未见复发，呼吸道感染次数较前也明显减少。

按语：本患儿平素嗜食肥甘厚味，损伤脾胃，湿浊内生，湿易困脾，脾胃运化失司，则水湿愈发停聚而不化，造成恶性循环。痰湿凝结于咽喉，则见睡眠时打鼾。脾为后天之本，气血生化之源，母病及子，土不生金，肺虚不固，肺卫失宣，而致长期鼻塞流涕。病位主要在肺、脾。初诊时主要感受风寒时邪，肺气郁闭，宣降失司，出现鼻塞流涕、咳嗽咳痰等症状。急则治其标，故以荆防败毒散加减以疏风散寒，加夏枯草、僵蚕、蒲黄、陈皮、姜半夏以活血化瘀、化痰散结，加薏苡仁、炒山楂以健脾消食。二诊外邪已去，去羌活、荆芥、防风等，加黄芪、白术以健脾补气固表，并加黄芩以防化热。三诊重在补肺健脾，重用黄芪、白术，加薏苡仁、炒麦芽，合用陈皮、姜半夏燥湿行气、化痰散结，夏枯草、僵蚕、蒲黄活血化瘀。

此患儿素体肺脾气虚，复感风寒。急则治其标，首先以荆防败毒散疏风散寒。虽本为肺脾气虚，又因外感风寒，表现出一派寒象，但小儿为纯阳之体，发病容易，传变迅速，易虚易实，易寒易热，治疗时独用温热之品，易从寒转热，而生他变。故王晓燕老师在治疗用药时加入少许清热药以防微杜渐，体现了未病先防的治未病思想。

验案三

段某，男，8岁。

现病史：患儿以"睡眠打鼾、张口呼吸2年"为主诉于2018年2月27日来诊。患儿自半岁以后反复感冒发热咳嗽，2年前开始出现睡眠打鼾、张口呼吸、鼻塞，平素头晕乏力，记忆力减退，腹胀纳呆。查体：上唇上翘，腭骨高拱，牙列不齐，上切牙突出，面容呆板。舌淡胖，有齿痕，脉细无力。辅助检查：耳鼻喉内窥镜检查所见：鼻咽部腺样体增生，阻塞后鼻孔3/4。检查结论：腺样体肥大。

西医诊断：腺样体肥大。

中医诊断：鼾眠（肺脾气虚）。

治法：益气健脾，活血化瘀，化痰散结。

方药：玉屏风散合二陈汤加减。党参10g，黄芪10g，炒白术10g，半夏10g，陈皮7g，茯苓10g，桔梗6g，夏枯草10g，僵蚕10g，蒲黄10g，炒莱菔子10g，山药10g，辛夷6g，苍耳子7g，炙甘草3g。7剂，每日1剂，水煎，分两次温服。

二诊（3月7日）：打鼾稍减轻，鼻塞、头晕、精神状态有所好转，饮食增加，上方加去辛夷、苍耳子，加柴胡7g。7剂，服法如前。

三诊（3月14日）：诉患儿睡眠打鼾症状较前明显减轻，头晕减轻，纳眠可，二便正常。守原方调理2个月。3个月后电话随访，患儿一般情况良好，头晕消失，精神好转，也未再感冒。

按语：此患儿经常感冒咳嗽，痰瘀互结于咽喉，引起腺样体增生肥大。由于腺样体肥大而长期张口呼吸，导致腺样体面容；腺样体肥大堵塞后鼻孔，睡眠时出现慢性缺氧，导致脑部供氧不足，引起患儿头晕、乏力、记忆力下降等表现。平素神疲乏力，腹胀纳呆，舌淡胖，有齿痕，脉细无力是属肺脾气虚。病机为肺脾气虚，痰瘀互结。证属虚实夹杂，以虚为主。治疗需攻补兼施，以益肺健脾，化痰散结为治则。药用党参、黄芪、炒白术、茯苓、山药健脾益气，半夏、陈皮、夏枯草、僵蚕、蒲黄、莱菔子活血化痰散结，辛夷、苍耳子宣肺通窍。复诊患儿情况较前明显好转，加柴胡疏肝理气。因小儿"脾常不足，肝常有余"，再加上目前中国独生子女现象，肝脾不和几乎贯穿所有小儿疾病发生发展过程。患儿久病长期服药，容易情志不畅，郁而化火，加少量柴胡疏肝泻火，肝脾同调，防木火刑金。王晓燕老师认为此类患儿虚实夹杂，临证时要细心体察虚实孰多孰少，治疗时要掌握攻补之度，以防攻过伤正，补过滋腻。

验案四

曹某，男，5岁。

现病史：患儿以"间断鼻塞、头痛2年，加重伴睡眠打鼾半年"为主诉于2019年6月24日来诊。患儿2年前感冒后出现间断性鼻塞、流脓涕，伴头痛，额部尤甚，在当地医院就诊，口服中药治疗（具体药物不详），症状可短暂缓解。患儿近半年来鼻塞、头痛逐渐加重，伴流黄脓涕，喉咙部干燥不适，纳差，大小便正常，舌红少苔，脉细无力。家长诉患儿平素体弱，易感冒、健忘，近半年来出现睡眠时打鼾，张口呼吸。查体：咽稍充血，额窦、上额窦有压痛。辅助检查：耳鼻喉内窥镜检查见双侧鼻腔黏膜稍充血，下鼻甲及中鼻夹肿胀，鼻腔内可见黏脓性分泌物，鼻咽部可见腺样体增生，阻塞后鼻孔约4/5，表面黏脓性分泌物附着。

西医诊断：腺样体肥大；慢性鼻窦炎。

中医诊断：鼻窒（肺肾阴虚）。

治法：补肺益肾，宣肺通窍，化痰散结。

方药：六味地黄丸合苍耳子散加减。熟地黄10g，山药10g，山茱萸9g，麦冬10g，牡丹皮10g，苍耳子6g，辛夷7g，白芷9g，茯苓10g，泽泻6g，夏枯草10g，僵蚕10g，川芎6g，浙贝母10g，焦神曲10g，炙甘草3g。7剂，每日1剂，

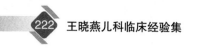

水煎，分两次服。

二诊（7月2日）：诉鼻塞、头痛、流涕症状减轻，食欲好转，喉部不适感消失，上方去白芷，继服7剂。

三诊（7月9日）：诉鼻塞、头痛、流涕症状消失，睡眠打鼾、张口呼吸较前减轻，上方去辛夷、苍耳子，加党参10g，白术10g，继服7剂。服药后患儿睡眠打鼾、张口呼吸较前明显减轻，守原方调理2个月。电话随访3个月，患儿一般情况可，上述不适症状无复发，无感冒发生。

按语：患儿先天禀赋薄弱，肺肾不足，阴虚火旺，虚火上炎，炼津成痰，痰阻血瘀，痰瘀互结，发为本病。反复易感，肺失宣肃，鼻窍不通则鼻塞、流涕、头痛。阴液不足，不能上承至鼻咽部，鼻咽部失于濡养则喉咙部干燥不适，舌红少苔，脉细无力为肾阴虚之象。病机为本虚标实，治疗需标本兼顾，故以六味地黄丸滋阴补肺、补肾填精养阴以固其本，苍耳子宣肺通窍以治其标，加浙贝母、夏枯草、僵蚕、川芎活血化痰散结，加焦神曲健脾消食。复诊时患者上述症状明显好转，加党参、白术补气健脾，顾护脾胃。王晓燕老师认为此类患儿虚实夹杂，以本虚为主，重在补虚，治疗用药上补消兼施，补而不滞。其次在调补肺肾的同时应注意益气健脾，培土生金，使正气生发有源。

第八节　反复呼吸道感染

一、概述

小儿反复呼吸道感染（简称RRTI，又称复感儿）是指1年内上呼吸道感染或下呼吸道感染频繁发生，超出正常范围的呼吸道感染。不同的年龄诊断标准不同：反复上呼吸道感染2岁以内婴幼儿超过7次/年，3～6岁儿童超过6次/年，6岁以上儿童超过5次/年；反复下呼吸道感染2岁以内婴幼儿超过3次/年，3～5岁儿童超过2次/年，6岁以上儿童超过2次/年。本病约占呼吸道感染的30%，近年来仍有不断上升趋势，多发于6个月～6岁的儿童，临床以1～3岁的婴幼儿最为常见。据统计资料显示，在发达国家，1岁内婴幼儿RRTI患病率高达25%，1～4岁儿童患病率约18%，5岁以下儿童每年死亡1000万例，其中发展中国家占90%。近年来其发病率逐渐上升，不仅影响了小儿的身心发育，而且给社会带来沉重负担。

对于反复呼吸道感染的病因、发病机制以及治疗，国内外学者并未有一致的观点。2017年《儿童反复上呼吸道感染临床诊治管理专家共识》指出，儿童上呼吸道感染的主要致病微生物为病毒、细菌等。造成反复感染的相关因素包括以下几个方面：①免疫系统及生理构造发育未成熟。②环境因素。③遗传因素。实验室检查可以通过血常规、病原学、免疫学及过敏原检查等指导用药治疗。西医认为治疗儿童反复上呼吸道感染时，合理用药治疗是非常重要的，可以减轻症状、缩短病程，其急性期治疗以抗感染为主，细菌感染者应使用青霉素类、大环内酯类如阿奇霉素等抗菌药物；病毒感染者酌情使用抗病毒药物。病情稳定后需注意自身免疫功能的增强和改善，以减少再次感染的概率。

小儿反复呼吸道感染在中医典籍中未有记载，仅散见于"虚人感冒""自汗""咳嗽"等章节中。如明代《证治汇补·伤风》中所说："如虚人伤风，屡感屡发。"大多专家认为RRTI发病的关键"不在邪多，而在正虚"。正如《黄帝内经》云："邪之所凑，其气必虚。"正气不足以抗邪，卫外不足以固表，造成屡感外邪，邪毒久恋不去，稍愈又作，反复不已。中华中医药学会儿科分会的王力宁教授等人制定了《小儿反复呼吸道感染中医诊疗指南》，本指南根据小儿反复呼吸道感染的证候诊断将其分为肺脾气虚证、营卫失调证、脾肾两虚证、肺脾阴虚证四型。

　　肺脾气虚证表现为反复外感，面黄少华，形体消瘦，肌肉松软，少气懒言，气短，食少纳呆，口不渴，多汗，动则易汗，或大便溏薄，舌质淡，苔薄白，脉无力，指纹淡；治以补肺固表，健脾益气；方用玉屏风散合六君子汤加减。营卫失调证临床表现为反复外感，恶风、恶寒，面色少华，四肢不温，多汗易汗，汗出不温，舌淡红，苔薄白，脉无力，指纹淡红；治以调和营卫，益气固表；方用黄芪桂枝五物汤加减。脾肾两虚证临床表现为反复外感，面色萎黄或面白少华，形体消瘦，肌肉松软，鸡胸龟背，腰膝酸软，形寒肢冷，四肢不温，发育落后，喘促乏力，气短，动则喘甚，少气懒言，多汗易汗，食少纳呆，大便溏烂，或五更泄泻，夜尿多，舌质淡，苔薄白，脉沉细无力；治以温补肾阳，健脾益气；方用金匮肾气丸合理中丸加减。肺脾阴虚证临床表现为反复外感，面白颧红少华，食少纳呆，口渴，盗汗，手足心热，大便干结，舌质红，苔少或花剥，脉细数，指纹淡红；治以养阴润肺，益气健脾；方用生脉散合沙参麦冬汤加减。

　　随着社会的发展及日常生活的改善，肺胃蕴热而致发病者也逐渐增多。国家中医药管理局组织专家制定的小儿反复呼吸道感染中医临床路径，将其证候诊断分为肺脾气虚证、气阴两虚证和肺胃积热三型。

　　肺脾气虚证表现为屡受外邪，咳喘迁延不已，或愈后又作，面色少华，纳呆食少，倦怠乏力，或恣食肥甘生冷，肌肉松弛，或大便溏薄，咳嗽多汗，唇口色淡，舌质淡红，脉弱，指纹淡；治以补益肺脾；方用以玉屏风散加减。气阴两虚证表现为反复感冒，手足心热，低热，盗汗，神疲乏力，平时多汗，口干喜饮，纳呆食少，肌肉松弛，咽红，舌红少苔或无苔，脉细无力，指纹淡红；治以益气养阴；方用玉屏风散合沙参麦冬汤加减。肺胃积热证表现为反复感冒，口渴，伴口臭或口舌生疮，夜寐欠安，纳差，大便干，咽红，舌红，苔厚或黄，脉滑数；治以清宣肺胃；方用凉膈散加减。

二、学术思想

（一）辨质论治小儿反复呼吸道感染

体质的形成与发展既取决于先天遗传因素，又受后天环境因素的影响。异常体质的人未发病时已蕴涵一定的病理基础，为隐性的病理性体质，在病邪的作用下机体失代偿，病理产物超过一定阈值，就会形成相应的证候。也就是说，病理性体质处于量变的隐性阶段，而证处于质变的显性阶段。

王晓燕老师认为复感儿之所以反复发病，是因为其本身都存在不同程度的病理体质，所以治疗时不但要注重疾病发作期的辨证治疗，消除疾病的临床症状，还应辨明体质，以求"治本"，即对质治疗，改善体质。否则，即使疾病的临床症状已消除，但病理体质仍然存在，仍会成为下次发病的基础。正如匡调元教授在《中医体质病理学》明确提出的"治病必求其本，本于体质""急则治其症，缓则治其质"。

异常体质往往对某种致病因子或疾病有不同的易感性。中医理论的"同气相求"是指具有相似性质的事物之间存在一种相互类聚、相互亲和、相互同化、相互融合的现象。特异体质与相应病邪之间，就存在着这种"同气相求"现象。不同体质的人对病邪的反应不一致，同是感受风邪，阴寒之体得之，则从寒化，而为风寒，燥热体质得之，则从热化，而为风热。也就是说，不同体质类型决定了小儿对某种致病因素的易感性和病变类型的倾向性，亦影响着疾病的传变与转归。王晓燕老师认为对于反复呼吸道感染的患儿，辨明体质，可以在复感时，根据"同气相求"理论，预判其转归，合理用药，截断其进一步发展，而达治未病之效。

王晓燕老师根据多年的临床经验，将复感儿体质分为肺脾气虚质、阴虚火旺质、食积内热质、痰湿腻滞质四型。肺脾气虚质主要表现为面色萎黄、多汗易感、厌食乏力、舌淡、苔薄或花剥、脉细等；治以健脾补肺固表；方用玉屏风散与异功散加减。阴虚火旺质表现为形体消瘦、盗汗、五心烦热、夜卧不安、唇红、舌红少苔或地图舌；治以滋阴清热除烦；方用青蒿鳖甲散加减。食积内热质主要表现为平时贪食、嗜食肥甘或辛辣、便干、口臭、夜卧不安等；治以通腑泻下清热；方用三承气汤与白虎汤加减或宣白承气汤加减。痰湿腻滞质主要表现为每感即咳、喉间痰鸣，甚或哮喘发作、脘腹痞满、口甜黏腻、身重体倦、大便溏薄、脉濡缓、苔腻；治以燥湿化痰止咳；方用二陈汤合止嗽散加减。

王晓燕老师对于复感儿病理体质的纠正，不但重视发病时的药物治疗，更强调平时的饮食调理。中医体质病理学分型的根据是每个人的阴阳、寒热、虚实、燥湿等特殊状态，而中医药学对食物的分类根据也是依其阴阳、寒热、燥湿、补泻等特征分类的。根据"人食同气""类同则召，气同则合"的原理，"虚则补之，实则泻之；热则寒之，寒则热之"，肺脾气虚质者宜食甘温补气培元的食品，食积内热质者宜食寒凉、清淡、富含纤维素食品，阴虚火旺质者宜食甘寒、咸寒、清润生津的食品，如果违背了这个原则，热性质者用温燥食物，可火上浇油，虚寒质者用寒凉性食物，可雪上加霜，从而使呼吸道感染更频繁地发作。复感儿都属不同程度的"肺禀不足质"，所以在日常的饮食调理中，更要时刻注意顾护肺脏，王晓燕老师多采用培土生金之法，建议患儿常食用山药、薏米、白扁豆等健脾益气之品。

个体的体质受禀于先天，培养于后天，影响着疾病的发生、发展和病理变化，而且与疾病的治疗息息相关。王晓燕老师认为正确认识小儿体质的特点及其与病、证的关系，有利于临床诊断，减少辨证失误，提高辨证清晰度，体现"治病求本"的治疗原则，增强治疗效果。积极改善体质，有利于防止证的形成，减少相关疾病的发生，未病先防，在预防小儿反复呼吸道感染方面有着重要意义。

（二）辨证分型的认识

本病易反复发作，临床表现错综复杂，众医家认识不一。由中华中医药学会儿科分会制定的《小儿反复呼吸道感染中医诊疗指南》及国家中医药管理局制定的临床路径的分型即不相同。王晓燕老师认为该病临床应分为发作期、迁延期、缓解期。感染期（或发作期）以邪实为主，但存在正气不足；迁延期正虚邪恋，但可能有夹积、夹痰等；恢复期则以正虚为主，但又可能有余邪留恋，实难用某一证型准确概括其特征。所以，王晓燕老师主张对RRTI的辨证分型借鉴小儿感冒及肾病分型的模式，将其分为本证、兼证和标证进行辨证。

1.本证

2008年中华中医药学会儿科分会的王力宁教授等人制定的《小儿反复呼吸道感染中医诊疗指南》将本病分为肺脾气

虚证、营卫失调证、肺脾阴虚证、脾肾两虚证4个证型，王晓燕老师认为这四种证型即是RRTI的本证。

2.兼证

王晓燕老师认为RRTI反复发作，迁延不愈，在肺、脾、肾虚基础上可出现夹热、夹滞、夹痰、夹瘀、肝郁之病理变化。痰瘀贯穿疾病始终。

（1）夹热：《颅囟经》云："三岁以下，呼为纯阳。"小儿感邪之后，易从热化；或常食用高热量、高蛋白等肥甘厚味滋腻之品致热蕴脾胃；或临床上诊疗不当，用药过于温燥均易致出现热象。

（2）夹滞：现在的儿童大多为独生子女，生活条件优越，小儿乳食不知自节，或父母对其惯纵溺爱，任意滋补肥甘厚味食品，或纵其所好，偏食、嗜食，导致脾胃损伤，饮食停滞，内聚中脘。饮食停滞不消，又可进一步损伤脾胃，脾虚积滞互为因果，形成恶性循环，日久肺脾气虚，机体抵抗力下降，更易外感。

（3）夹痰：肺主宣发肃降，通调水道，脾主运化水湿。肺脏娇嫩易遭伤，外邪犯肺，则清肃宣达通调失司，治节失职，水津不布，聚而成痰；脾气虚，则运化失司，代谢失常，聚湿生痰；或积滞内蕴，蕴而化痰；或兼夹热邪，热灼液为痰。诸多因素使RRTI在病程中或多或少都夹有痰邪。

（4）夹瘀：气为血之帅，血为气之母。肺主气，司呼吸，对全身气机有重要的调节作用；肺朝百脉，全身的血液不断汇聚于肺，然后又输送到全身，从而辅助心推动和调节血液的运行。反复感染，肺气必虚，不能贯心脉以助心行血，心脉失畅，进而成瘀，又影响肺气之宣降，使肺气更虚，屏障不固，机体抗病力下降。脾虚则气血化生之源不足，气虚无力推动血行，而致血瘀；脾胃受损，运化失司，水湿不化，痰浊内生，上贮于肺，使肺气失宣，阻于血络，久之亦能成瘀。瘀血是在本病反复发作过程中各种致病因素综合作用下逐渐形成的，反过来又可加重气机郁滞和脾胃虚损，形成恶性循环，是本病反复发作的关键。

（5）肝郁："气血冲和，百病无生，一有拂郁，诸病生焉"。当今独生子女性格娇恣任性，易于紧张发怒，肝木亢害；且RRTI患儿脾虚失于运化，食滞内停，湿浊内生，酿生痰浊，阻碍气机，影响肝的疏泄功能；加上此类患儿需长期就诊服药，不能正常上学，产生心理负担。这些都可致肝郁不疏，侮金乘土，土不生金，肺卫不固而致外感。

3.标证

指RRTI的感染期（或发作期），根据感受的邪气不同，有风寒、风热、暑邪、时邪之分。缓解期，以本证辨证为主，兼用兼证辨证，迁延期根据邪正的多少，或用本证辨证为主，或用兼证辨证为主，急性感染期以标证辨证为主，兼以本证、兼证辨证，这样基本可涵盖整个RRTI的临床证型，且简单易于掌握。

三、验案举隅

验案一

任某，女，4岁。

现病史：患儿以"反复咳嗽咯痰、鼻塞流涕半年"为主诉于2018年7月10日来诊。患儿半年前因调护失宜患"大叶性肺炎"，于当地医院住院治疗20余天，出院后至今反复出现咳嗽咯痰、鼻塞流涕，每月两次左右。现偶咳，有痰，鼻塞，流涕，平素少气懒言，动则多汗，食少纳呆，大便可。查体：

面黄少华，形体消瘦，唇口色淡，舌质淡，苔薄白，脉细弱。

西医诊断：反复呼吸道感染（迁延期）。

中医诊断：咳嗽（肺脾气虚兼痰瘀阻滞）。

治法：补肺健脾，化痰祛瘀。

方药：玉屏风散合二陈汤加减。黄芪12g，白术10g，党参10g，山药10g，川芎6g，半夏6g，桔梗7g，炒神曲10g，陈皮6g，浮小麦15g，辛夷6g，苍耳子7g，黄芩10g，炙甘草3g。7剂，每日1剂，水煎，分两次服。

二诊（7月17日）：患儿流涕症状消失，偶有咳嗽咯痰，汗出、乏力症状改善，饮食欠佳，上方去辛夷、苍耳子，加炒麦芽10g，继服7剂。

三诊（7月24日）：咳嗽咯痰消失，食欲明显增长，少气懒言、动则汗出症状较前明显改善，面色好转，上方去半夏，加薏苡仁10g，继服10剂。服药后上述不适症状均消失，嘱咐患儿注意饮食调护，避风寒，防止感冒。3个月后电话随访，诉患儿一般情况可，未再生病。

按语：患儿半年前因"大叶性肺炎"住院治疗20余天，肺脾受损，正气不足，卫外不固，屡感外邪、邪毒久恋，稍愈又作，形成往复不已之势。就诊之时，偶咳、有痰、鼻塞、流涕，说明邪毒留恋，肺失宣肃；面黄少华，形体消瘦，动则多汗，少气懒言，食少纳呆，是肺脾气虚之象。患儿处于反复呼吸道感染迁延期，其本为肺脾两虚，兼有痰瘀阻滞。王晓燕老师以玉屏风散合二陈汤加减以补肺健脾化痰、扶正固本，加辛夷、苍耳子以宣通鼻窍，川芎以活血化瘀，浮小麦以固表止汗，神曲以健脾消食，黄芩配合二陈汤以清留恋之邪，并防上药过温而化热。补中有疏，散中有补，共奏健脾益气，培土生金之功效。

验案二

薛某，女，6岁。

现病史：患儿以"咳嗽、咯痰3天"为主诉于2018年10月4日来诊。患儿3天前因气温骤降调护不当出现咳嗽咯痰，呈阵发性，痰多色白，恶风畏寒，面色少华，四肢欠温。平素多汗易汗、汗出不温，大便不成形。查体：咽红，喉核肿大，舌淡红，苔薄白，脉弱。家长诉近2年来，患儿每年反复出现呼吸道感染达10次之多，季节变换或天气骤变时尤为明显。

西医诊断：反复呼吸道感染（感染期）。

中医诊断：咳嗽（营卫失调兼外感风寒）。

治法：调和营卫，疏散风寒。

方药：桂枝汤加减（颗粒剂）。桂枝7g，白芍7g，百部10g，杏仁6g，半夏6g，陈皮6g，桔梗6g，黄芩6g，川芎6g，炒麦芽10g，炒神曲10g，大枣3g，生姜3g，炙甘草3g。7剂，每日1剂，冲服，分两次服。

二诊（10月11日）：诉咳嗽咯痰减轻，恶风畏寒症状消失，汗出稍减，大便已成行，每日1次。上方去桔梗、陈皮、半夏，加白术10g，山药10g，薏苡仁10g。7剂，服法同前。

三诊（10月18日）：患儿上述不适症状均以消失，仍有汗出。以桂枝龙骨牡蛎汤加味。拟方：桂枝7g，白芍7g，煅龙骨20g，煅牡蛎20g，陈皮6g，桔梗6g，山药10g，薏苡仁10g，黄芩6g，川芎6g，炒麦芽10g，炒神曲10g，大枣3g，生姜3g，炙甘草3g。

7剂，服法同前。嘱患儿注意日常饮食调护，避风寒，防止感冒。

1个月后电话随访，患儿汗出症状已消失，无其他不适。6个月后电话随访，诉患儿一般情况可，近3个月内上呼吸道感染次数较前明显减少。

按语：患儿平素多汗易汗、汗出不温，面色少华，四肢欠温，反复易感，病位主要在营卫。《灵枢·营卫生会》云："此所受气者，泌糟粕，蒸津液，化其精微，上注于肺脉，乃化而为血，以奉生身，莫贵于此。"《灵枢·本藏》云："卫气者，所以温分肉，充皮肤，肥腠理，司开阖者也。"以上阐明了营卫具有充养五脏六腑，温润皮肤腠理、筋肉骨节，抵御外来邪气，保证各脏腑正常功能的作用。营卫失调则表虚不固，外邪入侵，气机不畅，痰瘀内阻，五脏失养，正气虚损，发为本病。

患儿初诊时以营卫失调，外感风寒为主，咽红、喉核肿大是因邪热留恋、痰瘀互结，故治以桂枝汤加减调和营卫、疏散风寒，加杏仁、百部、陈皮、半夏、桔梗以止咳化痰，加黄芩清热，加川芎以活血化瘀散结，加炒麦芽、炒神曲以健脾和胃。后期其他症状消失，唯有汗出，是谓营卫不和，腠理不密而致，故用桂枝龙骨牡蛎汤加味治疗而收功。

此患儿本为营卫失调，兼热夹痰夹瘀，复外感风寒时邪为标，在治疗用药时不仅要治其本证、标证与兼证，补消兼施，补而不滞，还需调其体质，顾其根本，着眼整体，做到正气存内，邪不可干。

验案三

李某，女，4岁。

现病史：患儿以"反复咳嗽、流涕一年，再发两周"为主诉于2018年9月4日来诊。一年来患儿因调护失宜反复出现发热、咳嗽咯痰、鼻塞流涕，近两周又出现咳嗽咯痰、鼻塞流涕，在某院予"头孢、肺力咳"等药治疗鼻塞流涕消失，仍咳嗽、有痰。症见咳嗽，呈阵发性，痰少色白，面色少华，形体消瘦，发育落后，头发稀少，乏力气短，食少纳呆，大便溏，夜尿多，舌质淡，苔薄白，脉沉细无力。

西医诊断：反复呼吸道感染（迁延期）。

中医诊断：咳嗽（脾肾两虚兼痰瘀阻滞）。

治法：补肾健脾，化痰祛瘀。

方药：金匮肾气丸合四君子汤加减。熟地黄6g，山药10g，吴茱萸9g，肉桂3g，党参10g，白术10g，茯苓10g，牡丹皮7g，补骨脂9g，陈皮7g，姜半夏6g，芦根12g，桃仁6g，炒神曲10g，炙甘草3g。7剂，每日1剂，水煎，分两次温服。

二诊（9月11日）：诉咳嗽消失，乏力气短、食少纳呆好转，大便成形，上方去陈皮、半夏，加黄芪10g。7剂，服法同前。

三诊（9月18日）：诉乏力气短症状已消失，饮食可，大小便正常，夜尿明显减少，上方加黄芩7g。7剂，服法同前。服药后患儿上述不适症状均已消失，继续巩固治疗服药1月，嘱咐患儿注意平时饮食调护，避风寒，预防感冒。1个月后电话随访，诉患儿一般情况可，纳眠可，无其他不适。6个月后电话随访，诉患儿一般情况可，无其他不适，反复呼吸道感染次数较前明显减少。

按语：患儿先天禀赋不足，后天调养失宜，多病久病损伤脾肾。脾为先天之本，气血生化之源，主运化，在体合肌肉主四肢，脾虚不运则面色少华，形体消瘦，食少纳呆，大便溏。肾为先天之本，肾藏精主生殖，主水，在体为骨，其华在发，肾虚则出现发育落后，头发稀少，夜尿多。五行之中脾为母脏，肺为子脏，脾病传子，则致肺脏亦虚，又因肺为娇脏，居高位，不耐寒热，外邪上受，首先犯肺，故患儿反复发生上呼吸道感染。初诊时患儿一派脾肾两虚兼痰瘀阻滞之象，王晓燕老师以金匮肾气丸和四君子汤加减补肾健脾，加陈皮、姜半夏以化痰止咳，加桃仁以活血化瘀、止咳，加补骨脂以补肾固精缩尿，加芦根以化痰清热，防上药过温化热。二诊咳嗽消失，加黄芪以增强益气健脾之效，使生化有源。三诊症状基本消失，因小儿体质为纯阳之体，易从阳化热，加入少许苦寒之黄芩，补消兼施。

验案四

黄某，女，4岁。

现病史：患儿以"反复咳嗽、咯痰1年"为主诉于2018年5月20日来诊。患儿近1年来反复出现咳嗽、咯痰，有时伴有发热，多次住院静脉输液才能控制。平素多饮唇干，夜眠多汗，手足心热，大便干结。查体：咽红，喉核肿大，双肺呼吸音粗，腹胀，舌质红，舌苔少，脉细数。患儿平素嗜食辛辣之品。

西医诊断：反复呼吸道感染（缓解期）。

中医诊断：咳嗽（肺脾阴虚兼食滞内热、痰瘀）。

治法：润肺养阴，消积清热。

方药：沙参麦冬汤加减（颗粒剂）。北沙参10g，麦冬9g，玉竹6g，天花粉6g，桑叶6g，陈皮10g，莱菔子10g，五味子6g，浮小麦15g，桃仁6g，白扁豆10g，焦神曲10g，炙甘草3g。7剂，每日1剂，冲服，分两次温服。

二诊（5月27日）：患儿盗汗、手足心热减轻，大便质地柔软适中，一天一次，上方去莱菔子，加山药10g，以补肺健脾。7剂，服法同前。

三诊（6月3日）：患儿口渴、盗汗、手足心热较前明显减轻，饮食增进，但平素性情急躁，上方去白扁豆，加白芍9g。7剂，服法同前。服药后，患儿盗汗、手足心热症状消失，无其他不适，继续服药7剂巩固治疗，嘱咐患儿应注意日常饮食起居调护，少食辛辣刺激之品。1个月后电话随访，诉患儿一般情况可，无其他不适。6个月后电话随访，未再有呼吸道感染。

按语：患儿平素嗜食辛辣刺激性食品，辛辣伤阴，加之反复感染六淫之邪，发为本病。肺阴虚则见面色潮红，盗汗，手足心热；脾阴虚则见唇干口渴，面色少华，大便干结，舌红少苔；腹胀为食积之象，喉核肿大为痰瘀互结之征。病处于缓解期，治疗应以扶正养阴为主，佐以清热消食、活血化痰，方以沙参麦冬汤养阴润肺，加炒神曲、莱菔子、陈皮以消食化痰，加桃仁以活血化瘀；加五味子、浮小麦以敛汗止汗。二诊积滞减轻，故去莱菔子加山药增强补肺健脾之力。患儿为独生子女，平素性情急躁易怒，肝失调达，故三诊加白芍与陈皮联合疏肝理气，养肝柔肝。

此患儿本为肺脾阴虚，兼夹热、滞、痰、瘀、郁。临证应细心体察虚实之轻重，掌握攻补之尺度。补虚切忌过用滋腻而碍胃，清热祛邪切忌过用苦寒以伤正气，在治疗用药的同时还需注意患儿的日常饮食起居调护，忌食辛辣刺激食物，合理疏导患儿，以杜绝病源。

第九节　泄泻

一、概述

泄泻是儿科最常见的疾病，四季皆有，夏秋尤多。其症以大便性状改变、大便次数增多为主要临床表现，若病情严重的常可危及生命。2岁以下小儿发病率高。轻者治疗得当，预后良好；重者泄下过度，易见气阴两伤，甚至阴竭阳脱；久泻迁延不愈者，则易转为慢惊风、疳证，导致小儿生长发育缓慢，形成"五迟""五软"等虚赢证候。

泄泻之证，首见于《五十二病方》，名"溏泄"。《黄帝内经》中亦有"飧泄""濡泄""洞泻"等记载。《伤寒论》将本病与痢疾并称为"下利"，提出具体的治法和方药。泄泻之名首见于《太平圣惠方》："脾劳，胃气不和，时有泄泻，食少无为。"该书虽仍将泄泻与下利等为同类，但部分关于泄泻的临床表现与现代泄泻概念大致相符。陈无择《三因极一病证方论》开始出现泄泻专章论述，并将泄泻分为"虚寒泄""冷热泄""湿热泄"进行辨证论治。至明清时期对泄泻的认识日趋完善，李中梓提出"治泄九法"，标志着中医对泄泻的辨证论治趋于成熟。

泄泻作为中医治疗的优势病种，中医对其病因、病机等有深刻认识。《素问·阴阳应象大论》云："清气在下，则生飧泄。"《灵枢·师传》云："胃中寒，则腹胀，肠中寒，则肠鸣飧泄。"《素问·至真要大论》云："暴注下迫，皆属于热。"《素问·阴阳应象大论》中提出"湿胜则濡泻"，《医宗金鉴·泻证门》云："泻之一证，多因脾被湿浸，土不胜水而成。"李中梓《医宗必读》云："无湿不成泻。"指出寒、热、湿、虚、实等因素均可引起泄泻，其中湿邪是最重要的因素。

小儿泄泻的病因病机因其自身的特点与成人有所不同。小儿生机旺盛，因生长发育的需要，需大量摄入水谷，肠胃负担较重，加之小儿脾常不足，饮食起居不能自调，内易为饮食所伤，外易为六淫之邪侵袭，致使脾胃运化失常，水反为湿，谷反为滞，清浊不分，合污下流，而发为泄泻。脾胃虚弱为根本，饮食不当、感受外邪为外因。正如《小儿卫生总微论方》云："小儿吐泻者，皆由脾胃虚弱，乳哺不当，风寒暑湿，邪干于正之所致也。"《诸病源候论·小儿杂病诸候》云："小儿肠胃嫩弱，因解脱逢风冷乳食不消而变生吐利也。"《幼幼集成·泄泻证治》指出："泄泻之本，无不由于脾胃。"此外，尚有部分小儿肾阳不足，不能温煦脾阳，或脾阳困乏，累及肾阳，均致命门火衰，而致洞泻或滑脱。热利暴泻，水液耗损，津液受伤，气随津伤，可致津气两伤；甚或阴损及阳，阳损及阴，而致阴竭阳脱。若久泻不止，脾气虚弱，肝旺而生内风，可成慢惊风；脾虚失运，生化乏源，气血不足以荣养脏腑肌肤，久则可致疳证。

对于泄泻治疗，历代医家各自有其独到见解。中华中医学会儿科分会总结小儿泄泻的历史发展，结合现代小儿泄泻的发病现状，于2012年7月1日在中医儿科杂志发表的《中医儿科常见病诊疗指南》中将小儿泄泻辨证分为常证与变证两大类，常证包括湿热泻、风寒泻、伤食泻、脾虚泻及脾肾阳虚泻5种证型，变证分为气阴两伤证、阴竭阳脱证两种辨证分型，用于指导小儿泄泻的规范化辨证分型，被现代中医儿科医师广泛采用。

常证湿热泻表现为大便水样，或如蛋花汤样，泻势急迫，量多次频，气味秽臭，或夹少许黏液，腹痛阵作，发热，烦躁哭闹，口渴喜饮，食欲不振，或伴呕恶，小便短黄，舌质红，苔黄腻，脉滑数或指纹紫，治以清肠解热，化湿止泻，方以葛根芩连汤加减；风寒泻表现为大便清稀，夹有泡沫，臭气不甚，肠鸣腹痛，或伴恶寒发热、鼻塞流涕、咳嗽，舌质淡，苔薄白，脉浮紧或指纹淡红，治以疏风散寒，化湿和中，方以藿香正气散加减；伤食泻表现为大便稀溏，夹有乳凝块或食物残渣，气味酸臭，或如败卵，脘腹胀满，便前腹痛，泻后痛减，腹部胀痛拒按，嗳气酸馊，或有呕吐，不思乳食，夜卧不安，舌苔厚腻，或微黄，脉滑实或指纹滞，治以运脾和胃，消食化滞，方以保和丸加减；脾虚泻表现为大便稀溏，色淡不臭，常食后即泻，时轻时重，面色萎黄，形体消瘦，神疲倦怠，舌淡苔白，脉缓弱或指纹淡，治以健脾益气，助运止泻，方以参苓白术散加减；脾肾阳虚泻表现为久泻不止，大便清稀，澄澈清冷，完谷不化，或见脱肛，形寒肢冷，面色无华，精神萎靡，寐时睛露，小便色清，舌淡苔白，脉细滑或指纹色淡，治以温补脾肾，固涩止泻，方以附子理中汤合四神丸加减。

变证气阴两伤证表现为泻下过度，质稀如水，精神萎靡或心烦不安，目眶及囟门凹陷，皮肤干燥或枯瘪，啼哭无泪，口渴引饮，小便短少，甚至无尿，唇红而干，舌红少津，苔少或无苔，脉细数，治以健脾益气，酸甘敛阴，方以人参乌梅汤加减；阴竭阳脱证表现为泻下不止，次频量多，精神萎靡，表情淡漠，面色青灰或苍白，哭声微弱，啼哭无泪，尿少或四肢厥冷，舌淡无津，脉沉细欲绝，治以挽阴回阳，救逆固脱，方以生脉散合参附龙牡救逆汤加减。

二、学术思想

王晓燕老师临证多年，在本病的辨证施治及临床用药方面有独到见解。对于小儿泄泻的辨治，除遵循八纲及脏腑等辨证外，非常重视局部与整体相结合的辨证方法，其辨证的重点放在察大便的颜色、观舌、按腹、闻味、审小便、视肛门等而辨寒、热、虚、实及辨阴伤、阳损。

小儿泄泻，主要表现为大便的变化，观察审视大便的性状、气味、色泽等，是辨证的主要依据之一。大便"暴注下迫""溏黏垢秽""大便色绿味酸臭"等多属热象；大便清稀如水、澄澈清冷、肠鸣泄泻、水谷不分等多属寒象；泻物形如败卵、腹痛腹泻、泻则痛止等多属实证；食后即泻，泻物不化、下利清谷等多属虚象；气味不显，多为虚寒；气味酸馊，多为伤食。同时应重视观舌、按腹、小便量及肛门情况。舌淡红苔薄白多为感受寒邪；舌红苔黄多为有湿热下注；舌红或淡红，苔薄润或少苔多为脾胃气阴不足；舌红而干少苔则为热盛伤津；舌淡苔白多为脾肾阳虚。腹满拒按，矢气频频而臭浊，为邪积气滞；腹满按之软，多为脾虚气滞；小便短少，多为湿热或伤及津液；小便清白，多为有寒或脾肾阳虚。此外若伴有肛门肿胀、灼热、潮红、皱襞变粗者，多属热象；肛门色淡，皱襞潮黏者，多属寒；肛门肿胀而痛，周围淡红者，多为伤食；肛门不红不肿多皱褶者，多为虚泻。

以上所述均为局部症状，临证时还须结合整体情况综合辨证。凡起病急，病程短，多偏实。若兼有身热、口渴、心烦者，多为外感湿热；兼有发热恶寒、流清涕，多为外感风寒；泻如败卵、气味酸馊，多为暴饮伤食。凡起病缓，病程长，反复不愈，兼有神疲、乏力、面黄肌瘦者，多属虚、属寒。局部症状与整体症状不尽符合，多为虚实夹杂。

因脾恶湿喜燥，湿邪最易困脾而致病，故有"无湿不成泻""泻虽有风寒热虚实之不同，未有不源于湿者"之说。"脾以运为贵"，因此王晓燕老师在治疗泄泻时以运脾渗湿利水为总则，再根据辨证，施以散风寒、清湿热、消积滞、抑肝木、益脾气、护阴液，以使阴液不伤，脾气健运，湿从小便而去，利小便而实大便，而非专事收敛止泻。临证时常用苍术、车前子、白术、茯苓、扁豆运脾健脾利湿。但小儿稚阴稚阳，易虚易实，易寒易热，急泻则易伤津耗气，甚则阴竭阳脱；久泻则易伤脾气，甚则脾肾阳虚。王晓燕老师善用山药、太子参益气养阴生津，而无滋腻滑润之弊；用乌梅生津养阴，收敛止泻而无闭门留寇之害；腹泻多兼腹痛，常用芍药以缓急止痛，且起敛阴护液之用；脾虚不运，湿困脾胃，可致气机不畅，气机不畅又可影响水湿运化，造成恶性循环，所以，常用木香、陈皮理气运脾，相得益彰；暴饮暴食易伤脾胃，脾失健运，则更易夹积，常用焦山楂、炒麦芽以消食开胃，取其"理湿先开胃"之意。纵观王晓燕老师治疗泄泻常用药，以利水渗湿、补脾健运药为主，药味多甘、苦、平，长于利水渗湿，益气健脾助运，充分体现了王晓燕老师"止泻重在健运脾胃"的学术思想。

婴儿泄泻需重视饮食护理，王晓燕老师认为无论泄泻起于何因，病程超过1周，均易出现乳糖不耐受，建议换为腹泻奶粉，同时可予以焦米汤、苹果煎汤喝，以助快速恢复脾胃运化功能，迅速止泻。

三、验案举隅

验案一

患儿，冯某，女，2岁9个月。

现病史：患儿以"腹泻半月余"为主诉于2019年1月9日来诊。患儿半个月前饮食不节后出现大便溏薄，日行4~5次，呈黄白色，夹有食物残渣，胃纳不香，无发热，无呕吐，在当地诊断为消化不良，予口服益生菌及消食止泻药物10余天，大便时发时止，仍胃纳不香，遂来诊。刻下：大便稀溏，每日2~3次，胃纳不香，面色萎黄，平素易汗，四肢欠温，小便可。舌质淡红、苔薄白，指纹淡红，隐于风关。肛周无潮红。查大便常规及轮状病毒、腺病毒未见异常。既往有反复腹泻病史。

西医诊断：迁延性腹泻。

中医诊断：泄泻（脾虚寒泄）。

治法：温中散寒，运脾止泻。

方药：理中汤加减。党参10g，炒白术7g，炮姜2g，山药10g，炒白扁豆10g，煨木香5g，陈皮5g，焦山楂10g，炒麦芽10g，葛根6g，肉桂3g，炙甘草5g。3剂，水煎服，每日1剂，分两次服。

二诊（1月12日）：药后每日大便次数减少，日行1～2次，呈糊状，胃纳可，四肢转温，舌质淡红、苔薄白，指纹淡红，隐于风关。原方去炒白扁豆、煨木香，加炒防风5g，赤石脂10g。5剂，煎服法同前。两个月后患儿因咳嗽前来就诊，询问得知服上药后，泄泻即愈，至今未发。

按语：小儿经常腹泻，脾胃素虚，又为乳食所伤而发病。久泻不愈，伤及脾阳，而成脾胃虚寒之泄泻。该患儿便溏，夹有食物残渣，面色萎黄，易汗肢冷，乃脾胃虚寒之象，舌淡、苔薄白、指纹淡红为脾胃虚寒之证。方用炮姜温补脾阳；党参、炒白术、炒白扁豆健脾利湿；用少许肉桂温阳助膀胱气化，气化行则水道利，脾健水利则寒湿自除；葛根升脾之清气以止泻；赤石脂涩肠止泻；煨木香、陈皮、焦山楂、炒麦芽理气消食、健运脾胃；炙甘草调和诸药，共成温中散寒、运脾止泻之剂。二诊时加炒防风，取"风能胜湿"之意，风药气轻性燥，能鼓舞振奋脾阳，清阳上升，浊阴自降，则泄泻易愈，诚如李中梓《医宗必读》中所载："鼓舞胃气上腾，则注下自止。"赤石脂"固肠胃，有收敛之能"。并嘱咐患儿家长，患儿暂禁食肉蛋奶、油腻及零食甜食及生冷食物，可进食山药小米粥，蒸苹果吃。

王晓燕老师辨治脾胃虚寒泄时，一以温运脾胃顾护脾阳，选肉桂、炮姜、炒白术等药，二以助运脾胃行气化滞，选陈皮、木香、神曲、麦芽等药，三佐以少许收敛固涩药，多在病程的后期，多选赤石脂、乌梅等药。

验案二

刘某，男，10个月。

现病史：患儿以"腹泻伴发热两日"为代主诉于2018年7月16日来诊。患儿两日前因饮食不节出现腹泻，泻势急迫，日行七八次，为稀水蛋花汤样便，味秽臭，无脓血，腹胀腹痛（腹泻前哭闹），伴发热，最高体温38℃，小便短少，纳欠佳，自服思连康及小儿柴桂退热颗粒1天未见好转。刻下：患儿体温37.8℃，精神不振，面色发黄，前囟及眼窝轻度凹陷，唇红而干，皮肤弹性尚可，肛门红赤。舌质红，苔白厚腻，指纹紫滞至风关。大便常规：粪常规：白细胞3～5个/Hp，红细胞3～4个/Hp，粪轮状病毒（-）。

西医诊断：感染性腹泻。

中医辨证：泄泻（湿热下注）。

治法：清热利湿，佐以健脾助运。

方药：葛根芩连汤加减。葛根10g，黄芩7g，黄连3g，木香6g，陈皮5g，炒白芍7g，茯苓7g，泽泻7g，焦神曲9g，炒鸡内金9g，苍术7g，炙甘草3g。3剂，水煎服，每日1剂，早晚分服。配合清热止泻贴敷神阙穴，每日1次。

二诊（7月20日）：服用3剂后，患儿热平，腹痛腹胀症状消失，腹泻较前明显减轻，大便稀溏状，日行3～4次，纳仍较差，舌质红，苔白稍腻。湿热余邪未净，脾胃失和。上方减苍术、黄连，加太子参、炒焦山楂9g以健脾消食止泻，3剂，服药后诸症悉除，病告痊愈。

按语：此患儿发热，蛋花汤样便，泻下急迫，味秽臭，肛周红赤，触手灼热，辨证为湿热泻。王晓燕老师认为湿热泻的治疗应以"清热利湿，健脾止泻"为基本原则。清热为治疗湿热泻的前提，利湿为治疗湿热泻的核心，健脾是治疗湿热泻的根本。健脾而非补脾，小儿脏腑发育尚未完善，若单纯补益则会加重脾胃的负担，阻碍其功能。健脾主要为健运脾气，恢复其正常的生理功能，脾胃得健则湿邪自化，清浊乃分，泄泻终止。

一诊方选葛根芩连汤加味。方中葛根其性辛、甘、凉，入脾胃经，其凉可清除体内之热，《开宝本草》记载"小儿热痞，以葛根浸捣汁饮之"，其辛甘又能升举脾阳而止泻；芩、连二药苦寒，功擅燥湿，善清中下焦之湿热，而厚肠止泻；苍术燥湿健脾，陈皮健脾理气，茯苓、泽泻健脾祛湿，共同恢复脾之运化功能，升清降浊；焦神曲、鸡内金以消食助运；木香辛散温行，行气止痛，消痞除胀，炒白芍以缓急止痛；炙甘草调和诸药；诸药合用，清热而不伤正，补益而不留邪，清补并行，从而起到清热利湿、健脾止泻之功。二诊热平，腹痛腹胀消失，腹泻明显好转，纳仍欠佳，故减清热燥湿之苍术、黄连，加太子参、炒焦山楂以健脾消食止泻。

验案三

李某，男，1岁。

现病史：患儿以"腹泻两周余"为代主诉于2019年5月13日就诊。两周前因支气管炎服抗生素及清热止咳化痰药物后出现腹泻，大便稀水样，日行3～4次，不思饮食，曾服妈咪爱、蒙脱石散1周未见好转，后又服清热止泻除湿颗粒，腹泻加重，日行5～6次。刻下：大便稀水样，色黄绿，无秽臭，仍不思饮食。查体：精神一般，面色萎黄，腹胀软，肛门无红肿，舌质淡红，苔白，指纹淡红。查大便常规和轮状病毒、腺病毒未见异常。

西医诊断：抗生素相关性腹泻。

中医辨证：泄泻（脾虚泻）。

治法：益气健脾，利湿止泻。

方药：七味白术散加减。太子参10g，炒白术10g，茯苓10g，葛根7g，炒白芍10g，藿香7g，木香3g，焦三仙（焦山楂、焦麦芽、焦神曲）各10g，炙甘草3g。4剂，水煎服，每日1剂，早晚分服。

二诊（5月17日）：大便次数减少，日行2~3次，稀糊便，纳食略增，舌质淡红，苔白，指纹淡。上方加山药10g，继服7剂。药后诸症痊愈。服药期间停肉类、蛋类食物，换食防腹泻奶粉，每天熬山药、苹果粥喝。

按语：抗生素相关性腹泻（AAD）是指应用抗生素后发生的、与抗生素有关的腹泻。Bartlett将其定义为伴随着抗生素的使用而发生的无法用其他原因解释的腹泻，年龄越小的孩子越容易发生。王晓燕老师认为，儿童抗生素相关性腹泻的发生与小儿脾、肾常不足有密切关系。感邪后，正气不足，抗生素类似中药的苦寒之剂，应用后则致脾胃受损，运化失常，水反为湿，谷反为滞，清浊不分，发为泄泻。此患儿服用抗生素外加苦寒的中药，伤及脾胃，脉症合参，辨证为脾虚泄泻，选七味白术散加减。

七味白术散为中医儿科鼻祖钱乙所创，"白术散治脾胃久虚，呕吐泄泻，频作不止，津液苦竭，烦渴多燥，但欲饮水，乳食不进，羸瘦困劣，因而失治，变成惊痫，不论阴阳虚实，并宜服。"药由四君子汤（人参、茯苓、白术、甘草）加木香、藿香、葛根组成，共为七味中药，所以后人将其称之为"七味白术散"。四君子汤能补益脾胃之气，其中的茯苓、白术又能健脾燥湿；木香为三焦气分要药，行气健脾；藿香解暑，芳香化湿而止泻；葛根解表，生津止渴，升阳止泻。可谓补时不致气机壅塞、脾胃壅滞，泻时不致脏腑不耐、伐伤正气，全方中正平和，不偏不倚，补中有泻，寓泻于补，用之恰中病机。长期腹泻患儿多有伤津，王晓燕老师临证时用太子参代替人参，太子参性平力薄，可补气阴又不至大补化热助阳、过燥伤津。

现代研究证实，四君子汤能够促进肠黏膜修复及正常菌群生长，是一种理想的微生态调节剂。藿香中的黄酮和糖苷、木香中的萜类、葛根中的葛根多糖和葛根素均有抑制有害微生物生长的作用，另外葛根中还有矿物质和氨基酸，均有助于腹泻的恢复。

二诊患儿腹泻明显好转，效不更方，加山药以加强健脾补肾止泻之功。全方配伍精当，临证辨证准确，屡试屡效。

第十节　厌食

一、概述

厌食是指以长期食欲减退或消失，食量减少，甚至拒绝进食为表现的一种饮食异常行为，多发生于1~6岁儿童，个别可延及学龄期。本病一般预后较好，若病情迁延，长期营养不良可造成机体免疫力下降，同时可增加罹患贫血、呼吸道感染、佝偻病等疾病的风险，甚至可引起发育停滞、智力发育异常、睡眠障碍等。我国儿科收治患者中厌食症患儿占5%~7%，且城市发病率高于农村，独生子女发病率高于非独生子女。随着城市化进程加快、生活方式多元化、饮食结构改变等原因，小儿厌食发病率表现出逐年增高的趋势。

小儿厌食的症状除了饮食差、食量少外，部分患儿还伴有腹胀、腹痛、恶心、呕吐、口臭，大便稀或秘结等非器质性疾病引起的症状。

小儿厌食的发病机制尚不明确，其病因除与急、慢性感染性疾病及药物影响有关外，还与喂养方式、饮食习惯、精神心理、社会环境、自然环境等因素有关，具体归纳有以下几种：①未及时添加辅食、断奶较晚、饮食习惯不良或饮食结构不合理。长期如此，不仅造成孩子偏食、挑食的不良习惯，还可使胃肠消化吸收功能发生障碍。②疾病及药物因素。大多数疾病都可导致孩子的食欲下降，例如患胃肠炎、消化性溃疡、肝炎或结核等病时，厌食尤其突出。此外，给孩子服过多的钙片、维生素A或维生素D，则孩子亦可出现食欲减退现象。③精神因素及社会因素。西医学普遍认为"脑肠肽-食欲中枢"紊乱是小儿厌食症发生发展的重要环节。中枢神经系统受人体内外环境不良刺激的影响，通过交感神经系统的内脏反应使消化功能的调节失去平衡引起食欲减退。家庭成员的进食观会直接影响孩子的进食行为，吃饭时父母的责骂、批评会造成儿童焦虑、紧张等情绪，家长引诱或强制进食，均可导致食欲下降、进食减少，出现厌食。④气候因素。天气过热或湿度过大，可影响神经调节功能和消化液的分泌而引起孩子食欲不振。⑤微量元素缺乏及某些内分泌素不足。厌食与微量元素关系密切，锌缺乏在厌食患儿中所占比例较大；某些内分泌素缺乏如甲状腺功能低下、肾上腺皮质激素相对不足也可表现为厌食。西医治疗主要是以对症为主，常用治疗方法有：补锌等纠正微量元素的缺乏，给予微生态制剂、多酶片、酵母片等助消化剂，多潘立酮片等胃动力药，或严重者给予激素疗法，以着重恢复小儿消化功能。

中医古籍中有"恶食""伤食""不思食""不嗜食""不

饥不纳"等记载及相关论述。如《脾胃论·饮食伤脾论》记载："夫脾者，行胃津液，磨胃中之谷，主五味也。胃既伤，则饮食不化，口不知味，四肢倦困，心腹痞满，兀兀欲吐而恶食，或为飧泄，或为肠澼，此胃伤脾亦伤明矣。"《赤水玄珠全集·伤饮伤食》指出："不能食者，由脾胃馁弱，或病后而脾胃之气未复，或痰客中焦，以故不思食。""胃脾虚，则停积。"《幼科发挥·脾经兼证》说："诸困睡，不嗜食，吐泻，皆脾脏之本病也。"

厌食病位主要在脾胃，其病因有：先天禀赋不足；后天饮食不节，或贪凉饮冷，或长期偏食，损伤脾胃；或情志失调，思虑伤脾；或久病累及脾胃。基本病机为脾胃不和，纳化失职。胃司受纳，脾主运化。脾胃乃气机升降之枢纽，脾以升为健，主运化，胃以降为和，主受纳，若脾胃失和，则进食不化、不思饮食。脾胃为后天之本，气血生化之源，如病情迁延，可致气血匮乏而发展为疳证。本病食滞为标，脾虚为本，治疗以运为健，脾胃调和，方知五谷之味。如《诸病源候论》云："脾者，脏也；胃者，腑也。脾胃二气，相为表里。胃受谷而脾磨之，二气平调，则谷化而能食。"

二、学术思想

（一）对病因病机的认识

王晓燕老师认为导致厌食的病因大致可分为内因、外因、不内外因。内因者，素体脾虚。外因者，多为外感六淫或内伤饮食。外感寒邪或湿热、嗜食肥甘厚味、饮食不节等都可影响脾胃的运化功能，日久则损伤脾胃，导致脾胃虚弱。情志失调则为不内外因，长期情志抑郁，忧思伤脾；或者暴怒伤肝，肝疏泄条达功能失常，肝气横逆乘脾犯胃，最终导致脾胃升降失常而致厌食。因国内独生子女现象，家长唯恐孩子营养不良，常强迫、恐吓或诱劝孩子进食，而致孩子逆反心理产生，更加厌恶进食，而致恶性循环。所以，王晓燕老师认为情志失调，肝气不舒是导致厌食或者加重病情的常见原因。脾胃运化功能失常，酿食生湿，阻碍气机，气机郁滞，气行则血行，气滞则血瘀，迁延日久则终至脉络瘀滞，而致虚实夹杂。

（二）治疗用药

厌食的基本病机为脾胃不和，纳化失职。所以，治疗以运脾开胃为基本法则，宜以芳香之剂解脾胃之困，拨清灵脏气以恢复转运之机。脾胃调和，脾运复健，则胃纳自开。临床自拟"加味平胃散"：苍术、陈皮、厚朴、焦三仙（焦山楂、焦麦芽、焦神曲）、白芍、柴胡、三棱、莪术、佛手。平胃散出自《太平惠民和剂局方》，方中重用苍术燥湿运脾为君；厚朴行气化湿，消胀除满为臣；陈皮行气化滞为佐；炙甘草健脾和中，调和诸药为使。诸药合用，共成燥湿运脾，行气和胃之功，是治疗脾胃病的祖方，王晓燕老师对此方推崇备至，诸多脾胃病均用此方加减治疗。加焦三仙（焦山楂、焦麦芽、焦神曲）消食开胃；佛手醒脾开胃；白芍、柴胡疏肝柔肝，并防上药过于温燥；三棱、莪术活血化瘀，醒脾开胃。

随证加减：

1.脾失健运

以食欲不振，食量减少为主要症状，多见于疾病早期。若脘腹胀满，加用木香、莱菔子、佛手以理气助运；若脘痞身重、呃逆，苔腻，脉滑，则为暑湿困脾之证，加用半夏燥湿降逆，藿香芳香化湿，连翘清解郁热。

2.脾胃气虚

以不思乳食，面色少华，肢倦乏力为主要症状，加用党参、太子参、白术、茯苓，以补中益气、健脾除湿；加砂仁行气调中和胃，以协陈皮共助理气调和之功；若大便稀溏者，加山药、薏苡仁、白扁豆以健脾化湿。

3.脾胃阴虚

以饥不欲食，呕哕咽燥，口干多饮，大便干结，舌红少苔为主要症状，可加用北沙参、麦冬、玉竹、石斛、乌梅等甘润之品润燥以复其阴；若大便干结较重者，可加用郁李仁、火麻仁润肠通便。

4.肝脾不和

以胸闷痞满，食少嗳气，性情急躁为主要症状，重用柴胡、白芍养阴柔肝；加佛手疏肝理气；若烦躁不宁，苔黄腻，脉滑数，加龙胆草、石菖蒲清热燥湿、醒神开胃；若嗳气、呃逆，加旋覆花、代赭石降逆平肝。

需要注意的是消导不宜过峻，燥湿不宜过热，补益不宜呆滞，养阴不宜滋腻，以防损脾碍胃，影响纳化。

（三）特色外治法

王晓燕老师在临床治疗厌食常配合中医特色外治法，达事半功倍的效果。

1.推拿

厌食症是小儿推拿的优势病种之一。推拿是以阴阳五行、经络学说为理论依据，以辨证论治为原则，通过捏合脊背及穴位刺激，振奋全身的阳气，推动气血运行，平衡阴阳，达到治疗的目的。临床常开天门、推坎宫、按总筋、分阴阳、推五经，以调理脏腑，重补脾经，配合按揉中脘、神阙、足三里、肝俞、脾胃俞及捏脊，运水入土，以助运化，调和脾胃，增进饮食。清肝经，以疏肝理脾，从而达到健脾和胃、清补兼用，疏通经络、通气血、调气机，食欲开化之功。

2.针刺四缝

四缝穴在儿科疾病的应用早有记载，属经验效穴，治疗小儿食积、厌食、疳积临床疗效肯定。四缝穴最先记载于《奇效良方》："四缝四穴，在手四指内中节是穴，用三棱针出血，治小儿猢狲劳等证。"四缝穴位于手的掌面，为手太阴肺经、手少阴心经、手厥阴心包经所循行区域，而手为阴阳经脉交接之处，手太阴肺经与手阳明大肠经、手少阴心经与少太阳小肠经、手厥阴心包经与手少阳三焦经互为表里，经络相互贯串，联络五脏六腑，故点刺四缝具有调节五脏六腑功能的作用。

3.穴位贴敷

膏药以芳香醒脾药物为主，于神阙穴、中脘穴贴敷。通过穴位贴敷对患儿的神阙穴、中脘穴进行持续刺激，以调理脾胃、疏通经络。

（四）日常调护

1.定时定量

"乳贵有时，食贵有节"，王晓燕老师主张小儿吃饭八分饱，不要暴饮暴食，且要定时，以防损伤脾胃，或食积而容易招致外感。如《黄帝内经》云："饮食自倍，肠胃乃伤。"万全曰："若要小儿安，三分饥与寒。"

2.饮食均衡

《素问》云："毒药攻邪，五谷为养，五果为助，五畜为益，五菜为充，气味合而服之，补精益气。"要根据不同的年龄段制定合理的饮食，保障充足的营养。

3.心理调摄

心理调摄对厌食症的发生有重要的预防作用。情志平和，则气机调畅，进而胆汁分泌与排泄顺畅，协调脾胃升降之气而助其运化而纳食香甜。所以，要养成良好的性格，应保证进食时心情愉悦。家长需纠正"唯恐其饥饿"而强迫进食的错误思想，提高育儿耐心，而非在其不愿进餐时，轻则训斥，重则打骂，使小儿情绪低落，精神抑郁，饱食中枢兴奋性增高，引起胃肠消化液减少，消化能力降低，食欲下降，久而发生厌食。另外排除进食干扰，专心进食也能有效提高消化功能而防止厌食症的发生。如果进餐时常因精彩电视节目等诱惑转移了吃饭的兴趣，则会导致消化液的分泌失常，尤其影响头期消化液的分泌产生，因此，小儿进食时应放下手机，远离游戏，不看电视，排除各种干扰，专心吃饭。

三、验案举隅

验案一

李某，女，5岁。

现病史：患儿以"长期食欲不振"为主诉于2018年5月13日初诊。患儿长期纳食欠佳，饮食不香，口中无味，无发热、吐泻等症，神志可，夜卧不安，二便调。查体：一般情况可，面色欠佳，腹胀，无压痛、反跳痛，肝、脾胁下未触及。舌淡红，苔厚腻，脉滑数。

中医诊断：厌食（脾失健运）。

治法：运脾消食。

方药：平胃散加减（颗粒剂）。苍术10g，厚朴5g，陈皮6g，炒白芍10g，神曲10g，炒麦芽10g，莪术5g，三棱5g，石菖蒲6g，炒鸡内金10g，柴胡6g，青蒿10g，佛手10g，炙甘草3g。7剂，每日1剂，冲服，分两次口服。配合外治法针刺四缝穴1次。

二诊（5月20日）：服药7天后食量增加，食欲好转，睡眠好转，舌质淡红，苔白稍厚，脉滑数，大便稍稀。原方去石菖蒲，加乌梅、炒薏苡仁。

三诊（5月27日）：服药7剂，食欲可，食量基本正常，面色红润，效不更方，继服5剂巩固疗效。

按语：家长娇惯患儿，长期恣纵口腹，不知节制，日久损伤脾胃，失其健运而致厌食。舌苔厚腻，脉滑数，有湿蕴化热之象，故加青蒿、石菖蒲以清胃肠湿热。二诊舌苔转薄，故去石菖蒲，加乌梅以生津敛阴防上药过于温燥，加炒薏苡仁以健脾利湿，终使脾胃运化正常，湿浊得去，饮食好转。

验案二

马某，女，8岁。

现病史：患儿以"长期纳食欠佳"为主诉于2019年11月3日初诊。患儿长期纳食欠佳，偶有腹痛，呈阵发性，食欲不振，无发热、吐泻等症，神志可，大便溏。查体：一般情况可，面色少华，腹稍胀，无压痛、反跳痛，肝、脾肋下未触及。舌质暗红，苔薄白，脉细。

中医诊断：厌食（脾胃气虚）。

治法：补中益气，和胃消食。

方药：平胃散合补中益气汤加减（颗粒剂）。党参10g，苍术10g，白术15g，厚朴6g，陈皮6g，茯苓10g，山药10g，柴胡6g，延胡索10g，三棱6g，莪术6g，酒白芍10g，炒山楂10g，焦神曲10g，炙甘草3g。7剂，每日1剂，冲服，分两次口服。

二诊（11月10日）：服药7天，食欲增强，腹痛明显减轻，大便稀溏好转。上方去三棱、莪术，加砂仁6g，以温脾止泻。

三诊（11月15日）：服药5剂，饮食基本正常，腹痛消失，面色红润，上方去苍术、厚朴，加黄芪10g，石斛10g。5剂，以巩固疗效。

按语：小儿处于生长的关键时期，发育较快，但其脏腑仍然比较脆弱，容易受到不同外界致病因素的影响，造成脾胃功能发生紊乱，导致厌食、腹痛等症状。本患儿面色少华，苔薄白，脉细是脾虚气弱之象，故加党参、茯苓、白术、山药以健脾扶正，延胡索活血定痛。三棱、莪术活血破气功效较强，量大、久用容易伤正，患儿服药后症状明显好转，故二诊中去之，加砂仁以助化湿开胃，温脾止泻。三诊，诸症好转，脾胃得运，湿浊得化，食积得减，故去苍术、厚朴、山楂，加黄芪、石斛以健脾养胃而收功。

验案三

王某，男，10岁。

现病史：患儿以"长期食欲不振"为主诉于2019年12月5日初诊。患儿长期纳食欠佳，不欲饮食，食后呃逆，无发热、吐泻等症，平素情绪急躁，睡眠不安，二便正常。查体：神志清，精神可，面色红润，腹软，无压痛、反跳痛，肝、脾胁下未触及。舌质红，苔厚稍腻，脉弦滑。

中医诊断：厌食（肝脾不和）。

治法：疏肝理气，运脾开胃。

方药：平胃散合柴胡疏肝散加减（颗粒剂）。苍术6g，陈皮6g，佛手6g，木香6g，白芍10g，柴胡6g，延胡索10g，石斛10g，三棱5g，莪术5g，竹茹5g，炒神曲10g，龙胆草3g，炙甘草3g。7剂，水煎服，每日1剂，分两次口服。

二诊（12月12日）：服药7天，食欲好转，食量稍有增加，情绪稍有好转，睡眠不安。上方加莲子10g。

三诊（12月19日）：服药7剂，饮食基本正常，夜间睡眠可，情绪正常，效不更方，继服7剂巩固疗效。

按语：此年龄段的男孩生长发育较快，好奇心、胜负欲较重，且心思敏感时期，若长期情志不遂，情绪暴躁，而暴怒伤肝，致使肝失疏泄，则肝气横逆乘脾犯胃，出现肝脾不和之症。治疗应以调和肝脾为主，故治以运脾开胃，疏肝理气。方中苍术、陈皮理气燥湿健脾；佛手、柴胡、延胡索疏肝解郁兼理气和胃；木香行气健脾消食；白芍、石斛养阴柔肝、益胃生津；竹茹清热除烦、降逆止呕；三棱、莪术活血化瘀，醒脾开胃；龙胆草清肝火；甘草既补脾益气，又可调和诸药。纵观全方，疏肝健脾为主，佐理气活血，兼有清心除烦之效。二诊患儿夜间睡眠不安，加莲子以助清心除烦。王晓燕老师临床对于肝脾不调引起厌食者，除常用白芍、柴胡疏肝柔肝外，也常加少量龙胆草以清肝利湿，现代研究发现龙胆草有刺激消化液分泌以助消化的作用。龙胆草性味苦寒，用量易小，且不可久用。

第十一节　腹痛

一、概述

腹痛是指胃脘以下、脐之四旁以及耻骨以上部位发生疼痛的症状，是小儿时期最常见的症状之一。引起腹痛的原因很多，涉及各科疾病。这些疾病既可以是腹内脏器病变，也可以是腹外病变；可以是器质性的，也可以是功能性的；可以是内科疾患，也可以是外科疾患，甚至最初为内科疾患，以后病情发展而以外科情况为主。在治疗方法上，有些腹痛急需手术，有些腹痛则不需要手术；有些腹痛最初保守治疗，之后需手术治疗。急需手术治疗者，若误诊、漏诊延误手术则可造成严重后果，甚至危及生命。反之，对不需要手术者，施行不必要的手术，不但增加病人痛苦，甚或加重病情。所以对小儿腹痛的诊断和鉴别诊断，应十分重视。

临床常见的腹痛为非特异性的腹痛，即功能性腹痛。功能性腹痛是神经调节系统的异常导致的一种感觉性的疼痛，而不是由于腹部的某一器官发生病理改变而引起的，多发于2～12岁的儿童，以学龄期儿童最常见。腹痛以脐周为主，多数儿童伴有恶心、呕吐、厌食等症状，疼痛可轻可重，但腹部无明显体征，有反复发作的特点，无伴随的病灶器官症状如发热、泄泻、咳嗽、尿急、尿痛等，辅助检查正常。如果3个月以内有3次以上的发作，称之为复发性腹痛，腹痛为痉挛性或绞痛性，同时伴有恶心、呕吐、出汗、食欲不振、便秘或腹泻等症状，常影响小儿正常活动，在发作间隙期则表现正常。此类患儿性格忧郁，情绪紧张、压抑，渴望被爱护，常规解痉止痛治疗得不到理想疗效。

中医学认为腹痛是各种原因引起的胃肠气滞不通所致，正如《素问·举痛论》云："通则不痛，痛则不通。"其原因以寒、实多见，虚、热次之，或外寒入侵，或饮冷寒中，或饮食积滞，或蛔虫内扰，或肝木侮土，或脾胃虚寒，或湿热内蕴等，均可导致腹痛。治疗总则是调理气机，疏通经脉。

二、学术思想

王晓燕老师认为，小儿腹痛临床辨证首辨气、血、虫、食，再辨寒、热、虚、实。

（一）辨气、血、虫、食

气滞表现为疼痛时作时止，反复发作，或胁肋胀痛，多为情志失调引起；血瘀表现为刺痛，痛有定处，按之痛剧，局部硬满，或有跌仆损伤手术史；虫积表现为脐周疼痛，时作时止，有大便排虫史，或粪便镜检有虫卵；食积表现为嗳腐吞酸，呕吐不食，脘腹胀满。

（二）辨寒、热、虚、实

寒证表现为暴痛而无间歇，得热痛减，兼有口不渴，下利清谷等；热证表现为疼痛阵作，得寒痛减，兼有口渴引饮，大便秘结等；实证表现为急性腹痛，其痛有定处，拒按，痛剧而有形，饱而痛甚，兼有胀满，脉大有力；虚证表现为慢性腹痛，其痛无定处，喜按，痛缓而无形，饥则痛作，舌淡少苔，脉弱无力。

王晓燕老师认为小儿腹痛临床以腹部中寒、乳食积滞、肝郁气滞、脾胃虚寒四个类型为多见。反复发作的多由肝郁气滞、脾胃虚寒引起。无论何种原因，最终致脾胃大肠气滞不通而痛。气滞不通，可致脾胃运化功能失调，水湿停聚，又可加重气滞，从而造成恶性循环。所以，王晓燕老师治疗时主张以理气止痛、运脾燥湿为总的治则，方以平胃散加芍药、延胡索、木香为主加减。其中厚朴、陈皮、延胡索、木香理气止痛，白芍甘草缓急止痛，苍术、厚朴、陈皮运脾燥湿。腹部中寒者加高良姜，黑胡椒等，脾胃虚寒者加炒白术、干姜，肝郁气滞者加柴胡，伤食者加麦芽、神曲等。

三、验案举隅

验案一

郭某，男，6岁。

现病史：患儿以"反复腹痛半年"为主诉于2015年5月12日来诊。患儿半年前无明显诱因出现阵发性腹痛，得温痛减，受凉或进食生冷后加重，纳食一般，反复于医院就诊，见效甚微，无呕吐等症，精神可，纳眠一般，小便可，大便稍溏。查体：一般情况可，腹软，无压痛及反跳痛，肝、脾肋下未触及，舌质淡红，苔白厚，脉沉缓。腹部彩超未见异常，腹部CT结果未见异常，幽门螺杆菌检测（－）。

西医诊断：功能性腹痛。

中医诊断：腹痛（脾胃虚寒，脏腑筋脉拘急）。

治法：温中补虚，缓急止痛。

方药：小建中汤加减（颗粒剂）。红糖15g，桂枝9g，白芍15g，香附9g，砂仁10g，柴胡9g，木香6g，延胡索9g，黄芪10g，炒白术9g，炒白扁豆10g，焦三仙（焦山楂、焦麦芽、焦神曲）各15g，炙甘草3g。7剂，每日1剂，冲服200mL，早晚分两次温服。

二诊（5月18日）：患儿腹痛症状明显减轻，未诉特殊不适，上方继服7剂以巩固疗效，随访1个月，患儿腹痛未再反复。

按语：小儿腹痛实证者十之八九，但亦有虚证或虚实夹杂所致者。如《小儿卫生总微论方》云："小儿心腹痛者，由脏腑虚而寒冷之气所干。"追问病史，此患儿平素喜食冷饮，久则损伤脾阳，中阳不足，脾失运化，失于温养，脏腑拘急而痛。腹痛绵绵、喜温喜按、进食生冷加重、大便溏均为脾胃虚寒之象，舌质淡红，脉沉缓为脾胃虚寒之征，苔白厚乃脾虚水湿不能运化之象。

方中红糖、桂枝、白芍、甘草具有温中补虚，和里缓急之功效。饴糖甘温质润入脾，益脾气并养脾阴，温中焦而缓急止痛，王晓燕老师常用性温、味甘的红糖代替，红糖除有益气补血、健脾暖胃、缓中止痛之外，尚可活血化瘀；桂枝温阳而祛虚寒，二者共为君药。芍药缓急止痛；砂仁温中行气止痛；延胡索、香附调畅中焦之气，并解肝郁之气，行气止痛；木香行肠胃之气；黄芪益气补脾，共为臣药。炒白术、炒白扁豆健脾祛湿；焦三仙（焦山楂、焦麦芽、焦神曲）消食化积；柴胡疏肝理气，且防上药过于温燥而化热，共为佐药。炙甘草甘温益气，既助桂枝、红糖辛甘养阳，益气温中缓急，又合芍药酸甘化阴，柔肝健脾和营，且可调和诸药，是为佐使药。综观全方，以温中健脾为主，辅以行气化滞，以使气血通畅，疼痛自消。现代药理研究发现，白芍、延胡索、砂仁有明显镇痛作用；桂枝、砂仁、木香可促进胃肠道运动，调整胃肠道平滑肌的收缩与蠕动的功能紊乱；焦山楂、麦芽、神曲可增加消化酶分泌，对乳食积滞之腹胀、痛泄等消化功能紊乱有疗效。

验案二

王某，女，5岁。

现病史：患儿以"反复腹痛1年，加重2天"为主诉于2017年6月12日来诊。患儿1年前饮食不节后出现脐周腹痛，自行服用消食药物后腹痛缓解，此后每隔1个月左右则作，每因饮食不慎而诱发，每次发作数分钟，痛后如常人，先后查腹部彩超、胃镜、腹部CT，大便常规查虫卵及潜血、小便常规等多种检查，均未见异常，服用西药解痉剂可以缓解症状。患儿2天前因饮食不节，腹痛再发，隐隐作痛，食欲差，大便稀薄，大便可见不消化食物。查体：面色萎黄，形体消瘦，腹部触诊柔软，轻度压痛，无反跳痛，无包块，肝、脾未触及，舌淡红，苔白厚腻，脉弱。

中医诊断：腹痛（脾失健运，食滞湿聚，气滞不通）。

治法：运脾燥湿，化积止痛。

方药：平胃散加减（颗粒剂）。苍术6g，厚朴10g，陈皮10g，茯苓10g，草豆蔻10g，酒白芍10g，连翘10g，木香6g，焦山楂12g，鸡内金12g，延胡索10g，柴胡6g，炙甘草3g。4剂，每日1剂，冲服200mL，早晚分两次温服。配合消导膏贴敷，同时应告诫家长遵循"乳贵有时，食贵有节"的原则，合理安排饮食。

二诊（6月17日）：患儿腹痛明显好转，食欲增加，大便仍偏稀，上方去连翘，苍术、厚朴，加党参10g、薏苡仁10g、炒白术10g。继服五剂。

三诊（6月23日）：患儿腹痛消失，食欲正常，大便基本正常，上方去草豆蔻、半夏，加山药15g。5剂，以巩固疗效。随访两个月，患儿腹痛未再发作，体重增加，整体发育正常。

按语：小儿"脾常不足"，又饮食不知自节，饥饱不能自调，饮食不当而伤及脾胃。脾胃损伤，运化不及，水湿停聚，积滞肠腑，传导失司，气机不通而致腹痛，属于本虚标实。王晓燕老师主张急则治其标，首予运脾燥湿、消积理气止痛，待湿祛食消，再予补虚扶正。首选平胃散。加草豆蔻、茯苓运脾燥湿；延胡索、木香、柴胡理气止痛；白芍、甘草缓急止痛；鸡内金、山楂消食化积；连翘清热，以防上药过于温燥；炙甘草以调和诸药。后期以四君子汤加味以健脾益气，补虚扶正而收功。

验案三

张某，女，9岁。

现病史：患儿以"腹痛3天"为主诉于2018年6月10日来诊。患儿3天前情绪波动后出现腹部胀痛，痛无定处，时作时止，无恶心、呕吐等着，患儿平素烦躁易怒，易闷闷不乐，纳眠一般，二便可，舌尖红，舌苔黄，脉细弦。查体未见明显异常。肠道彩超及血常规结果未见异常。

中医诊断：腹痛（肝脾不和）。

治法：调和肝脾，行气止痛。

方药：逍遥散加减（颗粒剂）。柴胡9g，白芍10g，当归7g，薄荷6g，茯苓10g，白术10g，延胡索9g，厚朴6g，香附10g，枳壳10g，陈皮6g，焦神曲10g，青皮6g，炙甘草3g。7剂，每日1剂，冲服200mL，早晚分两次温服。

二诊（6月10日）：患儿腹痛消失，无特殊不适，继服前方7剂，并嘱家长平时多与孩子沟通，及时了解孩子想法，使孩子精神放松，随访1个月，患儿腹痛未再发作。

按语：《幼幼集成·腹痛证治》曰："夫腹痛之证，因邪正交攻，与脏气相击而作也。"小儿脾胃薄弱，经脉未盛，易为内外因素所干扰，致气机郁滞，血流不畅，经络不通而腹痛。此患儿是因情志失调，所愿不遂而肝失条达，横乘脾土，气滞不痛而引起腹痛。治以调肝理脾，行气止痛。方中柴胡、薄荷疏肝理气止痛；白芍、当归养血柔肝，补其体以制其横逆之气，与柴胡配合，疏肝养肝并用，使肝气得疏，肝血得养，以更好地发挥肝的疏泄条达功能；白芍与甘草酸甘并用，和中缓急；白术，茯苓益气健脾，二药合用，一是健脾以防肝侮，二是健脾胃可资气血生化之源；延胡索能行血中之气滞、气中之血滞而疗诸痛；木香疏肝利气，可加强行气消滞之功；佐以青皮、陈皮理气和胃，陈皮力缓，功在脾；青皮力猛，功在肝胆。全方体现了疏肝气、柔肝阴、活血脉、健脾胃而止腹痛的功能。

小儿肝常有余，脾常不足。若因情志失调，所愿不遂或郁怒伤肝致使肝失条达，横乘脾土，或饮食不节，饥饱无常，而损伤脾胃，致土虚木乘，肝脾失调。肝气郁滞，肝经之气运行不畅，不通则痛。此类腹痛以胀痛为主，时聚时散，痛无定处，气聚则痛来而有形，气散则痛消而无迹。土虚木乘，脾失健运，气血生化之源不足，不能温养脏腑，不荣而痛。此类腹痛经久不愈，时轻时重，事发时至，痛喜揉按。一部分患儿时发时止，犹如惊病之作，排便或排气后疼痛缓解，大便干，或伴睡中磨牙，平时性情执拗，面色青黄，腹部硬胀，青筋显露。舌紫暗或有瘀点，脉涩，指纹紫滞。

西医学研究表明，功能性腹痛发病的影响因素中，心理因素占重要地位，这与中医所说的情志因素致病相似。现今小儿绝大多数为独生子女，娇养使任性小儿增多。此外儿童学业负担繁重，精神压力增大，导致情志不遂，从而肝失条达，肝气横逆，犯于脾胃，使中焦气机升降失常。肝郁脾虚，气滞不痛或气血乏源，不能温养脏腑，不荣而痛是本病的病机。对于这类患儿，王晓燕老师最常用逍遥散加减。

第十二节　便秘

一、概述

婴幼儿排便困难是指大便秘结不通，排便次数减少或排便间隔时间延长，或大便艰涩排出不畅的病证。排便困难是儿科常见病，可单独作为主要症状出现，也可以发生在其他疾病之中，病情严重的患儿会因疼痛而排便产生畏惧感，而导致恶性循环，不仅给患儿带来痛苦，还可能影响患儿的生长发育。

西医学依据患儿是否有器质性病变，将其分为器质性便秘和功能性便秘两大类。功能性便秘指非全身疾病或肠道疾病所引起的原发性持续便秘。根据罗马Ⅲ分类标准，功能性便秘与功能性粪便滞留难以区分，因此统称为功能性便秘排便困难。功能性排便困难约占婴儿排便困难的90%以上，其发生可能与肠动力缺乏、肠道刺激不够而引起的肠黏膜应激力减弱有关。西医学治疗排便困难的方法，无外乎胃肠动力剂（如莫沙必利）、肠道导泻剂，其中包括容积型泻剂（如乳果糖口服液）、润滑性泻剂（如液状石蜡油）、接触性泻剂（如比沙可啶肠溶片）、局部刺激性泻剂（如开塞露、甘油灌肠剂）。西药在治疗时不分人群、不分症状使用，一种无效就换另一种，结果病情反反复复，给患儿和家长带来身体和心理的痛苦。

中医古籍中无"排便困难"病名，此病属于中医学"便秘"范畴。便秘的原因多种多样，外感寒热之邪、内伤饮食、情志失调、阴阳气血不足等皆可形成，而且各种原因又常相兼为病，使发病之因复杂多变，其病位在大肠，系大肠传导失常所致，但常与脾、胃、肺、肝、肾等脏腑功能失调有关。《素问·金匮真言论》说："北方色黑，入通于肾，开窍于二阴。"认为大小便的病变与肾的关系密切。小儿肾常虚，"气血未充，肾气未固"，则不能正常发挥肾的先天功能，导致一身之阴阳不足，温煦濡润失常，则肠道不行。《素问·经脉别论》说："饮入于胃，游溢精气，上输于脾，脾气散精，上归于肺，通调水道，下输膀胱，水精四布，五经并行……"认为将脾转输至肺的津液及部分水谷精微向下向内布散于肠以濡润之。且肺为娇脏，主一身之气，位于上焦，与大肠相表里；主治节，通过呼吸运动，调节一身之气的升降出入，保持全身气机调畅，故肺不足，大肠推动、濡润功能失调，则肠道不畅。

《格致余论·阳有余阴不足论》提出："司疏泄者肝也。"认为肝主疏泄，与脾胃之气关系密切，肝气疏泄功能正常，气机调畅，使脏腑经络之气的运行通畅无阻。气能行津，气行则津布，水气并行则糟粕不存，若肝气疏泄失常则胃失和降，胃肠不通故形成便秘。

小儿脾常不足，脾为后天之本，主运化水谷精微，为气血生化之源。小儿生长发育迅速，生长旺盛，对营养精微需求较成人相对较多，但小儿脾胃薄弱，且饮食不知自节，嗜食肥甘厚味，稍有不慎则极易损伤脾胃，引起运化功能失调，大肠传导失司则出现排便困难。加之小儿天性顽皮，玩耍过度，无规律排便，导致胃肠不降，脾气不升，脾胃升降失常，则排便困难。排便困难的发病机制总以虚实为纲。实者在于邪滞胃肠，壅塞不通；虚者在于肠失温润，推动无力，同时虚实之间又常相互转化，可由实转虚，可因虚致实，还可虚实夹杂。

二、学术思想

王晓燕老师认为婴幼儿排便困难特点多是大便数天一次而便质正常，以虚为主或本虚标实。尽管与脾胃、肺、肝、肾相关，但王晓燕老师认为婴幼儿脾气不升，胃气不降，胃肠不通，大肠传导失常，排便困难为本病的基本病机。组方用药时需"攻伐有度"，精简轻锐，中病即止，不可因排便困难，就妄用下法。若一味泻下，剥削小儿柔弱之体，近则为目下之害，远则遗终身之羸。故王晓燕老师提出"补中益气、运脾通便"的治疗大法，自拟助婴通便汤，疗效显著。且因小婴儿服药困难，王老擅用特色外治，配合日常护理。

（一）助婴通便汤配伍分析

助婴通便汤是以补中益气汤为基础而拟定。补中益气汤出自李东垣的《内外伤辨惑论》，具有补中益气、升阳举陷的功效，是治疗脾胃疾病的常用方。王晓燕老师在此基础上，根据临床经验，化裁为助婴通便汤，由黄芪、太子参、苍术、当归、肉苁蓉、生白术、火麻仁、陈皮、升麻、柴胡、生麦芽、炙甘草组成。方中重用太子参、黄芪补中益气、升阳固表，共为君药。生白术健脾益气通便，苍术运脾开胃，当归补血润肠通便，肉苁蓉补肾阳、益精血、润肠道，火麻仁润肠通便，共为臣药。陈皮理气和胃、调理气；升麻、柴胡辛散升举，助黄芪、太子参升阳举陷，以升寓降，升降相因；生麦芽消食和胃通便，共为佐药。炙甘草益气和中，调和诸药，为使药。全方共奏补中益气通便之效，临床辨证加减治疗婴儿便秘取得较好疗效。

（二）辨证加减

1.乳食积滞

本证以大便排出困难，脘腹胀痛，不思饮食，手足心热，或有口臭为辨证要点。临证在助婴通便汤中加枳壳或枳实、连翘。枳壳或枳实，宽中下气，枳壳缓而枳实速也，根据体质强弱、病情急缓酌情选用。连翘清脾胃之郁热，为临床清解郁热之常用药，以防食积化热。

2.燥热内结

本证以大便偏干，排便困难，甚至便秘不通，舌质偏红，苔黄，指纹色紫为辨证要点。临证在助婴通便汤中加玄参、枳实或枳壳，玄参清热滋阴，润肠通便。

3.气机郁滞

本证以大便排出不畅，欲便不得，甚或腹胀疼痛，胸胁痞满，嗳气频作，脉弦为辨证要点。临床在助婴通便汤中加香附、枳实或枳壳。《滇南本草》云："香附，调血中之气，开郁，宽中，消食，止呕吐。"取其疏肝理气之效以助脾升胃降，大肠传导。

4.气虚不运

本证多见于禀赋不足或病后失调患儿，以时有便意，大便不干燥，但努挣难下，挣时汗出短气，便后疲乏为辨证要点。黄芪性甘，味温，归肺、脾经，《本草逢原》载黄芪能"补五脏诸虚"，临床上在助婴通便汤中重用黄芪以加强健脾益气通便、固表止汗之功效。

（三）特色外治

小儿便秘的外治法历史悠久，如《育婴家秘》记载："猪胆一个，小竹管放口内，用线扎紧，勿使移动，吹气一口，另用一线从管下近气处系定，勿使泄了气。插入谷道中，解去系气线，一手拿住胆筒，手捏胆汁入腹，直待气通，随捏随起，便即通矣。如不通，又有别法，口言不尽。"王晓燕老师临床擅于内外结合治疗婴儿便秘，或者单纯使用特色外治，手段灵活，或单法独用，或数技同施。

1.推拿

小儿推拿主要是手法施于患儿，刺激相应穴位和经络，以调节脏腑经络气血，无不良反应，疗效显著。对于婴儿排便困难者，多用补脾经、捏脊、推下七节等手法，体质较强壮者，加清大肠、退六腑、清胃手法。

2.针刺

针刺具有疏通经络、调和阴阳的作用，临床治疗小儿便秘多以不留针、浅刺手法为主，实证、虚证均可用。主穴取支沟、天枢、足三里、上巨虚，配穴随证选用太溪、太冲等。

3.穴位贴敷

中医有"脐通百脉"之说。神阙穴（脐中央）联系周身经络，其皮层较薄，且脐下分布着丰富的静脉网，利于药物穿透吸收，因此神阙常作为贴敷的穴位，以治疗小儿便秘。涌泉为足少阴肾经穴，用于引热下行，且易于操作，因此常用吴茱萸、栀子等引热下行，荡涤胃肠积热，对于食积内热型便秘有良好的疗效。

4.直肠滴入

直肠给药具有药物不受胃肠的pH值或酶的影响而失去活性等优势，直肠吸收比口服干扰因素少，避免肝脏的首过效应，而且可以减轻口服药物对胃肠的刺激，婴儿易于接受。对于服药困难的孩子，王晓燕老师也常直肠滴注给药。

（四）调护

饮食起居与情志调摄对于小儿功能性便秘的治疗起到至关重要的作用。王晓燕老师对于排便困难的婴儿，会反复强调日常的调护。

1.高纤维饮食和足量饮水是预防和治疗儿童便秘的首要方法。

2.规律有效的有氧运动可以帮助患儿排出肠道中的气体，缓解腹部胀满感，加快肠蠕动。

3.良好的排便习惯对便秘的治疗与预防具有关键作用，父母应鼓励孩子在饭后30分钟内坐于马桶或便盆上，时间为5分钟左右，每天最多3次。

4.儿童的自信心较弱，家长的苛责会对婴幼儿产生不健康的心理影响，在日常生活和排便训练中家长应对孩子给予更多的关心和鼓励，以消除孩子的紧张感。

5.微生态疗法根据微生态学原理，调整肠内菌群平衡，促进内环境的稳定从而调节肠道功能，使胃肠排空功能恢复正常，建立起孩子正常的排便行为。

三、验案举隅

验案一

王某，男，5月。

现病史：患儿以"长期排便困难"为主诉于2017年11月12日来诊。患儿长期排便困难，五六日一次，努挣难下，便质不干，便后疲乏，无发热、呕吐等，精神可，睡眠佳，饮食欠佳，小便可。查体：一般情况可，腹胀，无压痛、反跳痛，肝、脾胁下未触及，舌淡苔薄，指纹淡。

中医诊断：便秘（气虚不运）。

治法：补中益气，润肠通便。

方药：助婴通便汤加减。太子参9g，黄芪12g，陈皮6g，升麻3g，柴胡3g，生白术15g，苍术5g，火麻仁6g，生麦芽6g，肉苁蓉6g，炙甘草3g。5剂，每日1剂，水煎，分两次服。配合膏药贴敷。

二诊（11月18日）：患儿排便两日一次，大便不干，便后仍感疲乏，舌淡苔薄，指纹淡红。效不更方，继续巩固治疗，继服3剂。11月22日电话随访，患儿大便正常，饮食可。

按语：患儿饮食欠佳，努挣难下，便后疲乏，此为中焦脾胃运化失常。脾胃为后天之本，气血生化之源，脾胃虚弱则气血无以化生，气血不行，百病丛生。脾运胃化，运化不行则腑气不通，排便困难；脾升胃降，升降失常，则胃气难下，停滞胃肠。本病为气虚不运的典型案例，王晓燕老师以"补中益气，润肠通便"为治则，临床治疗便秘常重用生白术，该药既有健脾益气作用，又有通便之效。《伤寒论》中已有白术通便之说，第179条云："伤寒八九日，风湿相搏……桂枝附子汤主之；若大便坚，小便自利者，去桂加白术汤主之。"现代研究显示，白术主要化学成分有挥发油、内酯、多糖和氨基酸等，其中挥发油作用于胃肠道的主要成分有苍术酮、苍术醇、苍术醚，内酯中有白术内酯、双白术内酯等。白术经炮制后挥发油含量明显降低，所以促进小肠蠕动作用减弱。挥发油经炮制后转化为白术内酯，故酯类含量明显升高，因此抑制小肠蠕动作用增强。所以健脾胃用炒白术，通大便用生白术。

王晓燕老师对于排便困难而饮食欠佳者，亦常用生麦芽，而不用炒麦芽或焦麦芽。魏晴等利用炭末推进实验研究生麦芽、炒麦芽和焦麦芽对小鼠胃肠运动功能的影响，比较麦芽不同炮制品间消食作用的差异，发现麦芽生品及不同炮制品均能够增强胃肠运动功能，但生麦芽强于炒麦芽，炒麦芽强于焦麦芽。

验案二

李某，男，1岁。

现病史：患儿以"长期排便困难"为主诉于2018年1月10日来诊。患儿长期排便困难，努挣难下，五六日一次，便质不干，脘腹胀痛，不思饮食，伴有口臭，手足心热，无发热、呕吐等，精神可，睡眠欠佳，小便可。查体：面黄消瘦，腹胀，无压痛、反跳痛，肝、脾胁下未触及，舌淡，苔厚腻，指纹淡红。

中医诊断：便秘（气虚不运，乳食积滞）。

治法：补中益气，消食导滞。

方药：助婴通便汤加减。太子参9g，黄芪12g，陈皮6g，升麻3g，柴胡3g，生白术20g，苍术5g，火麻仁6g，生麦芽

10g，肉苁蓉6g，连翘10g，枳实10g，牵牛子6g，炙甘草3g。5剂，每日1剂，水煎，分两次服。

二诊（1月15日）：患儿服药后两日排便一次，便质不干，饮食增进，睡眠安稳，舌淡苔薄，指纹淡红。效不更方，继续巩固治疗，继服5剂。1月20日电话随访，患儿大便正常，饮食可。

按语：患儿长期大便排出困难，努挣难下，面黄消瘦，是为脾虚不运。脘腹胀痛，不思饮食，口臭，为中焦脾胃伤于乳食所致。脾运胃化，运化不行则腑气不通，长期排便困难，努挣难下；脾升胃降，升降失常，则胃气难下，停滞胃肠，症见脘腹胀痛，不思饮食；积久化热，则见手足心热，口臭。此患儿病机为虚实夹杂，王晓燕老师以"益气润肠，消食导滞"为治则，在助婴通便汤的基础上加连翘、枳实、牵牛子消食导滞清热。

验案三

张某，女，2岁。

现病史：患儿以"长期排便困难"为主诉于2018年5月16日来诊。患儿长期大便干结，如羊屎蛋，五六日一次，手足心热，无发热、呕吐等，精神可，睡眠欠安，饮食佳，小便可。查体：一般情况可，腹胀，无压痛、反跳痛，肝、脾肋下未触及，舌质偏红，苔黄，指纹紫滞。

中医诊断：便秘（燥热内结）。

治法：清热导滞，润肠通便。

方药：玄参10g，决明子15g，火麻仁6g，生白术15g，生麦芽10g，生地黄6g，枳实10g，桔梗5g，炒牵牛子7g，炙甘草3g。3剂，每日1剂，水煎，分两次服。

二诊（5月22日）：患儿服药后排便一日一次，质稍稀，停药后未再排便，舌质偏红，苔薄黄，指纹色紫。家长诉以前治疗也常是如此，甚至停药后大便更是干结。考虑患儿年龄小，气虚不运，是属虚实夹杂，治以健脾益气，清热消导，以助婴通便汤加减。拟方：太子参9g，黄芪12g，陈皮6g，升麻3g，决明子9g，生白术15g，苍术5g，火麻仁6g，生麦芽10g，肉苁蓉6g，玄参10g，枳实10g，炙甘草3g。服药7剂，排便正常，效不更方，继续巩固治疗，继服5剂。电话随访，此后大便一直正常。

按语：此患儿仅从症状、舌脉辨证似为燥热内结便秘，之所以服药疗效不能持久，是因为患儿脾胃气虚，本虚标实，单用清热导滞之品，只能取得一时之效，甚至可能因服用攻下克伐之品，伤及患儿气阴，使大便更为干结。治疗应扶正泻实兼顾，早期以泻实为主，后期以扶正为要，方可疗效持久。

验案四

瞿某，女，3岁。

现病史：患儿以"长期排便困难"为主诉于2019年5月17日来诊。患儿长期排便困难，五六日一次，大便偏干，甚至便秘不通，便后疲乏，平素娇姿任性，脾气乖张，无发热、呕吐等，精神可，睡眠欠佳，饮食可，小便正常。查体：一般情况可，腹胀，无压痛、反跳痛，肝、脾胁下未触及，舌质偏红，苔薄黄，指纹紫滞。

中医诊断：便秘（脾虚肝郁，腑气不通）。

治法：调肝理脾，润肠通便。

方药：助婴通便汤加减。太子参9g，黄芪12g，苍术5g，升麻3g，柴胡3g，生白术15g，炒白芍10g，火麻仁6g，决明子15g，生麦芽10g，肉苁蓉6g，枳实10g，炙甘草3g。5剂，每日1剂，水煎，分两次服。

二诊（5月22日）：患儿排便正常两日一次，大便偏干，舌质偏红，苔薄白，指纹色紫。效不更方，继续巩固治疗，继服5剂。电话随访，大便正常，饮食可。

按语： 因小儿"脾常不足，肝常有余"，再加目前中国独生子女现象，王晓燕老师认为肝脾不和几乎贯穿所有小儿疾病发生发展过程，可谓之小儿病变之纲领，土木并治，肝脾同调可谓之治疗小儿疾病的"王道之法"。王晓燕老师自拟的柴术调肝理脾汤（苍术、白术、柴胡、白芍、陈皮、莱菔子、蝉蜕、炙甘草）在临床应用屡有卓效。此患儿平素娇姿任性，脾气乖张，考虑便秘与肝脾不调有关。治以调肝理脾，润肠通便。用助婴通便汤与调肝理脾汤加减取得较好疗效。

第十三节　幽门螺杆菌感染

一、概述

幽门螺杆菌（Helicobacter pylori，H.pylori，Hp）是一种有鞭毛、微需氧、螺旋或弯曲状的革兰氏阴性杆菌，1983年由Marshall与Warren首次从慢性活动性胃炎患者的胃窦黏膜活检组织中分离培养成功。幽门螺杆菌感染是全球最常见的感染之一，消化系统许多疾病如慢性胃炎、消化性溃疡、黏膜相关淋巴组织（MALT）淋巴瘤和胃癌的发生与Hp感染密切相关。流行病学资料显示，半数以上成人的Hp相关性疾病是由儿童期感染Hp所致。儿童是Hp最危险的易感人群，一旦感染，则很难清除，往往终生存在。

Hp感染在儿童期发病率很高，有显著的家庭聚集性特征，它的传染源主要是感染Hp的家庭成员及保育人员，尤其是与儿童接触最密切的母亲，家庭内的口-口、粪-口传播可能是儿童Hp感染的主要途径。儿童Hp感染应防治结合，重在预防。

目前预防儿童Hp感染的重点应放在切断传染途径上，重视管理饮食、管理粪便、用具消毒、个人卫生等方面。首先要避免与婴幼儿和儿童进行口对口接触，改变不卫生的喂养习惯，并做好餐具消毒，实施分食制或使用公筷，便后和餐前洗手，玩具清洗消毒，引导幼儿及儿童正确进行漱口与刷牙，定期进行洗牙，预防和治疗龋齿等。儿科临床医师对有消化道症状的患儿应作HpS与HpSA或13C-UBT联合检测，这样可以及时明确是否受Hp感染。血清H.pylori抗体检测阳性提示曾经感染（H.pylori根除后，抗体滴度在5～6个月后降至正常），从未治疗者可视为现症感染。同时要对患儿的母亲和其家庭人员、保育人员进行Hp感染的检测。被确诊为胃合并口腔Hp感染、单纯胃Hp感染或单纯口腔Hp感染的患儿和其家庭人员、保育人员，应分碗筷就餐，保育员应戴口罩，做好手卫生，防止交叉感染。Hp感染者既是病人又是Hp传染源，因此被确诊为Hp感染的儿童和其家庭人员，甚至与，儿童密切接触的保育人员和幼儿教师，出现胃部不适诊断为胃炎或胃溃疡者，均应考虑接受Hp根除治疗，尽可能控制传染源。

胃Hp感染的治疗原则上仍采用质子泵抑制剂（PPI）加两种抗生素的标准三联疗法、含铋剂的四联疗法及以呋喃唑酮替代甲硝唑的三联或四联疗法等。Hp通常对阿莫西林、呋喃唑酮和铋剂很少产生耐药性，而对克拉霉素和硝基咪唑类则易产生耐药性。

Hp感染是儿童消化性溃疡的主要病因，并与儿童慢性胃炎、消化不良、慢性腹泻和复发性腹痛等的发病密切相关。Hp感染还可能导致某些胃肠外的疾病，如缺铁性贫血、生长发育迟缓、营养不良、过敏性紫癜、特发性自身免疫性血小板减少性紫癜、慢性荨麻疹等，并与成年后的动脉粥样硬化相关心脑血管疾病、某些神经系统疾病等有关。根据其相关疾病的临床症状特点，可归属于中医学"厌食""腹痛""贫血""痹证""瘾疹"等范畴。

二、学术思想

儿童Hp感染相关性胃炎与成人不同，缺乏特异性临床表现，部分患儿可表现为胃脘或脐周隐痛、腹部不适、饱胀感、烧灼感等，疼痛无明显节律，多于进食后加重。亦常见长期食欲不振，恶心等消化不良症状或顽固口臭或无明显不适，久则出现贫血、生长发育缓慢，对小儿身心健康危害很大。Hp感染是胃癌的高危因素，因此王晓燕老师对小儿幽门螺杆菌感染的清除非常重视。

对于Hp的治疗，西医学多采取三联疗法，以抗感染治疗为主。近年来，随着抗生素的广泛应用，抗生素耐药现象日渐严峻，标准三联方案下Hp感染根除率有所下降，很多患儿连服2～3个疗程后，复查指标仍为阳性，且西药对于患儿的腹痛、纳差等症状缓解不明显，甚至因其刺激而加重腹痛、纳差症状。中药治疗可缓解症状，但其清除幽门螺杆菌感染的疗效并不确切。故在治疗Hp相关性胃炎上，王晓燕老师倡导中药结合西药治疗，即在应用西药"三联"疗法的同时，配合中药治疗，并在三联疗程后，继续中药治疗，以提高Hp根除率、消除相关症状。

王晓燕老师认为Hp感染具有隐匿性、渐进性、反复性等特点，与中医湿热邪气的致病特点相似，一旦感染发病，病程长，缠绵难愈。其发病主要是因小儿"脾胃虚弱"，外邪侵袭、饮食不节、情志失调等导致脾胃虚损，升降失调，水湿内停，郁久化热，或肝失调达，横逆犯土，肝胃不和，或气机阻滞，血运不畅，日久成瘀，则湿、热、气、瘀等病理产物相互作用，而使症状复杂多变。病理性质多为虚实夹杂，若长期脾胃受损，气液耗伤，脾失健运则见形体羸瘦，生长发育迟缓，形成疳证；若热邪郁于肌表，与血相搏，则见瘾疹，热邪入络，迫血妄行则见紫癜。

对于 Hp 感染相关性胃炎的中医治疗，因其以本虚标实、脾胃虚弱为本，肠胃湿热、气滞血瘀为标，王晓燕老师主张标本兼治。

小儿"脾贵在运，而不在补"，王晓燕老师擅用"平胃散"运脾和胃，并加龙胆草、黄连、黄芩等清利湿热，加炒白芍、佛手、木香、延胡索理气活血止痛，以达运脾和胃、清化湿热、行气活血止痛之功效。若患儿脾气急躁，胃痛腹胀，胸胁胀满，嗳气频繁，每因情志变化而胃痛发作，口苦泛酸，舌边红，苔薄白，脉弦，辨为肝胃不和证，治疗应注意调畅肝胃气机，肝脾同治，加用柴胡、香附等疏肝和胃；如食欲不振，加用鸡矢藤、神曲、麦芽消食化积；如呕吐反酸，加用竹茹、旋覆花、代赭石等降逆止呕；如反酸烧心，加用瓦楞子、乌贼骨以抑酸；如消瘦、面黄、乏力，加用补而不腻的山药、白术健脾益气；如喜温怕冷，加用高良姜、丁香、砂仁等温中散寒；若患儿腹痛日久，胃脘刺痛或痛如刀割，痛有定处，按之加重，舌质紫暗或有瘀点、瘀斑，脉象涩细，加三棱、莪术等活血化瘀。

三、验案举隅

验案一

李某，男，12 岁。

现病史：患儿以"间断腹痛2年余"为主诉于2019年9月7日来诊。患儿2年前饮食不节后出现反复腹痛，以脐周为主，阵发性疼痛，时有泛酸，进食后腹胀，有口气，偶有恶心，无呕吐，平时食欲欠佳，大便可，小便偏黄。刻下：患儿精神尚可，形体匀称，面色黄，舌质红，苔白厚腻，脉滑数。其父及祖母均患有胃病。辅助检查：Hp IgG（＋）。

西医诊断：Hp相关性胃炎。

中医诊断：腹痛（湿热中阻，脾失健运）。

治法：运脾和胃，清热利湿止痛。

方药：平胃散加味。苍术10g，陈皮6g，厚朴6g，炒白芍15g，黄芩10g，炒栀子10g，柴胡6g，醋延胡索10g，龙胆草3g，三棱6g，莪术6g，鸡矢藤15g，炒麦芽10g，炙甘草3g。7剂，每日1剂，水煎，分两次服。同时给予阿莫西林、克拉霉素及奥美拉唑治疗。

二诊（9月14日）：服药后腹痛好转，腹胀缓解，饮食稍增，口气减轻。舌质红，苔微腻，脉滑。拟方：苍术10g，炒白芍10g，柴胡6g，石斛10g，黄连5g，南沙参10g，佛手7g，陈皮5g，炒麦芽10g，醋延胡索10g，麦冬5g，姜半夏5g，炙甘草3g。7剂，每日1剂，水煎，分两次服。药后诸症痊愈。

按语：腹痛是指胃脘以下、脐之四旁以及耻骨以上的部位发生疼痛的病证，包括大腹痛、脐腹痛、少腹痛和小腹痛。腹部为六腑所居，胃、大肠、小肠、膀胱皆属六腑。六腑以通为顺，经脉以流为畅，腹痛之病理，在于腹部经脉之气机不畅，不通则痛，综各家所论，腹痛主要分为寒、热、虚、实（虫、积、瘀、郁）四大纲领及各种类别，故腹痛的治疗原则是在理气止痛的基础上，根据不同的证候分别采用散寒止痛、温中止痛、活血止痛、消积止痛、清热导滞等治法。

本患儿有饮食不节史,食聚中州,停滞胃肠,阻滞气机,不通则痛,故见脘腹部疼痛;宿食腐化、浊气壅塞肠胃,其气上逆则恶心、嗳腐吞酸;食滞化热,上熏口舌,则见口气难闻;饮食自倍,脾胃乃伤,脾失健运,水谷不运,则见不思饮食。结合患儿苔厚腻、脉滑数为积滞化热,湿热中阻之证,治以运脾和胃、清热利湿导滞、行气止痛。方用平胃散加味,苍术、川厚朴、陈皮运脾行滞;柴胡、三棱、莪术、延胡索、鸡矢藤以疏肝理气,消积止痛;炒白芍、炙甘草以柔肝、缓急止痛、调中和营;黄芩、栀子以清热利湿;炒麦芽以消食化积、疏肝和胃;稍加龙胆草有助消化、增食欲的功效。诸药配伍,使食积得化、湿热清除、气机畅通,胀痛明显好转,口气减轻。

二诊时在守原方的基础上减三棱、莪术、厚朴等温燥之品,加入南沙参、麦冬、石斛以滋阴养胃,佐加姜半夏、黄连两药,一热一寒,一辛一苦,以辛开苦降、寒热并除、畅通气机,助炒白芍、佛手、柴胡以行气止痛,临床效果良好。王晓燕老师临床常用平胃散加味治疗腹痛、厌食、呕吐、腹泻等病证,辨证时以舌苔白腻为要点,只要见有舌苔白腻即大胆用之,无不取效。治疗中还常联用推拿、捏脊、针灸等方法以加强疗效。

验案二

许某,女,6岁。

现病史:患儿以"胃纳减少半年"为主诉于2018年3月2日来诊。患儿半年前无明显诱因出现胃纳减少,对食物不感兴趣,甚至厌食,勉强进食则嗳气泛恶,无腹胀、腹痛,未诉烧心、泛酸等不适,大便不调,外院查腹部B超、胃电图、粪常规等辅助检查未见异常,给予消食药、益菌药等口服,疗效不佳,今来诊。刻下:患儿精神尚可,形体匀称,面色正常,舌淡红，苔白厚腻，脉细。辅助检查：Hp IgG（＋）。

西医诊断：厌食。

中医诊断：厌食（脾失健运）。

治法：调和脾胃，运脾开胃。

方药：平胃散加减。苍术9g，白术10g，川厚朴10g，佛手9g，石菖蒲6g，鸡内金10g，炒山楂10g，炒神曲10g，炒麦芽10g，藿香9g，砂仁6g（后下），乌梅6g，龙胆草6g，炙甘草6g。10剂，每日1剂，水煎，分两次服。

同时给予阿莫西林、克拉霉素及奥美拉唑两周治疗。随访患儿胃纳有增，守上方稍作加减，并嘱饮食调摄。

按语：厌食为小儿常见病，以较长时期厌恶进食、食量减少为特征，无明显消瘦，精神尚好，病在脾胃，一般不涉及他脏，预后良好。王晓燕老师认为临床需与积滞、疳症相鉴别。积滞为乳食停滞，积而不消，气滞不行，而有脘腹胀满疼痛，嗳气酸馊，大便腐臭，烦躁多啼等症，一般初病多实，久病则虚实夹杂；疳症患儿也有饮食异常的特征，但伴有形体明显消瘦，可病涉五脏，出现烦躁不宁或萎靡不振，以及舌疳、眼疳、疳肿胀等兼症。厌食及积滞迁延日久也可发展为疳症。

本患儿厌食数月，但形体、面色尚可，精神如常，表明虚象不著，病在初期。胃纳减少，大便不调，舌淡红，苔白厚腻，为脾运失健，水湿、水谷难化之征。《灵枢·脉度》载："脾气通于口，脾和，则口能知五味。"故治以调和脾胃、运脾开胃，方中首选苍术、白术两味，意取《本草崇原·苍术》之"凡欲补脾，则用白术；凡欲运脾，则用苍术；欲补运相兼，则相兼而用"；川厚朴、佛手、石菖蒲、砂仁、藿香以理气化湿、醒脾和中；鸡内金、山楂、神曲、麦芽以消食开胃；少佐乌梅既可开胃，又制约上药温燥太过伤阴之嫌；龙胆草性味苦寒，也可制约方药偏温之弊，且现代药理研究发现，龙胆草少量应用可反射性增强胃液分泌，增加游离酸，有助消化，增加食欲。此方用药严谨周密，充分体现了"脾健不在补贵在运"的学术思想。为达到事半功倍的效果，嘱家长及患儿注意日常调护，早期遵照"胃以喜为补"的原则，诱导开胃，保证饮食多样化、合理化，并调畅情志。

验案三

魏某，女，6岁。

现病史：患儿以"反复上腹疼痛2月，加重3天"为主诉于2018年4月20日来诊。患儿2个月前饮食不节后出现上腹部疼痛，伴呕吐，服中药后缓解，每食生冷食品则上腹部隐隐作痛。3天前喝饮料后又出现疼痛加剧，每日均有发作，疼痛可自行缓解，喜温喜按，活动后易劳累，纳欠佳，大便次多不成形。曾查Hp IgG（＋），抗Hp治疗两周后停药。刻下：患儿精神尚可，形体匀称，面黄无华，腹胀，胃脘部轻度压痛。舌质淡，苔白腻，脉沉细。辅助检查：Hp IgG（＋）。

西医诊断：浅表性胃炎。

中医诊断：胃脘痛（脾胃虚寒）。

治法：温中健脾，缓急止痛。

方药：理中汤加味。党参10g，炒白术10g，炒白芍10g，干姜3g，陈皮6g，姜半夏6g，苍术10g，厚朴3g，砂仁3g，佛手10g，延胡索10g，炒麦芽10g，茯苓10g，炙甘草3g。5剂，每日1剂，水煎，分两次服。

二诊（4月25日）：服药后，疼痛明显减轻，偶有腹痛，纳食有增，大便出现成形。舌质淡红，苔薄白，脉沉细。继守上方7剂。1周后电话随访，诉腹痛未再发作，嘱饮食清淡，忌食生冷食品。

按语：中医学认为小儿胃脘痛临床以"乳食伤胃、胃中积热、脾胃虚寒、肝气犯胃"为多见，其共同的病理变化为胃气通降失和，不通则痛或不荣则痛。王晓燕老师认为小儿脾胃常不足，其生长发育对水谷精微的需求较成人更加迫切，但现代孩子的饮食习惯有所改变，多偏嗜寒凉，夏日喜居空调房等阴凉之地，易损伤脾胃阳气，阳虚寒凝中焦，致胃脘痛，临证中脾胃虚寒之证并不少见。

　　本患儿胃脘隐痛、喜温喜按，乏力不耐劳，便不成形，结合舌脉，辨证为脾胃虚寒，治宜温中健脾，缓急止痛，选经方"理中汤"加味治疗。方中党参、炒白术、干姜、砂仁温中健脾；姜半夏和胃降逆；苍术、厚朴、陈皮、佛手运脾和胃，理气止痛；炒麦芽消食开胃；延胡索行气活血止痛；炒白芍与炙甘草联合缓急止痛，且味苦、酸，性寒，滋阴养血，可防上药过于温燥。全方共奏温中健脾，缓急止痛之效。

　　王晓燕老师临证中特别注重"理气药"的应用，但理气药多辛燥香窜，耗散气血，所以用量较小，中病即止，且常加用炒白芍、当归滋阴养血，谨防伤阴。

第十四节　抽动症

一、概述

　　抽动障碍（tic disorders，TD）是一种起病于儿童时期、以抽动为主要表现的神经精神疾病，其临床表现多样，可伴多种共患病，部分患儿表现为难治性。2017年，中华医学会儿科学分会神经学组制定了《儿童抽动障碍诊断与治疗专家共识

（2017实用版）》，旨在提高儿科及相关专业临床医师对该病的诊疗水平，避免误诊、误治。

TD的起病年龄为2~21岁，以5~10岁最多见，10~12岁最严重；男性明显多于女性，男女之比为（3~5）：1。TD症状可随年龄增长和脑部发育逐渐完善而减轻或缓解，但也有少部分患者抽动症状迁延或因共患病而影响工作和生活质量。

抽动分为运动性抽动和发声性抽动。运动性抽动是指头面部、颈、肩、躯干及四肢肌肉的不自主、突发、快速收缩运动；发声性抽动是口鼻、咽喉及呼吸肌群的收缩，通过鼻、口腔和咽喉的气流而发声。抽动通常从面部开始，逐渐发展到头、颈、肩部肌肉，而后波及躯干及上、下肢，可以从一种形式转变为另一种形式，或者出现新的抽动形式。抽动症状时好时坏，可暂时或长期自然缓解，也可因某些诱因而加重或减轻。

与其他运动障碍不同，抽动是在运动功能正常的情况下发生，非持久性存在，且症状可短暂自我控制。加重抽动的常见因素包括紧张、焦虑、生气、惊吓、兴奋、疲劳、感染、被人提醒等。常见减轻抽动的因素包括注意力集中、放松、情绪稳定等。

40%~55%的患儿在运动性抽动或发声性抽动之前有身体局部不适感，包括压迫感、痒感、痛感、热感、冷感或其他异样感觉，称为感觉性抽动，被认为是先兆症状（前驱症状），年长儿尤为多见，约半数抽动症患儿共患一种或多种行为障碍，被称为共患病，包括注意缺陷多动障碍、学习困难、强迫障碍、睡眠障碍、情绪障碍、自伤行为、品行障碍、暴怒发作等。共患病越多，病情越严重。共患病增加了疾病的复杂性和严重性，影响患儿学习、社会适应能力、个性及心理品质的健康发展，给治疗和管理增添诸多困难。

古代中医文献中对抽动症无明确、具体的记载，但有与本病相似的描述。如宋代钱乙在《小儿药证直诀·肝有风甚》指出："凡病或新或久，皆引肝风，风动而上于头目，目属肝，肝风入于目，上下左右如风吹，不轻不重，儿不能任，故目连扎也。"明代王肯堂在《证治准绳》中指出："水生肝木，木为风化，木克脾土，胃为脾之腑，故胃中有风，瘛疭渐生，其瘛疭之状，两肩微耸，双手下垂，时复动摇不已，名曰慢惊。"清代张路在《张氏医通》中曰："瘛者，筋脉拘急也；疭者，筋脉弛纵也，俗谓之抽。"清代吴翰通在《温病条辨·痉病瘛疭总论》中曰："痉者，强直之谓，后人所谓角弓反张，古人所谓痉也。瘛者，蠕动引缩之谓，后人所谓抽掣、搐搦，古人所谓瘛也。"以上论述与抽动症的症状颇为相似。故现代医家多将抽动症归属于肝风证、慢惊、瘛疭、抽掣、筋惕肉瞤等范畴，也有因其喉间异物感及痰鸣有声而将其归于梅核气者。

本病病因为先天禀赋不足、产伤窒息、情志失调、感受外邪、内伤饮食、外伤等。小儿脏腑娇嫩，脏腑经络之气柔弱，感邪后易化火伤阴，引动肝风，肝为风木之脏，主藏血，喜条达而主疏泄，体阴而用阳，为罢极之本，其声为呼，其变动为握，故其病变常表现为抽搐、呼声自出等"风动"之征，如《素问·至真要大论》所云："诸风掉眩，皆属于肝。"病位主要在肝，涉及五脏。本病病机要素与风（外风、内风）、火（肝火）、痰（无形之痰）、瘀（久病入络、产伤、外伤生瘀）、虚（肾阴虚、脾气虚）有关。

抽动症的临床辨证治疗，目前大多采用国家中医药管理局重点专科协作组制定的《儿童抽动障碍中医诊疗方案（试行）》方案。该诊疗方案将本病分为五型。（1）风邪犯肺证：

治以宣肺解表，平肝息风，方以息风静宁汤加减。（2）肝亢风动证：治以平肝泻火，息风止痉，方以天麻钩藤饮或千金龙胆汤加减。（3）痰热动风证：治以清热化痰，平肝息风，方以黄连温胆汤加减。（4）脾虚肝亢证：扶土抑木，息风定痉，方以归脾汤合四逆散加减。（5）阴虚阳亢证：治以养阴补肾，柔肝息风，方以六味地黄丸加减。

二、学术思想

王晓燕老师临证多年，对抽动症的辨证施治有着独到的理念和用药侧重，为临床治疗本病提供了新的思路。

（一）从肝论治，平息肝风、柔肝疏肝

"风胜则动"，不管任何部位的抽动，中医统称为"风"，本病症状此起彼伏，游走不定也符合风善行数变的特征。《素问·至真要大论》曰："诸风掉眩，皆属于肝。"故本病从肝风论治得到公认。王晓燕老师临床常用钩藤、僵蚕、天麻等平肝息风。钩藤性寒，清热息风止痉，为治疗热病惊厥抽搐之要药，有松弛平滑肌及镇静的作用。天麻平肝息风，具有镇静催眠、抗惊厥、改善学习记忆的功效。僵蚕息风解痉、化痰散结。动物实验研究表明，僵蚕提取物能抑制小鼠自主活动，具有明显的镇静作用。考虑到抽动症患儿需长期用药，全虫、蜈蚣等毒性较大的虫类药使用较少。

肝体阴而用阳，喜调达而恶抑郁，在平肝息风的同时，可能会伤及肝之阴血，影响肝的疏泄调达，故王晓燕老师加用白芍、赤芍、当归顾护肝之阴血，以养肝柔肝；用佛手、薄荷疏畅肝气；白芍酸甘化阴，可缓解肌肉痉挛，并具有调节免疫及一定的镇静、抗惊厥作用；当归又有活血化瘀作用，正如

《景岳全书·本草正》云："其味甘而重，故专能补血；其气轻而辛，故又能行血。补中有动，行中有补，诚血中之气药，亦血中之圣药也。"现代研究发现当归有促进肝细胞再生及镇静、抗炎等作用。

（二）从肺论治，体现"已病防变"的"治未病"思想

小儿阳常有余，阴常不足，肝常有余，肺常不足。肝属木主风，体阴而用阳，肺属金，为清净之府。风邪经口鼻侵入肺卫，一旦外风引动内风，风痰鼓动，往往阳亢无制，刚躁擎动，而且肝风最易化火，木火刑金则出现金鸣异常，形声不正。临床也发现大部分患儿存在呼吸道的慢性病灶，常因调护不甚，外感风邪诱发或加重。

王晓燕老师多遵循刘弼臣老师"从肺论治本病"的观点，根据"安内必先攘外"的原则，在平肝息风的同时，突出从肺论治，病情早期加用辛夷、苍耳子、蝉蜕等宣肺解表之剂，在外感急性期，及时干预，截断外风引动内风的始动环节，在外感缓解期，亦可防邪入侵，防患于未然，体现了"已病防变"的"治未病"思想。

（三）从脾论治，补脾健脾，固本培元

小儿肝常有余、脾常不足。若饮食不慎，损伤脾胃，或本病反复发作，病久必致肝木乘克脾土，而致脾胃虚弱。脾虚肝旺，聚湿生痰，痰阻血瘀，可致虚实夹杂，病痼难愈，故在治疗之时，要"夫治未病者，见肝之病，知肝传脾，当先实脾"，时时注意顾护脾胃之气，以求固本培元。临床常用六君子汤或香砂养胃丸等方加柴胡、白芍等为主以扶土抑木，燥湿化痰。

（四）从胆论治，调神定志

王晓燕老师认为，小儿体禀少阳，全赖少阳胆气之生发

以维系生长之机，对于惊恐紧张的耐受能力也原本就比成人低，故胆气受损的概率也远远大于成年人。《类经·藏象类》云："胆附于肝，相为表里，肝气虽强，非胆不断，肝胆相济，勇敢乃成。"沈金鳌在《幼科释谜》中亦云："小儿脏腑脆弱，易于惊恐。"若暴受惊恐，突然受到惊吓，势必损伤小儿稚嫩之胆气而发病。故认为胆气受损为本病之根，可见在治疗本病的过程中亦应注意从胆治疗。王晓燕老师在临床诊治本病的医疗实践中，发现部分患儿患病之始常与受到惊吓或打骂责罚有关，还有许多患儿自幼胆小，甚至到了中学阶段还不敢独处一室，单独睡觉，每当压力增大或是紧张时，就病情反复，症状加重，这也充分说明本病与胆气受损密切相关。王晓燕老师治疗此类患儿，常以清胆宁神、镇摄息风为治疗大法，选择柴芩温胆汤为主方临证加减应用。

（五）从痰瘀论治，涤痰息风、活血开窍

中医学认为，"百病多由痰作祟"，"顽病怪病多责之于痰"。风和痰在病理上关系密切，既可因风而生痰，亦可因痰而生风，风痰合邪横窜经络，可使气阻窍闭而发抽动，且本病也大多有喉间痰鸣，吭吭作响。故王晓燕老师在治疗时均选用化痰祛痰的药物，一般用二陈汤、温胆汤，严重者用礞石滚痰丸。现代药理研究表明，半夏提取物对小鼠具有显著的镇静催眠作用；茯苓具有利水渗湿、健脾补中、宁心安神之功效，茯苓煎剂能明显减少小鼠的自发活动，并能对抗咖啡因所致的小鼠过度兴奋。

痰是抽动症的一个重要病理产物，一旦形成即可影响气机升降、血液运行从而出现气滞、血瘀。且中医传统理论有"痰瘀同源"之说，认为痰、瘀性均属阴。痰和瘀相互作用，

阻滞脏腑经脉、影响脏腑功能，故而出现挤眉弄眼、喉中出声、四肢抽动等一系列缠绵难愈之怪相。所以活血化瘀的药物也为必用之品，当归为基本用药，三棱、莪术有较强的破血祛瘀作用，尚能消食化积、行气止痛，病久甚者可用之。

（六）根据抽动部位及伴见症状的不同灵活加味

本病错综复杂，临床除平肝息风及辨证用药外，需根据抽动部位及伴见症状的不同灵活加药。眨眼频繁者加白蒺藜、木贼、谷精草等；吭吭干咳者加板蓝根、桔梗、木蝴蝶；怪声连连，甚或吼叫者加射干、石菖蒲；耸鼻皱鼻者加辛夷、苍耳子；头部抽动、摇动者加川芎并重用天麻，扭脖伸脖者加葛根，四肢抽动者加鸡血藤、伸筋草，抽动以上肢为主者加桑枝，抽动以下肢为主者加川牛膝；注意力不集中者加石菖蒲、远志；胸闷叹气者加薤白、郁金；鼓肚吸腹者加木瓜、延胡索并重用白芍，呃逆泛呕者加代赭石、旋覆花。

（七）饮食心理治疗

抽动症作为一种身心疾病，病程较长，病情易反复，所以预防和调护特别重要。过食海鲜和羊肉等发物、可乐等兴奋类的饮料、食用色素和添加剂均可诱发或加重病情，因此患儿应忌食此类食物，多食新鲜蔬菜、水果。孩子精神过度紧张，长时间看电视尤其是暴力、闪烁的动画片，运动过度，生活的不规律和改变，感冒等呼吸道感染，家庭不和睦，特别是父母吵架时向患儿谩骂发泄等都会诱发或加重病情。因此，要重视患儿的生活调摄，减轻学习压力，保持心情轻松，生活起居要有规律，不宜看含有激烈场面的电视节目等。要与父母、儿童一起分析病情，正确认识抽动症的表现，使他们认识到抽动症和感冒发烧一样是一种疾病，并不是坏毛病，增强患儿家庭克服疾病的信心，消除患儿自卑感，并根据兴趣多参加活动，尽量取得幼儿园或学校老师的密切配合，鼓励日常生活中的点滴进步和优点，让患儿体会到成就感和满足感，在愉快的环境中生活学习。

三、验案举隅

验案一

王某，男，12岁。

现病史：患儿以"反复间断干咳、眨眼、呃逆、扭头半年余"为主诉于2009年8月就诊。患儿在半年前感冒后出现干咳吭吭，继之出现眨眼、扭头等症状，此起彼伏，时轻时重，在就诊前服用氟哌啶醇治疗1个月时间，家长恐其副作用而停药后，症状加重。就诊时可见频繁干咳、吭吭、眨眼、扭头伸脖、烦躁易怒、尿黄便干，查其舌红、苔薄黄、脉弦。

中医诊断：抽动症（肝风亢动）。

治法：平肝息风。

方药：桑叶12g，菊花10g，钩藤12g，天麻9g，僵蚕12g，蝉蜕10g，黄芩10g，白芍12g，板蓝根12g，木蝴蝶10g，葛根12g，陈皮7g，姜半夏6g，鸡内金10g，莱菔子15g，炙甘草6g。10剂，每日1剂，水煎，分两次温服。

二诊：服药10剂后，患儿扭头伸脖症状消失，余症减轻。上方去葛根，加赤芍10g，又服用20剂，干咳、吭吭、眨眼症状明显减轻，偶有发作，脾气好转，性情平和。查其舌质淡红，苔薄黄，脉弦细，肝火减轻，有脾虚之象。上方去桑叶、菊花、板蓝根，加太子参15g，茯苓15g，炒白术12g，以扶土抑木，同时配合日常起居、饮食、心理调理，前后治疗两个多月而愈。

　　按语：此患儿平素性情急躁，五志过极化火，又感受六淫外邪，引动内风，因风而生痰，因痰又加重肝风，风痰合邪横窜经络，可使气阻窍闭而发病，表现为不自主地抽动或发声，频繁有力，伴有烦躁易怒、大便干结，舌红、苔薄黄、脉弦，治以清肝泻火、柔肝息风、化痰活血。方中桑叶、菊花平肝泻火；钩藤、天麻、僵蚕、蝉蜕平肝息风；白芍酸甘化阴、养肝柔肝；陈皮、姜半夏、鸡内金、莱菔子消食化痰；板蓝根、木蝴蝶清热利咽；葛根解除脖子症状。服药10剂后扭头伸脖症状消失，余症减轻。故上方去葛根，加赤芍加强活血化瘀的功效，又服用20剂，肝火减轻，有脾虚之象，故去清肝泻火的桑叶、菊花、板蓝根，加太子参、茯苓、炒白术扶土抑木而痊愈。

　　验案二

　　李某，女，10岁。

　　现病史：患儿以"眨眼、耸鼻半年余"为主诉于2009年7月25日来诊。患儿在半年前无明显诱因出现眨眼、耸鼻，上述症状每于呼吸道感染及情绪紧张时加重，平素胃纳欠佳，时有腹痛，二便尚调，起初家长未予重视及治疗，后看到相关病证报道遂来诊。刻下：患儿时有眨眼、耸鼻，面色黄而欠华，舌质淡，苔白厚腻，脉细而滑。

　　中医诊断：抽动症（脾虚肝亢）。

　　治法：健脾化痰，平肝息风。

　　方药：党参10g，茯神10g，炒白术10g，佛手10g，炒白芍10g，炒山药10g，青蒿10g，薄荷7g，鸡内金10g，当归9g，龙胆草3g，青蒿12g，炙甘草3g。7剂，每日1剂，水煎，分两次温服。

二诊（8月7日）：症状如前，纳呆，口中臭味，鼻咽部不适感，喉核稍有肿赤，舌偏红，苔白厚腻，脉细而滑，守上方加辛夷、苍耳子、黄连各6g，桔梗10g，夏枯草9g。7剂，每日1剂，服法同前。

三诊（8月21日）：眨眼、耸鼻减轻，近日又出现口角抽动，胃纳有增，口中浊腐之味有减，舌红，苔薄白，脉沉细，效不更方，随症加减，方药如下：党参10g，炒白术10g，茯神10g，炒白芍10g，夏枯草9g，菊花9g，钩藤9g，炒鸡内金12g，牡丹皮9g，酸枣仁9g，黄连5g，蝉蜕10g，炙甘草3g。15剂，每日1剂，用法同前。

四诊（9月5日）：眨眼、耸鼻、口角抽动又有减轻，精神愉悦，面色有华，纳食、二便基本正常，偶诉腹痛，舌偏红，苔薄白，脉沉细，上方减夏枯草、黄连，加延胡索7g，枳实各7g，桃仁6g。20剂，每日1剂，服法同前。

30天后患儿未就诊，追访精神饮食如常，抽动症状未再复发，嘱家长予患儿慎调护、畅情志。

按语：抽动症以风痰作祟为患，风有内外之别，痰分虚实所生。本例患儿平素胃纳不佳，表明脾胃运化欠佳，加之病情迁延半载，使虚者更虚，水谷不化精微则反为痰浊而上泛，实为脾虚生痰，土虚木亢，肝风内扰，风痰横窜经络而为病。王晓燕老师以四君子汤为基础方加味，从脾调治，以扶土抑木，杜绝生痰之源；龙胆草、薄荷泻肝疏肝，以平肝风；当归活血化瘀，养血柔肝；用青蒿，取其"清血中湿热，治黄疸及郁火不舒之症"（《医林纂要》）。

二诊未见显效，一方面考虑脾虚日久，健脾非数日之功，不可一蹴而就；另一方面又有鼻咽不适、喉核赤肿等风热犯表之征，不免有外风引动内风之嫌，使病难速愈，故在原用药基础上加辛夷、苍耳子、桔梗，以疏风解毒利咽，因舌质转红、热象显现，加黄连、夏枯草，二药均性偏寒凉，黄连泻中焦积热，除口中臭秽，夏枯草解毒，且清肝平肝。三诊时即病有起色，热象减轻，故去夏枯草、黄连，并考虑到久病入络，清肝泻肝的同时会伤及肝之气阴，故加白芍、丹皮、酸枣仁以活血化瘀、养血柔肝。四诊时加入桃仁、延胡索亦有此意，并与枳实同用行气止腹痛，且枳实有消积祛痰之功，历经数月调治患儿脾健痰消、肝平风息，诸症悉除。

王晓燕老师在治疗本病的过程中尤其注重中医学的整体观念，在药物治疗抽动症的同时强调患儿精神调摄、饮食禁忌及心理疏导，并积极取得家长及老师的配合，使治疗事半功倍。

验案三

刘某，男，11岁。

现病史：患儿以"胃脘不适、呃逆一年余"为主诉于2010年2月24日来诊。患儿一年前无明显诱因出现胃脘部不适、呃逆，程度不甚，可自行缓解，发作时间无明显规律，有时伴烧灼感，无呕吐，饮食、二便如常，曾在正规医院及诊所就诊，诊为消化不良或胃炎，予相关药物治疗，疗效不佳，症状渐加重。就诊时发现患儿时有眨眼、耸鼻，追问家长得知患儿近一年除有反复眨眼、耸鼻外，还常有点头、喉中发出异常声音的症状，家长说教也无改观。查体：神清，精神可，面色正常，咽腔无充血，听诊心肺无异常，腹软，无压痛及包块，肝、脾肋下未触及，肠鸣音存在，舌红苔白滑，脉滑数。幽门螺杆菌检测(−)。

中医诊断：抽动症(痰热内扰)。

治法：平肝息风，涤痰清热，利胆和胃。

方药：夏枯草10g，菊花10g，僵蚕10g，蝉蜕10g，钩藤

9g，代赭石10g，竹茹9g，姜半夏9g，陈皮10g，赤芍10g，白芍10g，莱菔子10g，鸡内金10g，佛手6g，苍术10g，白术12g，川厚朴7g，乌贼骨9g，炙甘草6g。7剂，每日1剂，水煎，分2次温服。

二诊（3月3日）：病人未至，家长诉患儿胃脘部不适减轻，眨眼、喉中吭吭等症状减少，又出现耸肩动作，守上方加伸筋草舒筋活络。服药7剂后耸肩症状消失，唯有轻度眨眼，胃脘部不适，停药二日，又出现咽部不适，吭吭清嗓。

三诊（3月10日）：守上方加木蝴蝶10g。4剂，服法同前。

四诊（3月14日）：家长诉患儿又出现发热，诊所予输液治疗后热退，现除喉中吭吭声、稍有眨眼外，其他症状基本消失，查患儿喉核赤肿，舌红苔薄黄，脉浮稍滑。方药如下：夏枯草9g，菊花9g，僵蚕6g，蝉蜕6g，钩藤9g，陈皮9g，半夏6g，射干6g，桑叶9g，木蝴蝶6g，乌贼骨9g，石决明（先煎）12g，延胡索9g，白芍10g，赤芍10g，鸡内金10g，炙甘草6g。7剂服法同前。

1月后随访诉症状基本消失，嘱慎起居、畅情志、调饮食，建议家长及学校配合做好患儿的心理疏导工作。

按语：本患儿就诊时病程虽逾一年，但从一般情况及舌脉看并无明显虚象，舌质偏红反有热象，虽以胃脘不适、呃逆为主诉，但眨眼等抽动症状也较突出。患儿平素因上述动作频作受到家人的指责，致情志不舒，木郁不达，肝胆之气因之不和，进而化热生痰，痰热内阻，胃气上逆，则胃脘不适、灼烧不适，痰热上扰，引动肝风，则眨眼、耸鼻、喉发怪声等。"风胜则动"，"诸风掉眩，皆属于肝"，对于抽动症的辨证，病位不离肝，病机不离风，风火痰湿仅为标证，治宜先标后本，或标本兼顾，若仅以强制之法使其宁静，实难根治，故本患儿在平肝息风的基础上兼以涤痰清热、利胆和胃。

　　针对抽动症的实、热证型，王晓燕老师喜用夏枯草、菊花二药，一则清热疏风，二则平肝息风，内外之风均可兼顾；僵蚕、蝉蜕、钩藤也息风止痉以制动；姜半夏、陈皮、苍术、白术、川厚朴理气燥湿化痰；佐以竹茹、代赭石化痰降逆止呕；莱菔子、鸡内金、川厚朴、白术、炙甘草健脾调胃且杜绝生痰之源，在清肝泻肝的同时会伤及肝之气阴，又有中医久病入络的理论，故予佛手、赤芍、白芍养肝柔肝、活血化瘀，乌贼骨制酸止痛，药后患儿诸症减轻，又因外感病情反复，属外风引动内风，在原方的基础上根据临床表现加入桑叶疏风清热，木蝴蝶、射干清热解毒利咽之品改善咽部不适感，石决明改善眼部症状，用药较为灵活。经调治，患儿病情基本告愈。

　　回顾病史，患儿胃脘部症状并不甚，且用药也并不以此为中心，而是以平肝息风为主，但收效甚佳，可能患儿胃脘部症状就是抽动症的一组临床表现，属于抽动症中的感觉性抽动，也体现了"风邪善行而数变"的特性。此病例提示我们，当临床碰到那些症状顽固、久治不愈的患儿时，需耐心询问病史并细心观察其临床表现，结合临床特点及相关排他性辅助检查，尽早做出正确诊断，以免延误治疗，增加患儿的心理负担及其家庭不必要的经济负担。

　　验案四

　　郑某，女，11岁。

　　现病史：患儿以"反复眨眼伴摇头、面部肌肉抽动、喉中发出怪声4月余"为代主诉于2007年10月来诊。患儿在4个月前无明显诱因出现眨眼，无分泌物，在当地眼科诊断为结膜炎，给予外用滴眼药，眨眼症状暂时消失，数日后反复，且又出现面部肌肉抽动，不自主喉间发出怪声，因影响课堂教学，曾被老师关注，并反映给家长，又于某西医院诊为抽动秽语综合征，服用氟哌啶醇治疗两个月，上述症状明显减轻，但自行停药3周后症状复现。刻下：患儿眨眼摇头、面部肌肉频繁抽动，面色红，急躁多动，自述食欲不佳，时感口中泛苦，睡眠质量差，多梦，大便或干或溏，小便短赤，舌质红，苔黄腻，脉弦滑。

中医诊断：抽动症（痰热内扰）。

治法：清热化痰，疏肝利胆。

方药：蒿芩清胆汤加减。青蒿10g，黄芩10g，竹茹10g，法半夏6g，橘皮6g，枳实6g，柴胡6g，薄荷6g，白芍9g，淡竹叶9g，栀子9g，钩藤10g，夏枯草9g，蝉蜕9g，天麻6g，炙甘草6g。10剂，每日1剂，水煎，早晚温服。同时予家长和患儿心理调理。

二诊：眨眼症状基本消失，摇头、面部肌肉抽动症状减轻，患儿仍夜眠不实，加入珍珠母15g，牡蛎10g，以安神宁志，白芍易为赤芍10g，以增强活血柔肝之力。20剂，用法同上。

三诊：诸症皆明显减轻，喉中偶有痰鸣发吭，情绪改善，纳、寐尚可。观其舌质稍红，苔薄白略少，脉弦细，肝胆郁热之势已去，转以调肝理脾、扶正固本为治则，继续服药两个月，病情基本痊愈。

按语：患儿起病虽原因不明，但追问得知其自升入高年级后感学习压力大，对成绩较为敏感，情绪则起伏不定、喜怒无常。胆主决断，具有调节情志的生理功能，该患儿因学习成绩总是在老师、家长面前谨小慎微，导致少阳枢机不利，肝胆失和，肝失疏泄，气血津液运行不畅，气郁日久则生热化火，火热灼津液，炼液成痰，形成痰热湿兼夹证，上扰清窍，从而出现眨眼、摇头、面部抽动、喉发怪声诸症，治以清热化痰，疏肝利胆，选用蒿芩清胆汤加减。方中青蒿苦寒芬芳，清透少阳邪热；黄芩苦寒，清胆腑之邪热；竹茹、半夏、橘皮、枳实清热化痰、和胃降逆；柴胡、薄荷疏肝解郁、使肝气条达、以复肝用；白芍酸甘养血柔肝、敛肝阴；栀子、淡竹叶清心去火除烦；蝉蜕、钩藤等息风止痉以制动，诸药合用，使胆郁得舒、痰热得去、肝气调达、肝风已平、神志清灵。从本验案中不难看出，胆气的勇怯适中，可抵御外界不良因素的刺激，情志舒畅，气血调畅，各脏腑功能协调，"阴平阳秘，精神乃治"，临证时应全面考虑，洞察病机，从提升胆气方面入手，精准辨治，灵活用药，并配合患者心理疏导，可提高疗效，预防复发。

第十五节 多动症

一、概述

注意缺陷多动障碍（ADHD）又称儿童多动综合征，简称多动症，是小儿生长发育儿童时期最常见的一种神经行为障碍性疾病，临床常以注意力不集中，不分场合的动作过多，情绪不稳，冲动任性，自控力差，多伴有不同程度的学习困难和认知障碍，但智力正常或基本正常为特征。据调查我国儿童ADHD发病率为4.9%～6.6%，该病对患儿的学业成绩、适应能力、社会交往能力等造成广泛影响，给患儿及家长带来了一定痛苦。目前ADHD的发病机制尚不明确，可能是遗传与环境不良因素共同作用的结果。治疗本病常选用盐酸哌甲酯，但该药6岁以下儿童禁用，加之盐酸哌甲酯存在一定的不良反应，制约了临床上对该药的选择。近年来中医药治疗多动症取得了较大进展。

中国古代各医家对于多动症并无专门记载，现代中医界各医家根据其多动多语、冲动不安、智力正常或基本正常、常有不同程度的学习困难，将本病归属于"躁动""脏躁""健忘""失聪""瘛疭""慢惊风"等疾病的范畴。《素问·灵兰秘典论》云："心者，君主之官，神明出焉……肝者，将军之官，谋虑出焉……肾者，作强之官，伎巧出焉。"指出了精神行为主要与心、肝、肾有关。《小儿药证直诀·原序》云："骨气未成，形声未正，悲啼喜笑，变态不常。"提出小儿精神行为异常与其生理特点有关。《证治要诀·不寐》认为"大抵惊悸、健忘、怔忡、失志、不寐、心风，皆是痰涎扰心，以致心气不足"，强调该类疾病与痰涎扰心有关。

《中医儿科临床诊疗指南·儿童多动症（修订）》提出了儿童多动症的定义、病因病机、辨证分型及治疗建议，指出该病是一种儿童时期较常见的神经发育障碍性疾病，属于中医学心肝系疾病范畴。儿童多动症常在12岁以前发病，以学龄儿童居多，病程至少持续6个月，其表现与同龄儿童发育水平不相称，主要临床表现为注意缺陷、活动过度和冲动任性三大核心症状。本病常伴学习或工作困难、情绪和行为方面障碍，但智力正常或基本正常，可有家族史。

本病为先天禀赋不足、后天调护不当导致脏腑功能失常，阴阳平衡失调所致，其主要病变在心、肝、脾、肾。《中医儿科临床诊疗指南·儿童多动症（修订）》将本病分为五种类型，即心肝火旺、痰火内扰、肝肾阴虚、心脾两虚、脾虚肝亢，提出本病应按泻实补虚、调和脏腑、平衡阴阳的基本原则进行辨证论治。根据不同证候，分别予以清心平肝、清热豁痰、滋补肝肾、养心健脾、扶土抑木等治法。心肝火旺证治以清心平肝，安神定志，选用导赤散合龙胆泻肝汤加减。痰火内扰证治以清热泻火，化痰宁心，选用黄连温胆汤加减。肝肾阴虚证治以滋阴潜阳，宁神益智，选用杞菊地黄丸加减。心脾两虚证治以养心安神，健脾益智，选用归脾汤合甘麦大枣汤加减。脾虚肝亢证治以健脾和中，平肝定志，选用逍遥散加减。同时，还可以配合头皮针、耳针等外治疗法进行治疗，应注意结合对患儿进行教育引导、心理疏导、行为矫治及感觉统合训练治疗。

二、学术思想

西医学认为脑是思维的唯一器官，也是一切精神神志活动的器官，精神神志活动是外在客观世界在人脑中的反映。中医把精神神志活动归于心神的功能。神的活动乃由五神（神、魂、魄、意、志）所构成，在《黄帝内经》中以五神和五志（怒、喜、思、忧、恐）来表现的，而五神和五志分属于五脏，由心统领。《素问·宣明五气》云："五脏所藏，心藏神，肺藏魄，肝藏魂，脾藏意，肾藏志。"《素问·阴阳应象大论》云："人有五脏化五气，以生喜、怒、悲、忧、恐。"并且认为"肝在志为怒，心在志为喜，脾在志为思，肺在志为忧，肾在志为恐。"从此可以看出五脏与精神神志活动有着密切联系。

王晓燕老师根据多年临床观察，提出多动症病位为心、肝、脾、肾，发病原因多为先天禀赋不足、产时或产后损伤、或后天护养不当、病后失养、忧思惊恐过度而成。本病病机关键是脏腑阴阳失衡。在心则为心气不足，心神失守；在肝则为肝阴不足，肝阳偏亢；在脾则为脾虚失运，气血不足，或生痰化热；在肾则为髓海不充，脑失所养，相火妄动。以上病变导致肝肾阴虚、心脾不足、痰热内扰、肝亢风动，引生一系列神志精神相应的病变。

（一）与肾脏之间的关系

《灵枢·本神》云："故生之来谓之精，两精相搏谓之神，随神往来者谓之魂，并精而出入者谓之魄，所以任物者谓之心，心有所忆谓之意，意之所存谓之志，因志而存变谓之思，因思而远慕谓之虑，因虑而处物谓之智。"从这些描述中，可以看出古人不仅认为精神活动起源于精，是最早的物质基础，而且由此推衍出思虑等一系列的思维活动，扩大了精神活动的范围。

肾为先天之本，主藏精。小儿"肾常虚"，肾中元阴元阳处于一个较低的水平，肾精尚未充足，肾气亦未旺盛，而生长发育迅速，阴精相对不足，故易出现阴阳失衡，阴不制阳，阳盛则多动的现象。若肾精亏虚，元神失养，可致注意缺陷；若肾阴不足，水不涵木，肝阳偏旺，则可出现多动、冲动等症。

（二）与肝脏之间的关系

肝为刚脏而性动，主筋，藏魂，其志怒，其气急，体阴而用阳。肝主疏泄，调畅情志，肝的疏泄功能正常，气机调畅，人则精神乐观，心情舒畅，气血和平，五志安定，神魂安藏。反之，肝的疏泄功能障碍，气机失调，则气血紊乱，就会导致精神情志活动的异常，比如烦躁、易激惹、冲动、任性。

小儿"肝常有余"。多动症患儿多为独生子女，由于家长溺爱，患儿好发脾气，性情急躁易怒；或患儿家长望子成龙心切，学业负担过重，户外活动减少，久郁化火，以致肝失调达，疏泄失常，疾病由生，因此本病以学龄期儿童最为多见。患病日久，肝郁化火损伤阴液，导致肝阴不足，肝血亏虚，藏血舍魂功能失调，上不荣心脑，神机失养，下不荣肢体筋脉，从而出现注意力不集中、多动不安等表现。

（三）与心脏之间的关系

《素问·灵兰秘典论》言："心者，君主之官也，神明出焉。"《灵枢·邪客》云："心者，五脏六腑之大主也，精神之所舍也。"《灵枢·本神》说："所以任物者谓之心。"心主血脉，藏神，为智意之源。心的生理功能正常，则人的意志清晰，思维敏捷，反应灵敏，反之，若思虑劳倦，久病气血虚弱不能上荣于心，神失所养，可出现不专心、反应迟钝、健忘等症。另外，心属火，为阳脏，以动为患，而小儿生机旺盛，阳常有余，心火易亢，临床易出现心阴不足、心火亢盛、心神不宁等病理改变。

（四）与脾脏之间的关系

脾属土，为至阴之脏，其性静，藏意，在志为思。脾主运化，为后天之本，气血生化之源。小儿"脾常不足"，喂养摄护不当或疾病所伤均可影响脾之运化，不能化生气血，脾失于濡养则静谧不足，可表现为兴趣多变，做事有头无尾，言语冒失，心猿意马。

肝为脾之主，肝动脾静，脾受制于肝，两者含"动静互制"之义。如脾土不足，则土虚木旺，亦可出现性情冲动、任性、动作粗鲁、兴奋不安等肝阳偏旺之症状。脾虚不运，饮食不节，可致食滞、湿聚生痰，蕴而化热，痰热内扰而致多动难静。

王晓燕老师治疗多动症以八纲辨证为主，结合脏腑辨证，以调和阴阳为基本治疗原则，实则泻之，虚则补之，虚实夹杂者治以攻补兼施，标本兼顾。脾虚肝旺证治以健脾疏肝，宁心安神，方选逍遥散加减；痰火内扰者证治以清热泻火，化痰宁心，方选黄连温胆汤加减；肝肾阴虚证治以滋阴潜阳，宁神益智，方选杞菊地黄丸加减；心脾两虚证治以健脾益气，养心安神，方选归脾汤合甘麦大枣汤加减。若兼见湿热、瘀血等证，分别佐以清热、化湿、祛瘀等治法。

三、验案举隅

验案一

李某，女，4岁5个月。

现病史：患儿以"上课小动作多，注意力不集中1年余"为主诉于2019年1月5日来诊。患儿自小一直动作过多，未引起家长重视，1年前上学后课堂上小动作不断，注意力不集中，平素多语易怒，急躁任性，缺乏自我克制能力，贪玩，伴盗汗，五心烦热，大便干结。查体：精神可，咽稍红，心肺听诊无异常，腹胀，未触及包块，舌红苔黄，脉弦细。家长诉患儿出生时早产，羊水少。辅助检查：微量元素、脑电图正常；CONNERS儿童行为测评，评分标准参照常模，多动指数1.9。

西医诊断：注意缺陷多动障碍。

中医诊断：多动症（肝肾阴虚火旺，肝阳上亢）。

治法：滋养肝肾，平肝潜阳。

方药：杞菊地黄丸加减。熟地黄12g，山茱萸12g，枸杞子10g，茯苓9g，山药12g，牡丹皮9g，菊花9g，龟甲10g，钩藤12g，炒白芍10g，枳实10g，石菖蒲10g，炒麦芽15g，煅龙骨20g，煅牡蛎20g，丝瓜络10g，郁金10g，炙甘草3g。7剂，每日1剂，水煎，分两次服。嘱患儿家长多陪伴孩子，加强沟通。

二诊（1月12日）：患儿注意力不集中、多动多语、易怒症状较前好转，五心烦热消失，腹胀减轻，仍有盗汗，大便稍干，守上方加浮小麦10g，柏子仁10g。14剂，用法同前。

三诊（1月26日）：患儿注意力不集中、多动多语易怒症状明显减轻，盗汗基本消失，大便正常，守上方不变巩固治疗。14剂，用法同前。

四诊（2月9日）：患儿注意力不集中、多动多语、易怒症状基本消失。嘱调情志，加强体育锻炼、增强体质。

按语：本患儿先天禀赋不足，元阴亏虚，脑髓失养，水不涵木而发病。精血不充，脑髓失养，则注意力不能集中；肾阴虚则水不涵木，肝阳上亢，则见急躁易怒，冲动任性；阴虚火旺，则五心烦热，盗汗，治大便干结；舌红、苔黄、脉弦细为肝肾阴虚之征。王晓燕老师以杞菊地黄丸加减。

杞菊地黄丸为六味地黄丸加枸杞、菊花而来。六味地黄丸见于儿科鼻祖钱乙所著《小儿药证直诀》，是滋阴补肾之代表方，方中熟地黄滋阴补肾，填精益髓；山茱萸补养肝肾，并能涩精；山药补益脾阴，亦能固精。三药相配，滋养肝、脾、肾，称为"三补"。配伍泽泻利湿泄浊，并防熟地黄之滋腻恋邪；牡丹皮清泻相火，并制山萸肉之温涩；茯苓淡渗脾湿，并助山药之健运。三药称为"三泻"，渗湿浊，清虚热，平其偏胜以治标。六味合用，三补三泻，其中补药用量重于泻药，是以补为主；肝、脾、肾三阴并补，以补肾阴为主。《麻疹全书》在此基础上加枸杞、菊花清肝明目，名杞菊地黄丸，常用于治疗肝肾阴虚之眩晕、耳鸣、目涩畏光、视物昏花。

杞菊地黄丸恰合小儿肾常虚、肝常有余的生理病理特点，王晓燕老师常以此方为基础方加减治疗肝肾阴虚多动症、抽动症、癫痫等疾病，临证酌加龟甲滋阴潜阳；煅龙骨、煅牡蛎平肝潜阳，镇静安神；钩藤清热平肝，息风定惊；石菖蒲、丝瓜络、郁金通络清心，开窍醒神；炒白芍养肝柔肝，顾护肝之阴血；炒麦芽醒脾消积。服上药后患儿肾补、肝平、热去，症状大减。二诊患儿仍盗汗便干，故加浮小麦以敛汗固涩，柏子仁以养心安神，润肠通便。

丝瓜络是丝瓜的果实的维管束，具有通经活络、清热解毒、利尿消肿、止血等功效。王晓燕老师认为其有通络开窍之作用，常与石菖蒲、郁金同用治疗脑发育不良、智力低下、多动症、脑瘫等。

验案二

马某，男，5岁9个月。

现病史：患儿以"上课注意力不集中、夜眠欠佳2年余"为主诉于2019年2月1日来诊。患儿2年前出现上课注意力不集中，夜眠欠佳，自汗盗汗，记忆力差，多动，成绩差，书写潦草，伴面色少华，神疲乏力，纳食减少，大便溏泄。查体：精神可，咽不红，心肺听诊无异常，腹胀，未触及包块，舌淡红，苔薄白，脉细弱。家属诉患儿3岁时因"大叶性肺炎"于当地医院住院治疗20余天。辅助检查：微量元素及脑电图正常；CONNERS儿童行为测评，评分标准参照常模，多动指数1.7。

西医诊断：注意缺陷多动障碍。

中医诊断：多动症（心脾气血两虚，阴阳失调）。

治法：健脾益气，养心安神。

方药：归脾汤合甘麦大枣汤加减（颗粒剂）。党参6g，黄芪10g，炒白术10g，龙眼肉9g，茯神12g，远志9g，当归9g，酸枣仁9g，木香6g，浮小麦15g，益智仁10g，煅龙骨30g，煅牡蛎30g，大枣9g，炙甘草6g。7剂，每日1剂，冲服，分两次服。配合耳穴贴敷压豆：心、肾、肝、脾、胃、脑、神门、交感、内分泌、皮质下、肾上腺。每日按压1次。

嘱患儿家属多陪伴孩子，加强沟通。

二诊（2月8日）：患儿注意力不集中、多动较前好转，自汗盗汗明显减轻，腹胀便溏消失，仍睡眠不实，纳少，守上方加夜交藤10g，炒麦芽10g。14剂，用法同前。

三诊（2月22日）：患儿注意力不集中、多动症状明显减轻，无自汗盗汗，夜眠安，纳食正常，守上方不变巩固治疗。14剂，用法同前。

四诊（3月8日）：患儿注意力不集中、多动多语基本消失，嘱调情志，加强体育锻炼。

按语：本患儿幼时病后失养，脏腑损伤，气血亏虚，导致心神失养，阴阳失调，可见注意力不集中，多动，睡眠不实，自汗盗汗；脾气亏虚则见纳差腹胀，记忆力差，面色少华，乏力便溏；舌淡红，苔薄白，脉细弱为心脾气血两虚之征。王晓燕老师予归脾汤合甘麦大枣汤加减。归脾汤乃《正体类要》中经典方之一，心脾气血两虚者可加减应用。

脾胃为后天之本，气血生化之源，气为血之帅，血为气之母，王晓燕老师予本方意在心脾同治，气血双补，脾健则气血生化有源，气旺血自生，血足则心有所养。《灵枢·决气》曰："中焦受气取汁，变化而赤是为血。"故方中参、芪、术、草甘温之品补脾益气以生血，使其气旺而血生；当归、龙眼肉甘温补血养心；茯神、酸枣仁、远志宁心安神；木香辛香而散，理气醒脾，与益气健脾药相配伍，复中焦运化之功，以防益气补血之品滋腻碍胃，使其补而不滞，滋而不腻。

甘麦大枣汤为《金匮要略》中经典方之一，可用于阴血不足之失眠不安。王晓燕老师予甘麦大枣汤意在补心养肝，除烦安神。方中小麦养心阴，益心气，安心神，除烦热；甘草补益心气，和中缓急；大枣甘平质润，益气和中，润燥缓急，三药合用，甘润平补，养心调肝。加益智仁、煅龙骨、煅牡蛎养心安神定志，配合黄芪、白术固表止汗。全方共奏益气补血，健脾养心，安神定志之功。服上药后患儿气血双补，心脾得养，神志安定，故症状大减。二诊患儿仍纳食少，睡眠不实，加炒麦芽健脾开胃，五味子、夜交藤以养血安神。

验案三

张某，男，6岁2个月。

现病史：患儿以"多语多动、上课注意力不集中1年余"为主诉于2019年3月1日来诊。患儿1年前出现上课注意力不集中，多语多动，冲动任性，兴趣多变，烦躁不眠，成绩差，伴纳食减少，口苦，大便秘结，小便黄赤。查体：精神可，咽红，心肺听诊无异常，腹胀，未触及包块，舌红，苔黄腻，脉滑数。家属诉患儿平时喜食油腻辛辣类食物。辅助检查：微量元素及脑电图正常；CONNERS儿童行为测评，评分标准参照常模，多动指数1.8。

西医诊断：注意缺陷多动障碍。

中医诊断：多动症（痰火交结，内扰心神）。

治法：清热泻火，化痰宁心。

方药：黄连温胆汤加减（颗粒剂）。黄连3g，陈皮10g，竹茹10g，姜半夏6g，茯苓12g，枳实9g，瓜蒌9g，珍珠母20g，钩藤10g，龙胆草6g，益智仁10g，石决明20g，大黄6g，牵牛子9g，炙甘草6g。7剂，每日1剂，冲服，分两次服。

配合耳穴贴敷压豆：心、肾、肝、胆、脾、大肠、脑、神门、交感、内分泌、皮质下、肾上腺。每日按压1次。嘱患儿家属多陪伴孩子，加强沟通。

二诊（3月8日）：患儿注意力不集中、多动多语较前好转，大便正常，腹胀明显好转，仍烦躁失眠，纳少，守上方减大黄，加夜交藤10g，炒莱菔子10g。14剂，用法同前。

三诊（3月22日）：患儿注意力不集中、多动多语症状明显减轻，夜眠安，纳食及二便正常，守上方不变巩固治疗，14剂，用法同前。

四诊（4月8日）：患儿注意力不集中、多动多语基本消失，嘱调情志，加强体育锻炼。

按语：患儿过食肥甘厚味，则酿生湿热痰浊，过食辛热之品，导致心肝火炽，可见多语多动，注意力不集中，烦躁不眠，口苦；纳差腹胀，便秘尿赤，舌红，苔黄腻，脉滑数为痰火内扰之征。王晓燕老师以黄连温胆汤加减，此方乃孙思邈《备急千金要方》温胆汤加黄连化裁而来，为《六因条辨》中经典方之一，对痰火内扰证可加减应用。方中黄连清热除烦；半夏燥湿化痰，和胃止呕；竹茹取其甘而微寒，清热化痰，除烦止呕。半夏与竹茹相配伍，一温一凉，化痰和胃，除烦止呕之力更甚。陈皮辛苦温，理气行滞，燥湿化痰；枳实辛苦微寒，降气导滞，消痰除痞。陈皮与枳实相合，一温一凉，理气化痰之力更增。茯苓健脾渗湿，以杜生痰之源；加姜枣调和脾胃，且生姜兼制半夏之毒；加瓜蒌以清热化痰，珍珠母宁心安神，石决明、钩藤、龙胆草等平肝泻火，大黄、牵牛子等通腑泻火，润肠通便。全方共奏清热泻火，化痰宁心之功。服上药后患儿痰热去，心神得安，故症状大减。二诊患儿大便正常，仍烦躁失眠，纳食少，故减大黄，加炒莱菔子消食除胀，夜交藤以养血安神。

验案四

王某，女，13岁。

现病史：患儿以"多动易怒、记忆力差3年余"为主诉于

2019年4月16日来诊。患儿3年前出现多动易怒，冲动任性，常不能自控，记忆力差，兴趣多变，上课注意力不集中，成绩差，伴神疲食少，口燥咽干，月经不调，大便溏泄，小便正常。查体：精神可，咽红，心肺听诊无异常，腹胀，未触及包块，舌淡红，苔薄白，脉弦而虚。辅助检查：微量元素及脑电图正常；CONNERS儿童行为测评，评分标准参照常模，多动指数1.6。

西医诊断：注意缺陷多动障碍。

中医诊断：多动症（脾气亏虚，肝阳亢盛）。

治法：健脾疏肝，宁心安神。

方药：逍遥散加减。柴胡6g，当归10g，白芍20g，茯苓10g，炒白术12g，薄荷9g，香附10g，郁金10g，党参15g，夜交藤6g，益智仁10g，石菖蒲10g，炙甘草6g。7剂，每日1剂，水煎，分两次服。

配合耳穴贴敷压豆：心、肾、肝、脾、脑、神门、交感、内分泌、皮质下、肾上腺。每日按压1次。嘱患儿家属多陪伴孩子，加强沟通。

二诊（4月23日）：患儿多动易怒、记忆力差症状较前有所好转，腹胀便溏明显好转，仍纳少，加炒鸡内金10g。14剂，用法同前。

三诊（5月7日）：患儿多动易怒、记忆力差症状明显减轻，无腹胀，纳食及二便正常，守上方不变巩固治疗。14剂，用法同前。

四诊（5月21日）：患儿多动易怒、记忆力差症状基本消失，月经调，嘱调情志，加强体育锻炼。

按语：肝属木，性喜条达而恶抑郁，藏血而主疏泄。脾属土，性喜燥恶湿，统血而主运化，为后天之本，气血化生之源。脾气得肝气疏泄，则能发挥运化水谷、水湿之功能；脾气旺盛，生血充足，肝才能有所藏，藏血充足，肝气得以濡养而使肝气冲和条达，从而助脾之运化。肝脾二者之间木疏土、土养木；木克土，土生金制木，这种相互依存、相互制约的功能关系，称为肝脾调和。肝脾任何一方偏盛偏衰，出现木乘土、土侮木等各种乘侮表现，统称为肝脾失调。

此患儿平素贪吃零食、偏食、饥饱不均而导致脾胃受损；学习压力过大，使肝失调达，肝阳亢盛，属脾虚肝亢。脾气亏虚，可见记忆力差，神疲食少，腹胀便溏；脾虚肝旺，动静不能互制，则见多动易怒，冲动任性，月经不调，舌淡红苔薄白，脉弦而虚为脾虚肝旺之征。王晓燕老师予逍遥散加减。逍遥散为宋代《太平惠民和剂局方》中经典方之一，对肝郁血虚脾弱证者可加减应用。吴谦《医宗金鉴》曰："肝木之所以郁，其说有二：一为土虚不能生木也，一为血少不能养肝也……木郁则达之，遂其曲直之性，故名曰逍遥。"肝性喜条达，恶抑郁，为藏血之脏，体阴而用阳。

方中柴胡疏肝解郁，使肝气得以条达为君药。当归甘辛苦温，养血和血；白芍酸苦微寒，养血敛阴，柔肝缓急；当归、白芍与柴胡同用，补肝体而助肝用，使血和则肝和，血充则肝柔，共为臣药。木郁不达则脾虚不运，故以白芍、茯苓、甘草健脾益气，既能实土以御木侮，又使营血生化有源；薄荷疏散郁恶之气，透达肝经郁热；生姜温运和中，且能辛散达郁，共为佐药。甘草调和诸药，为使药。诸药合用，使肝郁得疏，血虚得养，脾弱得复，气血兼顾，肝脾同调，立法周全，组方严谨。加香附、郁金以疏肝解郁，加党参以健脾益气，加石菖蒲、益智仁等化痰开窍，宁心安神。服上药后患儿肝脾同调，故症状大减。二诊患儿仍纳食少，加炒鸡内金消食健胃。

第十六节　不寐

一、概述

"不寐"，中医学又称为"失眠"，《黄帝内经》中称"目不瞑""不得卧""不得眠"等。中医不寐是指各种原因导致心神失养或不安，以经常性不能获得正常睡眠为主要特征的一类病证。主要表现为睡眠时间、深度的不足，以及不能消除疲劳、恢复体力和精力，轻者入睡困难，或寐而不酣，时寐时醒，或醒后不能再寐，重则彻夜不寐等。儿童不寐较成人少见，但随着生活水平的提高，生活节奏加快，竞争日益激烈，父母望子成龙，学校课业负荷过重，使儿童常处于积滞、惊恐、焦虑状态，对于素体虚弱或禀赋不足的儿童，不寐有增加的趋势。患病日久对于小儿的学习和生长发育均产生不利影响。

临床引起儿童不寐的常见病因较多。有嗜食肥甘厚味，饮食不节引起积滞所致者，如《素问·逆调论》曰："胃不和，则卧不安"；有痰火内扰心神所致者，如《古今医统大全·不寐候》认为"痰火"之邪内扰，心神不宁，神不守舍；有思虑劳倦，内伤心脾，心失所养所致者，如《类证治裁·不寐》载有"思虑伤脾，脾血亏损致经年不寐"；有先天禀赋不足，或肝肾阴虚者，肾水不足，阴水不能上济于心，而心阳独亢，亦不得眠，如《景岳全书·不寐》载有"真阴精血之不足，阴阳不交而神有不安其室耳"。然不寐的病因病机虽纷乱复杂，其病位总不离五脏，其病机或为阳盛阴衰、阴阳不交，或为气血虚损、卫不入营，或为外邪食滞痰瘀阻隔，或为心肝火旺，或为心脾血虚，或为肝郁等导致神不入于舍。

现代医家多认为不寐病位主要在心，病证特点多为虚实夹杂，虚、火、痰、瘀、郁较为多见，临床上要综合辨治。有医家从现代病因学特点出发，提出不寐证的致病因素以精神因素为主，而精神因素又多与肝脏相关，因此主张其病位主要在肝，以肝为不寐证的辨治中心。临床还应区分"因病不得卧"与"平人不得卧"或称"不得卧自为病"的不寐，也就是区分原发与继发两类病情。如张璐在《张氏医通》中提出"平人不得卧，多起于劳心思虑，喜怒惊恐"的观点，认为常人不寐证多由精神情志因素引起。因病不得卧者，病因颇多，当详其所因而治。对于不得卧自为病，其病机主要在于心肾不交，与因病不得卧不同，临床辨证中应加以辨别。

文献中有遵循以五脏为中心的辨治体系者，多认为五脏均藏精，都可生神，且各具临床特点，据此可以辨别病位，指导临床辨证施治。临床以入寐困难、甚则彻夜不眠为主症的不寐，其基本病位与心有关；临床以梦扰纷纭或夜寐梦多为主症的不寐，其基本病位与肝有关；临床以思虑纷纭，口吃，梦魇（即梦境惊险）欲呼不出、欲寐不能，梦游为主症的不寐，其基本病位与脾有关；临床以夜寐轻浅易寤或闻声则醒等为主症的不寐，其基本病位与肺有关；临床以夜寐早寤为主症的不寐，其基本病位与肾有关。

临床辨证对于不寐证，一般分为7个证型，其中虚证3个证型，分别为心脾两虚、心胆气虚、阴虚火旺；实证4个证型，分别为心火亢盛、肝郁化火、痰热内扰、胃腑不和。虚证不寐治必求其本，以补益气血为主的治疗原则。有邪而不寐者的实证，治疗上以祛邪为主，"祛其邪而神自安也"。临证因其邪气不同而治法各异,如风寒之邪宜散,火热之邪宜凉,痰饮之邪宜化,痰饮食之邪宜消滞,水湿之邪宜分利,气逆之邪宜行气,阴寒之邪宜温中等。

二、学术思想

《灵枢·营卫生会》曰:"营卫之行不失其常,故昼精而夜瞑。"《灵枢·口问》曰:"卫气昼日行于阳,夜半则行于阴,阴者主夜,夜者主卧。"又言:"阳气尽,阴气盛,则目瞑;阴气尽而阳气盛,则寤矣。"王晓燕老师深受《黄帝内经》中不寐论治的启发,认为不寐的基本病机为卫气运行不循于常道,阳不能入于阴,营卫失调。

卫气日间行于六阳经(属六腑),夜间行于六阴经(属五脏),因而各种致病因素,包括脏腑(无论哪脏哪腑)功能失调、邪气入侵于体内以及体质差异因素等,凡影响到卫气的运行,使营卫之气运行失度者,都可致阳不入于阴,阴阳相交之路受阻而影响睡眠,导致诸种失眠病证发生。其治疗在《灵枢·邪客》载:"补其不足,泻其有余,调其虚实,以通其道,而去其邪。"所谓"通其道"者,谓祛除厥逆之邪气,开通阴阳交会的道路,使阴阳之气调和贯通,则能安卧入眠。"通其道",临床推崇半夏秫米汤。

半夏秫米汤即《灵枢》卷十之半夏汤,半夏汤为《黄帝内经》仅有十方之一,专为不寐而设,有治疗失眠第一方之称,由半夏、秫米二药组成,药味简单而意旨深厚。半夏性温味甘能通阳,降逆而通泄卫气,李时珍《本草纲目》言半夏能除"目不得瞑"。现代药理研究也表明,法半夏有良好的镇静神经中枢的作用。秫米性味甘凉能养营,益阴而通利大肠,李时珍说:"秫,治阳盛阴虚,夜不得眠,半夏汤中用之,取其益阴气而利大肠也，大肠利则阳不盛矣。"临床很多医家以薏苡仁或糯米替代秫米，王晓燕老师临床则以浮小麦替代。浮小麦入心经，性凉可除热，味甘、咸可降燥并益气。《本草纲目》记载浮小麦可有效补心气、除热、止烦，主治心烦意乱、烦躁不安、五脏烦热等症。半夏秫米汤药虽仅有两味，但有通有补，共成补虚泄实、沟通阴阳、和利营卫之功。所谓"通其道而去其邪"，则"其卧立至"。故凡失眠病证，皆以此方为基本方化裁，心肾不交加交泰丸，心脾两虚加归脾汤，痰热扰心加黄连温胆汤，食滞胃脘加保和丸等。

　　"阳出于阴则寤，阳入于阴则寐"。王晓燕老师认为不寐临床重在辨其有邪无邪，实证虚证。正如《景岳全书》曰："不寐证虽病有不一，然惟知邪正二字，则尽之矣。盖寐本乎阴，神其主也，神安则寐，神不安则不寐，其所以不安者，一由邪气之扰，一由营气之不足耳。有邪者多实证，无邪者皆虚证。凡如伤寒、伤风、疟疾之不寐者，此皆外邪深入之扰也；如痰，如火，如寒气、水气，如饮食忿怒之不寐者，此皆内邪滞逆之扰也。舍此之外，则凡思虑劳倦，惊恐忧疑，及别无所累而常多不寐者，总属其阴精血之不足，阴阳不交，而神有不安其室耳。知此二者，则知所以治此矣。"

　　大抵实证多因食滞、痰浊、火热，重在消导和胃，化痰浊清热泻火，常用保和丸、黄连温胆汤等加减；如心烦懊恼不得眠，常用栀子豉汤加减。虚证多由于阴血不足，重在心、脾、肝、肾，治宜补养气血，壮水制火，常用百合地黄汤、归脾汤、黄连阿胶汤等加减；如阴阳失调，常用桂枝龙骨牡蛎汤加减。因小儿"脾肾常虚""心肝有余"，临床常虚实夹杂，如脾虚食滞，心肾不交等，临证时灵活辨证析因，治疗上补虚泻实，和其不和。

三、验案举隅

验案一

赵某，男，4岁3个月。

现病史：患儿以"夜间入睡易醒3月余"为代主诉于2019年3月22日来诊。患儿3个月前因暴饮暴食，进食生冷油腻食物后出现不思饮食，腹胀，腹痛，夜间磨牙，入睡困难，夜卧不安，从床头到床尾来回翻腾，手足心热，口臭。家长自行间断给予七星茶颗粒及乳酸菌素片等药口服，腹胀腹痛好转，但仍夜间磨牙，入睡困难，夜卧不安。刻下：患儿精神好，夜间磨牙，入睡困难，夜卧不安，偶有腹痛，纳可，二便正常。舌质红，苔白厚腻，脉滑数。患儿平素挑食，喜食肉食及油炸食品。

西医诊断：失眠。

中医诊断：不寐（食滞中焦，痰热上扰）。

治法：运脾和胃，消食导滞，清热安神。

方药：平胃散合半夏秫米汤加减。苍术10g，厚朴6g，陈皮6g，炒白芍10g，醋延胡索10g，炒神曲10g，连翘10g，鸡矢藤15g，姜半夏9g，银柴胡10g，炒牵牛子10g，酸枣仁10g，浮小麦15g，灯心草3g，炙甘草3g。5剂，每日1剂，水煎，分两次服。

二诊（3月27日）：服药后夜卧不安好转，饮食大增，腹胀、腹痛缓解，夜间磨牙减少，口臭、手足心热减轻，舌质淡红，苔仍较厚腻，脉滑。辨证属脾虚夹积，予消补兼施，治宜益气健脾，理气助运，安神宁心。方选归脾汤加减。方药如下：党参10g，炒白术10g，莲子3g，茯神10g，炒山药10g，炒薏苡仁10g，炒苍术10g，佛手7g，陈皮5g，炒神曲10g，炒麦芽10g，连翘10g，醋龟甲5g，醋鳖甲5g，灯心草3g，酸枣仁10g，炙甘草3g。

7剂，服法同前。服药后诸症痊愈。

按语：儿童不寐以"胃不和卧不安"之证最为多见，这与小儿"脾常虚""心肝有余"的生理病理特点有密切的关系。脾胃相合，共为升降之枢，脾胃升降正常，有助于心肾水火相济，气和志达，阴阳相交而寝安寐香。临床上不论胃实或胃虚，都可因胃气不和而致清气（清阳或阴精）不升，心神失养或浊气（火、痰、食）不降，上扰心神，使升降失序，阳不入阴而夜卧不安。

此患儿为宿食停滞，蕴而化痰，因痰生热，痰热上扰则心烦不寐。治以运脾和胃，消食导滞，清热安神。初期积滞征象突出，以消导为主，方选平胃散加鸡矢藤、炒牵牛子、神曲运脾消积导滞，连翘、青蒿、银柴胡祛除积热，炒白芍、延胡索柔肝理气止痛，灯心草以清心降火，酸枣仁补养心肝、安神定志，半夏、秫米沟通阴阳。二诊时积滞减半，但患儿素体脾虚，治宜消补兼施，方选归脾汤益气健脾养心，加苍术、薏苡仁以运脾化湿，醋龟甲、醋鳖甲以滋阴潜阳、软坚消积，合莲子、灯心草、酸枣仁安神宁心。7剂后饮食正常，睡眠实，磨牙、口臭，手足心热等诸症消除，脾胃健运，五脏安和，效果显著。

验案二

丁某，女，1岁6个月。

现病史：患儿以"半夜易惊醒1月余"为代主诉于2019年6月1日来诊。患儿1个月前受惊后出现半夜惊醒，大哭不止，难以哄睡，汗出，纳食一般，无吐泻，大便正常。刻下：患儿精神可，鼻周发青，舌淡红，苔白腻，指纹紫滞。平素胆小易惊。

西医诊断：失眠。

中医诊断：不寐（心胆气虚，猝受惊吓，扰动心神）。

治法：健脾养心，镇惊安神。

方药：归脾汤合半夏秫米汤加减。姜半夏6g，浮小麦10g，酸枣仁6g，蝉蜕3g，当归6g，黄芪10g，茯神7g，远志5g，炒神曲7g，灯心草2g，炙甘草3g。7剂，每日1剂，水煎，分两次服。

二诊（6月8日）：服药后半夜惊醒好转，仍汗出较多，舌质淡红，苔腻，指纹紫滞。效不更方，上方减神曲，加麦芽7g消食疏肝助运。7剂，服法同前。药后诸症痊愈。

按语：《景岳全书》曰："盖寐本乎阴，神其主也，神安则寐，神不安则不寐。"《重订严氏济生方》曰："心气安逸，胆气不怯，决断思虑，得其所也。"只有心的气血调和，胆气充足，且心胆交和、气机条畅，才能心神安宁，决断自如，无生烦惊。小儿神志发育不全，神气怯弱，易受惊吓，惊吓伤神，进而引起胆气不足，胆虚神怯，则发为夜惊而啼。此患儿平素胆小易惊，猝受惊吓，胆虚更甚。肝胆属木，心属火，脾属土，木生火，火生土，母病及子，子病及母，而致心胆气虚，心脾两虚。针对心胆气虚类病证的患儿，王晓燕老师多从心脾论治。治宜健脾养心，镇惊安神。方选归脾汤合半夏秫米汤加减。方中黄芪、当归益气养血，远志、茯神、酸枣仁以宁心安神，加入蝉蜕、灯心草以镇惊安神，为治疗夜惊之要药，加以半夏、浮小麦以沟通阴阳，除烦安神，敛汗止汗，佐以神曲以消食和胃。7剂药服后复诊，半夜惊醒明显好转，仍有汗出，舌苔白腻稍厚。效不更方。上方基础上减神曲，加炒麦芽消食疏肝助运。继服用7剂后，心脾气血旺盛，胆气充实，诸症痊愈。

验案三

杨某，女，12岁。

现病史：患儿以"不寐伴头晕半年"为主诉于2019年9月20日来诊。患儿半年前无明显诱因出现不寐伴头晕，不易入睡，易醒，精神欠佳，烦躁易怒，记忆力下降，坐卧不安，偶有头痛，无恶心呕吐，纳欠佳，二便正常。西医诊断为神经官能症及中度焦虑，经西药调节神经、抗焦虑药物治疗后，上述症状时轻时重，并又出现恶心、不思饮食、频繁头痛、口渴等症状。刻下：精神萎靡，入睡困难，易醒，情绪易波动，头晕，头痛，心烦，恶心，反酸，干呕，口渴，纳呆，食后腹胀，小便可，大便干，两日一行，舌边尖红、边有齿痕，苔黄腻，脉弦。患儿平素易发脾气，性格急躁，沟通困难。

西医诊断：神经官能症；中度焦虑。

中医诊断：不寐（肝脾不调，心肝火旺，扰动心神）。

治法：疏肝健脾，清热除烦，养心安神。

方药：丹栀逍遥散合甘麦大枣汤加减。牡丹皮10g、生山栀10g、北柴胡10g、黄芩10g、炒白芍12g、麸炒白术10g、当归10g、茯神10g、浮小麦15g、炙甘草10g、大枣10g、酸枣仁10g、姜半夏10g、炒麦芽15g。7剂，每日1剂，水煎，分两次服。同时配合心理疏导，告知家长要关心孩子的心理成长，多与孩子沟通，不要太严厉苛责，忌食生冷。

二诊（9月30日）：失眠、头晕、头痛较前减轻，情绪较前稳定，恶心、反酸、干呕消失，仍心烦、口渴，食欲有增，小便可，大便偏干，两日一行，舌胖，边尖红、边有齿痕，苔白腻，脉弦。症状减轻，上方去姜半夏，继服10剂，服法同前。

三诊（10月10日）：失眠、头晕头痛症状基本消失，偶有心烦，口不渴，食纳尚可，大小便可，舌胖质淡红、有齿痕，苔薄白。患儿热清肝舒，唯心脾两虚、气血不足，口服归脾丸调理以益气健脾，养心安神以收功。

按语：随着人们生活节奏的加快，精神因素在不寐证的发病中占据着越来越重要的位置，而精神因素又多与肝脏的生理病理关系密切。"土得木以疏通"，"木赖以土滋养"。王晓燕老师对儿童诸多疾病都主张从肝、脾论治，对于不寐病亦然，配合清心、养心安神。方选逍遥散、丹栀逍遥散、半夏秫米汤或甘麦大枣汤，具有"调肝理脾，清心安神"的功效。此患儿平素性格急躁，心肝火盛，则阳亢而夜不得入于阴，故出现失眠、心烦等症；火盛伤津，出现口渴、大便干等症；肝亢克脾，再加患儿长期服抗焦虑西药致使脾胃受伤，中焦虚弱，水谷运化失司，而出现纳呆、恶心、反酸、干呕等症；脾虚则湿盛，湿郁化火，则出现舌胖尖红、苔黄腻；脾胃弱则心不养，故出现情绪不稳定等脏躁表现。治以清心泄肝、潜阳安神为主，兼顾护中焦，以养心安神。

一诊、二诊方选丹栀逍遥散合甘麦大枣汤加减。丹栀逍遥散清心泄肝，疏肝健脾；甘麦大枣汤养神宁神，和中缓急。柴胡疏肝理气；白芍养血柔肝；当归为血中之气药，养血活血，兼顾理气；白术益气健脾，蝉蜕镇惊安神，茯神健脾、宁心、安神；酸枣仁养心肝，安神定志；半夏、浮小麦沟通阴阳，引阳入阴，黄芩、生栀子、牡丹皮清心泻肝，通经活血；炒麦芽疏肝消食助运；炙甘草甘缓以调和诸药。全方共奏调和肝脾，清热除烦，养心安神之功。三诊：口服20剂药，患儿肝气舒达，情志调和，后续以归脾丸调理心脾而得安。

验案四

赵某，男，4岁6个月。

现病史：患儿以"自小睡眠不安，加重2月余"为代主诉于2019年5月15日来诊。患儿有自闭症、语言障碍，与他人基本无交流，出生后一直睡眠不好，逐渐加重，难以哄睡，汗出较多，纳食一般，无吐泻，大便正常。刻下：患儿精神好，面色红润，舌尖红，苔白腻，脉数。

西医诊断：自闭症。

中医诊断：不寐（心肾不交，水火不济）。

治法：清心补肾，安神定志。

方药：交泰丸合黄连阿胶汤加减。黄连6g，肉桂6g，阿胶7g，姜半夏6g，白芍9g，浮小麦10g，酸枣仁10g，茯神10g，炒神曲10g，炙甘草3g。7剂，每日1剂，水煎，分两次服。

二诊（5月22日）：睡眠较前明显好转，仍多汗，舌淡红，苔白，脉细。上方去黄连，加石菖蒲9g，煅龙骨15g，煅牡蛎15g。7剂，以巩固疗效。

按语：中医古代文献无"自闭症"的病名，但综观古代医家的各种描述，儿童自闭症当属中医学"童昏""语迟""无慧""胎弱""目无情"等范畴，其病因病机为先天不足，肾精亏虚，心窍不通，神失所养，肝失条达，升发不利。其病位在脑，同心、肝、肾三脏关系密切。脑居颅内，由髓汇集而成。《素问·五脏生成》曰："诸髓者，皆属于脑。"脑的功能正如《素问·脉要精微论》所说："头者，精明之府。"古人已认识到脑与精神活动的密切关系，脑主宰生命活动，人的视、听、言、动及思维感觉记忆等均与脑的功能有关。此患儿先天禀赋不足，肾精亏虚，脑失所养，神志不开，阳不入阴而长期睡眠欠佳。

心主火居上，肾主水居下。《慎斋遗书》说："夫肾属水，水性润下，如何而升，盖因水中有真阳，故水亦随阳而升至于心，则生心中之火。"即肾水上承必须有赖于肾中命门之火的蒸动。"火炎上，水吸之而下行。水沦下，火挈之而上溉"，水火相济，则寤寐正常。患儿禀赋不足，肾精亏虚，久则命火不足，不能鼓舞肾水上交于心，心火上亢而致心肾不交，则失眠加重。治宜心肾并调，补肾清心，以交通阴阳，安神定志。遣方以黄连阿胶汤合交泰丸加减。方中黄连苦寒，泻心火以下降；阿胶养阴，滋肾水以上济，"无阳则阴无以化"；肉桂辛热，入少阴肾经，暖水脏，扶助肾阳以鼓舞肾水上承。黄连、肉桂寒热并用，如此水火既济，如《本草新编》所言："黄连与肉桂同用，则心肾交于顷刻，又何梦之不安乎。"白芍本为苦酸之品，具有养血敛阴之性，配黄连酸苦通泄以泻火，配阿胶酸甘化阴以滋阴。茯神、浮小麦，酸枣仁养心安神定志。诸药相合，上清心火，下滋肾水，水火相济，心肾相交，寐即得酣。二诊，心火得清，加龙骨、牡蛎以镇心安神，收敛固涩，加石菖蒲以开窍醒神。《神农本草经》云石菖蒲能"开心孔，补五脏，通九窍，明耳目，出音声"。《名医别录》亦云其能"聪耳明目、益心智"。

第十七节　川崎病

一、概述

　　川崎病又称皮肤黏膜淋巴结综合征（Kawasaki diease，KD），是一种以全身血管炎为主要病变的急性发热出疹性小儿疾病，因1967年首先由日本人川崎富作报道而命名。川崎病临床主要表现为急性发热、双眼结膜充血、口唇皲裂、杨梅舌、多形性皮疹或红斑、颈部淋巴结肿大等，其主要危害是冠状动脉扩张和冠状动脉瘤的形成，已经成为儿童后天性心脏病的首要病因。但目前川崎病的病因和发病机制仍不清楚。许多研究表明川崎病可能是在一定的遗传易感性基础上，由一种或多种广泛存在的病原体感染并导致自身免疫系统异常激活而引起的临床综合征。一系列的细菌、病毒感染和川崎病有相关，并且以抗原或超抗原介导了机体的免疫激活。

流行病学特征表明遗传因素对于川崎病的发病和预后也有重要影响。其诊断标准如下：（1）发热≥5天；（2）双眼结膜充血（无渗出物）；（3）唇及口腔所见：口唇绛红、皲裂、杨梅舌、弥漫性充血；（4）皮肤改变：多形性红斑、皮疹；（5）肢体改变：（急性期）手掌、足底及指（趾）端潮红、硬肿。（恢复期）指趾端甲床及皮肤移行处膜样脱皮；（6）颈部非化脓性淋巴结肿大，常为单侧，直径＞1.5cm。符合上述标准5项及以上者即可诊断；4项者需加冠状动脉瘤或冠状动脉扩张；除外其他疾病。

近年来，国内外专家均认识到，不完全KD的发生率逐年增加，占20%～30%，多发生于婴儿，早期易误诊为出疹性疾病，晚期因冠状动脉病变导致缺血性心脏病，常误诊为其他心脏病。不完全KD诊断标准（美国2004年）：（1）不明原因发热≥5天，伴有其他诊断标准5项中的2项或3项；（2）婴儿（≥6个月）除发热外，仅有其他标准中的一项或两项者，应进行心脏彩超检查并评价血沉（ESR）及C反应蛋白（CRP）。不完全KD患儿冠状动脉病变的发生率比完全KD患儿高约85%，因此必须倍加警惕。

不完全KD诊断的参考项目为：（1）卡介苗接种处再现红斑（8个月内）；（2）早期肛周脱屑；（3）血小板显著增多（7天

后）；（4）超声心动图示冠状动脉壁厚度增加；（5）CRP、ESR明显增加；（6）心脏杂音（左房室瓣关闭不全）或心包摩擦音；（7）低蛋白血症、低钠血症。目前对不完全KD强调采用超声检查心血管病变，而不强调一定要发热并持续≥5天。但超声有一定的局限性：（1）KD早期（3~6天）超声检查可不出现改变，发病2~3周检出率最高，因而失去了免疫球蛋白治疗的最佳时点；（2）仅有1/3的KD患儿有冠状动脉病变；（3）由于超声窗、仪器及操作人员的熟练程度影响了诊断。但如不强调超声，将会使诊断扩大化。超声对冠状动脉的诊断标准（日本，1984年）：（1）5岁以下冠状动脉内径＞3.0mm；（2）5岁以上冠状动脉内径＞4.0mm；（3）冠状动脉某一节段的内径超过相邻节段内径的1.5倍。（4）冠状动脉内径（CA）/主动脉根部内径（AO）比值＞0.3。直径＞8.0mm的巨大动脉瘤很少能消退，2年内约1/4患者发生心肌梗死，近1/2患者发生狭窄或闭塞，是儿童时期缺血性心脏病的主要原因。

古代医学文献中没有对本病的记载，也无与之相应的病名，但据其传变过程及临床特点，大多数学者认为本病属"温病"范畴，也有学者认为川崎病应属"疫疹"或"斑疹"范畴。大多专家认为本病的发生为婴儿体弱或外界时令不正，致温热毒邪从口鼻而入，犯于肺卫，邪正交争，内侵气营，进而入血，外窜血络而致。后期温热毒邪耗伤气阴，且小儿阴常不足，大多出现津亏液少、气阴两虚之候，气虚无力鼓动血脉，血行不畅则血留滞于经络而致血瘀。治疗重在分清卫气营血的不同阶段，分型治之。邪在卫分，治宜疏风清热；邪在气分，治宜清气泻热；邪入营血，治宜清营凉血；病趋恢复，阴损气耗，余邪留恋者，治宜养阴清热或益气养阴。

随着临床对本病认知水平的提高，川崎病的确诊率逐步提高，中医药参与治疗的机会大大增加，中医药的整体调控作用有助于提高该病的治疗效果。研究发现，中药可通过调节机体免疫系统，降低川崎病急性期过度的炎性反应，同时预防血栓形成，充分发挥了中医药整体调控和多因素调节的优势。中医药与丙种球蛋白及阿司匹林联合治疗，可有效改善临床症状，提高临床疗效。

二、学术思想

川崎病发病急、进展快，卫分阶段短暂或无，有四肢末梢硬性肿胀、皮疹、杨梅舌、颈部肿块等症状，不同于普通温病表现。所以，王晓燕老师认为川崎病所感之邪并非单纯温热之邪，其中多夹有疫戾毒邪。

温热疫毒之邪，侵犯肺卫。小儿为纯阳之体，再感温热邪毒，两阳相劫，且脏腑薄，藩篱疏，易于传变。因此大多患儿卫分阶段短暂或无，早期多是在气营之间徘徊或呈气营两燔之象，很快入血。后期邪热耗伤气阴，而出现阴虚邪恋或气阴两伤之象。

王晓燕老师临床主张卫气营血辨证与脏腑辨证相结合。热入气营阶段，由于热毒极甚而致心营受灼，见于心窍而现杨梅舌；肺胃热毒上逆而见唇红干裂、口腔黏膜弥漫性充血；温热毒邪搏结则致淋巴结肿大；目为肝之窍，炽热邪火上逆于肝，发为两目红赤；热毒流注经脉致四肢末端红斑、红肿；热毒伤及心气，则见心系变证；留着关节，则关节肿痛。

毒热炽盛，煎灼血脉，可致血瘀。对于因热致瘀，王清任、周学海曾有："血受烧炼，其血必凝""津液为火灼竭，则血行愈滞""血受热则煎熬成块"等论述，温病学家叶天士也有"入血就恐耗血动血，直须凉血散血"的论述。后期热毒耗伤气血，气虚不能运行气血，而血瘀更甚。因此，瘀血存在于川崎病的整个病程中。"宗气司呼吸贯心脉"，"心主血脉"，"脉乃心舍"。血脉郁阻，可致心脉瘀滞，甚或心脉梗阻。所以对于川崎病的治疗，王晓燕老师始终贯彻活血化瘀的原则。

三、验案举隅

验案一

杜某，女，4岁3个月。

现病史：患儿以"发热5天，皮疹3天"为主诉于2018年9月5日来诊。5天前出现发热，最高体温39.5℃，曾在社区门诊给予"头孢唑肟、头孢曲松钠、小儿清热宁颗粒等（具体不详）"治疗5天，效欠佳，体温仍有波动，近3日出现双眼发红，全身散在皮疹，遂至我院（郑州市中医院）就诊。查体：神志清，精神欠佳，躯干可见点状散在皮疹，压之褪色，卡介苗接种处红肿，双侧颈部可触及蚕豆大小肿大的淋巴结，双侧球结膜充血，口唇干燥皲裂，舌乳头突起充血明显，双侧扁桃体Ⅱ度肿大，可见白色分泌物，双肺呼吸音粗，未闻及啰音，腹软，肝脾未触及。指端稍红肿，无脱皮。辅助检查：白细胞计数：19.3×10^9/L；中性粒细胞百分比：80.02%；淋巴细胞百分比：18.4%；血红蛋白：118g/L；血小板计数：450×10^9/L；C反应蛋白：107.8mg/L。支原体抗体IgM：（＋）。肝功能ALT：82U/L，AST：78U/L。肾功能、心肌酶大致正常；血沉：85mm/h；抗"O"正常。心脏彩超：各瓣膜、大动脉内径正常，冠张动脉内径2.8mm，房间隔连续完整，室间隔及左室后壁厚度正常，室壁搏动幅度正常，呈逆向流动。各瓣膜形态、回声正常。静息状态下左室收缩功能正常（M型）。

西医诊断：川崎病。

中医诊断：温病（气营两燔，热毒伤络；肺胃热盛，肝火上炎）。

治法：清热解毒，凉血活血。

方药：凉营清气汤加减（颗粒剂）。水牛角粉3g，连翘10g，柴胡9g，芦根12g，金银花10g，生石膏20g，生地黄10g，玄参10g，牛蒡子6g，牡丹皮10g，赤芍10g，炒鸡内金10g，炙甘草3g。3剂，每日1剂，冲水100mL，分两次温服。配合静脉输注丙种球蛋白2g/kg，输注1次，阿司匹林口服。

二诊（9月14日）：患儿治疗当天体温正常，皮疹消退，结膜充血消失。查体：结膜无充血，咽红，扁桃体Ⅱ度肿大，无脓性分泌物，口唇红，干燥皲裂减轻，卡疤无红肿，手指端稍有脱皮，舌质红，有芒刺。患儿热减，但有伤阴之势，上方去柴胡、石膏，加麦冬10g以生津养阴。3剂，服法同前。

三诊（9月17日）：患儿无明显不适症状，饮食欠佳，大便干。查体：指端可见脱皮，肛周有少许脱屑，舌质红，少苔。进入恢复期，正伤阴虚，毒热留恋，治以养阴生津，清热凉血，活血化瘀。拟方：太子参10g，芦根12g，知母9g，生地黄10g，牡丹皮10g，赤芍10g，炒鸡内金10g，神曲12g，炙甘草3g。7剂，服法同前，并嘱患儿节饮食、适寒温，调情志，加强体育锻炼、增强体质。

按语：患儿病程5天，初期感受外邪，从阳化热化火，迅速传变，使温热毒邪充斥气营，正邪交争于气营，则见持续高热，毒邪内迫营血从络而出，发为皮疹；由于热毒极甚而致心营受灼，见于心窍而现杨梅舌；肺胃热毒上逆而见唇红干裂、口腔黏膜弥漫性充血；炽热郁火上逆于肝，发为两目红赤；热毒流注经脉致四肢末端红斑、红肿。舌苔薄黄，舌质红，脉浮数，为热毒内盛之象。治以清热解毒，凉血活血，方选凉营清气汤加减。方中犀角（水牛角代替）苦、酸、咸，寒，清热凉血，解毒定惊；金银花、连翘辛凉轻宣，透泄散邪，清热解毒；芦根、石膏、玄参清热除烦，生津止渴；牡丹皮、赤芍清热凉血，活血化瘀；柴胡退热、清肝火；牛蒡子辛苦而寒，具有透发与清泄两种功效，既能疏散风热，又能清解热毒，《药品化义》曾指出牛蒡子能升能降，力解热毒，味苦能清火，性辛能疏风，主治上部风痰，面目浮肿，咽喉不利，诸毒热壅，马刀瘰疬，颈项痰核，血热痘，时行疹子，皮肤瘾疹；炒鸡内金、神曲健脾消食，并防上药过于苦寒伤胃。

验案二

李某，男，2岁3个月。

现病史：患儿以"发热3天"为主诉于2019年4月5日来诊。患儿3天前无明显诱因出现发热，最高体温40.0℃，伴流涕，曾在至社区门诊输液治疗2天（具体用药不详），体温仍在39~40℃之间波动，大小便正常。查体：烦躁不安，面色潮红，左侧颈部可触及2×2.5cm大小淋巴结，皮肤未见皮疹，球结膜充血，口唇红，舌质红，苔黄，手指端红肿，指纹紫滞。辅助检查：血常规：白细胞计数：$22.5×10^9$/L；中性粒细胞百分比：73.02%；淋巴细胞百分比：21.4%；血红蛋白：122g/L；血小板计数：$480×10^9$/L；C反应蛋白：73mg/L。查肝肾功能、心肌酶大致正常。降钙素原：2.5ng/mL。心脏彩超：各瓣膜、大动脉内径正常，冠张动脉内径2.5mm，房间隔连续完整，室间隔及左室后壁厚度正常，室壁搏动幅度正常，呈逆向流动。各瓣膜形态、回声正常。静息状态下左室收缩功能正常（M型）。

西医诊断：川崎病。

中医诊断：温病（邪在卫气，肺胃热盛，肝火上炎）。

治法：辛凉宣透，清热解毒，佐以凉血活血。

方药：银翘散加减。金银花5g，连翘6g，薄荷6g，牛蒡子6g，芦根10g，芦根10g，玄参6g，柴胡9g，淡竹叶6g，生地黄10g，牡丹皮6g，陈皮5g，荆芥5g，炙甘草3g。3剂，每日1剂，水煎取汁100mL，分两次温服。配合静脉注射丙种球蛋白，阿司匹林口服。

二诊（4月9日）：患儿体温正常，结膜充血消失，淋巴结较前缩小，指端红肿较前减轻，未见脱皮，舌质红，苔薄黄，上方去柴胡、薄黄、蒲公英，加炒麦芽10g，赤芍7g。3剂，服法同前。

三诊（4月12日）：患儿指端红肿消失，开始脱皮，饮食欠佳，舌质淡红，少苔。证属气阴不足，用人参五味子汤加减治疗半个月，以益气养阴。

按语：患儿发热仅3天，从西医学诊断川崎病条件尚不够，但眼红、唇红、指端红肿、颈部淋巴结肿大，化验血象、血小板、C反应蛋白均支持川崎病诊断，后期手指端脱皮证实诊断川崎病无误。从中医来说，川崎病起病急，传变快，一派热象，符合温病之特点。风热疫毒之邪从口鼻而入，侵犯肺卫，正邪交争则见发热，肺卫失宣则见流涕；肺胃热毒上逆而见唇红、口腔黏膜弥漫性充血；热壅阳明经脉，瘀阻肢体四末则指端红肿；温热毒邪搏结于颈部则致淋巴结肿大；肝火上炎则发为两目红赤。卫气营血辨证是属卫气同病，脏腑辨证属肺胃热盛，肝火上炎。治疗应辛凉宣透，清热解毒。

但小儿为纯阳之体，温毒为阳热之邪，"两阳相劫"化热迅速，或毒从火化，很快会内窜营分，形成气营两燔；"血受烧炼，其血必凝"，所以应佐加清营凉血，活血化瘀之品。银翘散源于清代吴鞠通之《温病条辨》，谨遵《黄帝内经》"风淫于内，治以辛凉，佐以苦甘；热淫于内，治以咸寒，佐以甘苦"之训，其药物组成为：金银花、连翘、薄荷、淡竹叶、生甘草、荆芥、牛蒡子、芦根等。

银翘散重用金银花、连翘为君药，既能疏散风热、清热解毒，又辟秽祛浊；薄荷、牛蒡子疏散风热、清利头目、解毒利咽；荆芥虽辛温发散，且温而不燥，既可加强本方辛散透表之功，又无温燥伤津之弊，共助君药以加强解表散邪之力，为臣药。淡竹叶、芦根清热生津除烦；桔梗开宣肺气、止咳利咽，皆为佐药。甘草清热解毒、护胃安中、调和药性，为使药。诸药辛凉宣透，凉而不寒，切中小儿的生理病理特点。加生地黄、玄参以清热凉血，赤芍、牡丹皮以凉血活血，柴胡以解肌退热、清肝泻火，陈皮理气消食，并防上药过于苦寒伤胃，诸药合而用之，共奏辛凉透表、清热解毒，凉血活血之功。

川崎病病初在表，当辛凉宣透，最宜宣中寓清，以引邪外出，热去毒解，忌辛温升散，以免化燥伤阴，内陷逆传，更不可猛进大剂寒凉，否则疫邪之毒留伏于内，不能外达，正气也遭克伐，且苦寒化燥阴液易伤，使内热更炽，必将变证蜂起。

第十八节　传染性单核细胞增多症

一、概述

传染性单核细胞增多症，是一种全身单核-巨噬细胞系统的急性增生性传染性疾病，以淋巴细胞增多为主。本病临床以不规则发热、咽峡炎、肝脾肿大及淋巴结肿大、血液中出现大量异常淋巴细胞为主要特征，病情严重的患儿还会并发其他系统的疾病。本病可引起免疫系统损害，且与多种肿瘤的发生相关，其具体发病机制尚未完全阐明，重症患者可出现多种严重的并发症，早期容易误诊。若无严重并发症，一般预后良好。但由于病毒可在体内长时间存在，导致本病病程长，而且易于反复。本病以儿童多见，6岁以下儿童常表现为轻症，甚至隐匿感染，可能与幼儿免疫功能相对较低，且在托幼机构及家庭中通过唾液飞沫更易感染有关。

古代文献无"传染性单核细胞增多症"的病名记载，根据其扁桃体炎、淋巴结肿大、肝脾肿大等方面的表现，可在"乳蛾""痰核""瘰疬""积聚"等病证中找到相似的阐述。现代医家依据其流行性、传染性及其典型临床症状多归属于中医学"温病""痘疫""大头瘟"范畴。本病的病因为外感温热毒邪自口鼻而入，其传变符合"卫气营血"之规律。

本病初起，邪从口鼻而入，首犯肺卫，可见恶寒、发热、头痛、咽痛等症；邪在卫分不解，由表入里，气分热甚或气营两燔，则见壮热烦渴；毒热上攻，故咽喉肿痛糜烂；热毒入血，血热互结成瘀，毒热灼津炼液为痰，痰瘀互结，流注经络，则瘰疬丛生；毒热内盛，煎熬血分，血脉瘀滞，则成癥瘕；毒热外发，则斑疹显露；瘀滞肝胆，则成黄疸；后期热伤气阴，则见低热，神疲乏力，口渴，口干唇红，大便干稀不调，颈部淋巴结肿大经久不消，舌淡红，苔花剥，脉细无力等为主症。清热解毒、化痰消瘀是本病的基本治法。

二、学术思想

王晓燕老师认为传染性单核细胞增多症有一定的季节性、传染性，为外感温热毒邪自口鼻而入，且临床多以起病急骤、高热、喉核肿大为特点，可归于"温病"范畴。临床毒热内盛证候多见，故王晓燕老师认为以"温毒"命名更能体现其临床特征。外邪（毒热）为主要的致病因素，痰、瘀是其病理产物，又成为致病因素。本病的病因病机课概括为"毒、热、痰、瘀"四个方面，王晓燕老师临床治疗主张辨证与辨病相结合，辨证分型与分期论治相结合。

（一）辨证与辨病相结合

"毒、热、痰、瘀"贯穿传染性单核细胞增多症的整个病程，所以临床要牢记"毒、热、痰、瘀"四个方面，清热解毒、活血祛痰要贯穿治疗始终。清热解毒可防痰、瘀形成，清除痰瘀可使热毒无所依附，从而有利于清热解毒效应的发挥。清其热、解其毒、祛其痰、化其瘀，才能阻止病变的发展，防止津液气血的损伤，扭转病势的恶化。清热解毒与化痰消瘀相辅相成，是治疗传染性单核细胞增多症的重要方法。

（二）辨证分型与分期论治相结合

王晓燕老师主张将传染性单核细胞增多症分为初期、极期、后期。初期邪在肺卫，当疏风清热解毒，使邪从表解，方用银翘散加减；极期邪入气营（血），毒热炽盛，多夹痰、夹湿、夹瘀。根据临床表现，王晓燕老师又主张将本病分为毒热炽盛、痰热瘀阻、湿热蕴结三型。

毒热炽盛型主要表现为：壮热不退，烦躁不安，喉核红肿，口干唇红，颈、腋、鼠蹊瘰疬，大便干，小便黄，或有斑、丘疹，舌质红绛，苔黄，脉数。治以清热解毒散结，方用普济消毒饮化裁，毒热炽盛，大便秘结者，可重用石膏、知母，或加川军、朴硝以"急下存阴"。痰热瘀阻型主要表现为：发热，瘰疬明显，以颈部多见，触痛，胁下癥瘕，咳嗽，痰黄黏，喉核红肿，舌红，苔黄腻，脉滑数。治以清热解毒，化痰散结，方以黛蛤散合消瘰丸加减。湿热蕴结型主要表现为：发热缠绵，身目发黄，瘰疬，腹胀纳呆，胁下癥痕，或有头重如裹，面垢，大便溏垢，尿黄，舌质红，苔黄腻，脉濡数。治以清热解毒，利湿化浊。方用茵陈蒿汤合小柴胡汤加减。后期气阴两伤，余邪留恋，治宜益气养阴，清热化痰散结。方用沙参麦冬汤加减。

初期治疗重在改善发热及咽痛症状；极期症状多样，以清热解毒为主。切记小儿为稚阴稚阳之体，易虚易实，易寒易热，热病易伤阴耗气，因而苦寒之剂慎勿过量，以免克伐小儿生生之气，在清热、解毒、散结、化瘀的同时，不忘兼顾养阴益气，健脾养胃，祛邪而不伤正。后期正虚邪恋，以余热未清而气阴两虚见证为主，应扶正为主，兼顾祛邪，注意清而不寒，补而不滞。

三、验案举隅

验案一

张某，男，9岁。

现病史：患儿以"发热、咽痛1周"于2014年5月6日初诊。患儿1周前无明显原因出现发热，最高体温38.6℃，伴鼻塞、咽痛，查体可见扁桃体脓性分泌物，当地社区卫门诊诊断为"急性化脓性扁桃体炎"，予头孢克肟颗粒、蒲地蓝消炎口服液等口服治疗5天，仍发热，咽痛明显，又至当地医院就诊，查血常规：白细胞计数：16.9×10^9/L；中性粒细胞百分比：16.5%；淋巴细胞百分比：72.0%；血小板计数：310×10^9/L；异常淋巴细胞百分比：15%。彩超示肝脾肿大，颈部多发淋巴结肿大。EB病毒抗体全套：EBV-IgM（＋），EBV-IgG（－）。诊断为"传染性单核细胞增多症"，予更昔洛韦、热毒宁等静滴治疗2天，患儿发热未见明显好转，反复高热，最高体温40℃，伴精神差，遂来就诊。现症见：发热，最高体温40℃，咽痛，鼻塞，眼睑轻度浮肿，颈部瘰疬明显，偶咳无痰，腹胀，纳差，大便干，小便黄。查体见咽充血，扁桃体Ⅱ度肿大，可见黄白色分泌物附着。颈部多发淋巴结肿大，肝脏肋下4cm，脾脏肋下2cm。舌红，苔黄厚，脉数。

中医诊断：温病（毒热炽盛、痰瘀阻络）。

治法：以清热解毒，化痰散瘀为主。

方药：普济消毒饮加减。黄芩10g，黄连6g，连翘15g，桔梗9g，牛蒡子15g，玄参10g，生地黄10g，牡丹皮6g，炒僵蚕10g，生大黄5g，柴胡6g，板蓝根10g，甘草6g，浙贝母12g，生石膏30g，姜半夏6g。5剂，水煎，每日1剂，早晚温服。

二诊：服上方3剂后高热渐退，现体温正常，咽部减轻，纳食好转，咳嗽较前稍明显，偶咳无痰，稍神疲乏力，夜眠汗多，大便正常。查体：双侧面颊稍潮红，扁桃体Ⅱ度肿大，无分泌物附着。双侧颈部仍可触及多发淋巴结肿大，无触痛。肝脏触诊同前，脾脏无肿大。舌红，苔薄黄，脉滑数。辨证属阴虚邪恋证，治以养阴清热，兼清余邪为主，方选沙参麦冬汤加减：北沙参10g，麦冬10g，玉竹10g，天花粉10g，玄参10g，桔梗9g，黄芩10g，柴胡6g，桑叶6g，浙贝母12g，牡蛎20g，甘草6g。5剂，服法同前。

三诊：上方服药4剂后症状基本消失，外院复查血常规：白细胞计数：8.9×10^9/L；中性粒细胞百分比：61.2%；淋巴细胞百分比：32.5%；血小板计数：334×10^9/L；异常淋巴细胞百分比：6%。彩超示肝脾无明显肿大，颈部多发淋巴结肿大。患儿临床症状好转，嘱停药观察，1个月后复查EB病毒抗体：EBV-IgM（－），EBV-IgG（＋），临床痊愈。

按语：传染性单核细胞增多症的病因是感受温热疫毒之邪，温热疫毒之邪侵犯人体，从口鼻而入，先侵犯肺卫，邪郁肺卫，而见表证，如恶寒、发热、头痛、咽痛等症。因小儿为"纯阳"之体，感受温热疫毒时邪，温热疫毒时邪为阳邪，两阳相劫，易化热化火内传，则见壮热烦渴，热毒炽盛，灼液成痰；热毒入血，血热互结成瘀，痰瘀互结，阻滞经络，可见全身淋巴结肿大。本患儿就诊时属极期，辨证属毒热炽盛，本期临床症状多较重，治疗当以清热解毒、化痰散瘀为主，方选普济消毒饮加减。本方出自《东垣试效方》："治大头天行，初觉憎寒体重，次传头面肿盛，目不能开，上喘，咽喉不利，口渴舌燥。"方中黄芩、黄连性寒味苦，直泻三焦热毒，共为君药；臣以连翘、桔梗、牛蒡子、僵蚕，解毒利咽；玄参、生地黄、牡丹皮、板蓝根，滋阴清热，凉血化瘀。此外患儿舌红，大便干，肺胃积热明显，故加石膏、大黄，通腑泄热、急下存阴。二诊时患儿热退后临床症状好转，开始进入恢复期，此期常可出现低热不退、干咳无痰，神疲力乏等化燥伤阴表现，方选沙参麦冬汤加减，同时在养阴清热的基础上配合柴胡、黄芩、生地黄、牡丹皮等清热解毒散瘀，避免邪毒留恋。

验案二

梁某，男，5岁3个月。

现病史：患儿2016年6月2日因"发热、咽痛3天，发现颈部包块2天"入院。患儿3天前无明显诱因出现发热，最高体温38.0℃，伴轻微咽痛，稍恶寒，无抽搐及神志改变，无咳嗽，2天前发现右侧颈部包块，约花生米大小，局部无红肿热痛，无呕吐及腹泻，遂至我院（郑州市中医院）门诊就诊，血常规：白细胞计数：12.3×10⁹/L；中性粒细胞百分比：

26.2%；淋巴细胞百分比：64.0%；血小板计数：$306 \times 10^9/L$；异常淋巴细胞百分比：10%。临床考虑传染性单核细胞增多症。入院症见：发热，最高体温38℃，稍鼻塞，轻微咽痛，眼睑稍浮肿，无咳嗽，纳眠可，大小便正常，舌红，苔薄黄，指纹浮紫。查体：急性面容，右侧颈部及耳后可扪及多个肿大淋巴结融合，约花生米大小，质软，无波动感，无压痛。咽充血，双侧扁桃体Ⅱ度肿大，见脓点。心肺查体未见明显异常。肝脏肋下2.0cm，质软，脾脏肋下2.0cm，质软。入院后完善辅助检查，颈部及肝脾彩超：双侧颈部多发性实质性包块、双侧颈部软组织肿胀，肝脾未见明显肿大。病毒抗体（5项）：VCA-IgM阳性（＋），VCA-IgG阴性（－）。肝肾功能、心肌酶、电解质及CMV病毒均未见明显异常。入院后予更昔洛韦静点配合中药汤剂口服治疗。

中医诊断：温病（邪犯肺卫）。

治法：疏风清热解毒。

方药：银翘散加减。金银花10g，连翘10g，淡竹叶15g，荆芥6g，牛蒡子9g，薄荷10g，淡豆豉10g，僵蚕10g，蝉蜕6g，生石膏20g，浙贝母12g，牡丹皮6g，甘草6g。3剂，水煎服，每日1剂，早晚温服。

二诊：患儿服药3剂后发热较前稍好转，最高体温37.5℃左右，咽痛减轻，扁桃体脓性分泌物消失，颈部淋巴结大小同前，又出现咳嗽，偶咳少痰，纳眠正常，大小便正常。遂守上方，去生石膏，加陈皮6g，杏仁6g，继服4剂，患儿共住院治疗7天，体温正常，咽痛消失，颈部淋巴结减小，复查异常淋巴细胞百分比：4%，临床症状痊愈出院。

按语： 本患儿为温病初起，以肺卫症状为主，本证临床最为多见，若此期治疗不及时，则热毒迅速化热入里，出现热毒炽盛证，治宜辛凉宣透、疏风化痰，方选银翘散加减。方中以金银花、连翘为君，清热解毒，辛凉透表；薄荷辛凉透邪，炒僵蚕、蝉蜕等清热解毒利咽为臣，佐以生石膏清热生津止渴，颈部淋巴结肿大明显，配以浙贝母、牡丹皮解毒凉血散瘀，透伏邪外出。二诊时患儿发热好转，有出现咳嗽症状，遂加入陈皮、杏仁以清利肺气。

验案三

刘某，女，5岁。

现病史：患儿因"反复发热两周，发现皮肤黄染伴颈部肿大3天"于2016年8月13日初诊。患儿2周前无明显原因出现发热，最高体温38.0℃，伴轻微鼻塞、流浊涕、眼睑浮肿，至当地诊所以"上呼吸道感染"予头孢类抗生素及西药（具体不详）口服治疗10天，发热稍好转，每天发热1~2次，最高体温37.6℃左右，患儿3天前又出现全身皮肤轻度黄染，颈部肿大，伴食欲减退，腹泻，大便质稀稍黏腻，每日3~4次，至当地诊所予"头孢曲松针"静滴治疗2天，效果欠佳，今日患儿发热加重，最高体温38.4℃，遂至当地社区医院就诊，查血常规：白细胞计数：22.4×10^9/L；中性粒细胞百分比：26%；淋巴细胞百分比：68%，C反应蛋白：7mg/dL；彩超示肝、脾肿大，颈部多发淋巴结肿大。患儿家属为求进一步治疗，遂领患儿来我院（郑州市中医院）住院治疗。入院症见：发热，最高体温38.4℃，全身皮肤轻度黄染，鼻塞，眼睑无明显浮肿，颈部瘰疬明显，腹胀，纳差，大便质稀稍黏腻，每日3~4次，小便黄。查体见咽充血，扁桃体Ⅱ度肿大，可见黄白色分泌物附着，颈部多发淋巴结肿大，肝脏肋下5cm，脾脏肋下2cm。舌红，苔黄腻，脉数。入院后查异型性淋巴细胞百分比：15%；病毒抗体（5项）：VCA-IgM 阳性（+），VCA-

IgG阴性（－）。肝功能：总胆红素：95μmol/L，直接胆红素：17μmol/L，谷丙转氨酶：72U/L，谷草转氨酶：91U/L。肾功能、心肌酶、电解质及CMV病毒均未见明显异常。西医诊疗上予更昔洛韦针静滴以抗病毒配合中药口服。

中医诊断：温病（湿热蕴结）。

治法：清热解毒，利湿化浊。

方药：茵陈蒿汤合小柴胡汤加减。青蒿15g，栀子6g，大黄3g，大枣3枚，泽泻6g，黄芩9g，茯苓10g，柴胡6g，滑石10g，薏苡仁10g，生甘草6g。7剂，水煎服，每日1剂，早晚温服。

二诊：患儿服药3剂后热退，黄疸进行性减轻，鼻塞消失，颈部肿大较前减轻，腹泻较前好转，每日1～2次，黄绿色糊状便，住院1周时复查血常规示白细胞计数：9.5×10^9/L，中性粒细胞百分比：45%；淋巴细胞百分比：50%；中性粒细胞百分比：4.1×10^9/L；C反应蛋白＜5mg/dL，异型淋巴细胞百分比：2%。肝功能示，总胆红素：26μmol/L，直接胆红素：5μmol/L，谷丙转氨酶：42U/L，谷草转氨酶：40U/L。继续予更昔洛韦针静滴配合中药汤剂口服（小柴胡汤原方加浙贝母10g）治疗3天临床痊愈出院。

按语：患儿初期邪在肺卫，治疗不当，邪气由表入里，由卫分传入气营，则见发热加重；毒热上攻，故喉核红肿糜烂；热毒入血，血热互结成瘀，毒热灼津炼液为痰，痰瘀互结，流注经络，则瘰疬丛生；热毒夹湿，瘀滞肝胆，则身目俱黄；此外患儿病程缠绵，大便溏垢，舌质红，苔黄腻，辨证属湿热蕴结。治以清热解毒，利湿化浊。方中重用茵陈为君药，本品苦泄下降，擅能清热利湿，为治黄疸要药。臣以栀子清热降火，通利三焦，助茵陈引湿热从小便而去。佐以大黄泄热逐瘀，通利大便，导瘀热从大便而下。治湿必利小便，故加泽泻、茯苓、滑石、薏苡仁清热利湿。本方偏于寒凉，加大枣、石膏缓解药性，防止辛凉伤脾。此外本病的病位在于肝、胆，故加柴胡一则引诸药入肝、胆经，二则配合青蒿、黄芩透表邪热。二诊之时，患儿临床症状基本消退，仅剩颈部瘰疬，故予小柴胡汤加浙贝母化痰利气散结，防余邪留恋。

第十九节　过敏性紫癜

一、概述

过敏性紫癜是一种出血性变态反应性疾病，以侵犯毛细血管和细小动脉为主，临床可分为肾型、皮肤型、关节型和腹型。本病累及关节则出现关节肿痛，累及胃肠则出现呕吐、腹痛、肠出血或肠套叠，累及肾脏则引起血尿、蛋白尿等肾脏损害。本病春季、秋季发病较多，具有反复发作的倾向，多于起病后1年内反复发作，绝大多数患者预后良好，肾脏受损程度是反映远期预后的重要指标之一。目前西医多采用抗组胺药物、钙剂、糖皮质激素、抗血小板聚集药、维生素C等治疗，但停药后易反复，病程缠绵。

中医学无过敏性紫癜的病名，根据其临床表现与中医典籍记载的"肌衄""葡萄疫""阳斑""斑毒""斑疹""紫癜风"相似。认为其发病与"风、热、湿、毒、瘀"等实邪紧密相关。如《医宗金鉴》有"感受疫疠之气，郁于皮肤，凝结成大小不等斑点，色状如葡萄，发于遍身，惟腿胫居多"之说。与过敏性紫癜临床特点基本一致。《医法圆通》云："按发斑一证，有由外入而致者，有由内出而致者。外入而致者，由外感一切不正之气，伏于阳明。阳明主肌肉，邪气遏郁，热毒愈旺，忽然发泄，轻则疹痒，重则斑点，或如桃花瓣，或如紫云色，大小块片不等。"《类证治裁》说："肌衄血出肤孔，属卫气不固，血乘阳分。"《冯氏锦囊秘录》有："毛窍中出血者，名曰肌衄。因阳气怫郁于内……日久阳气开发，则阴血不能归经，故血从毛窍出也。"

二、学术思想

王晓燕老师认为本病的关键在于"血瘀"，同时与"风、毒、虚"关系密切，提出了以"祛瘀"为基础，佐以"疏风、凉血、补虚"的综合治疗措施，还提倡按发病之新久论治，新发多以风热、毒热为主，病久多以气虚、阴虚为主。

（一）瘀血为本，分期论治，以活血化瘀贯彻治疗始终

过敏性紫癜以皮肤出血点为主要临床表现，其中腹型可见腹痛、呕血、便血，肾型可见尿血。《血证论》云："离经之血，虽清血鲜血，亦是瘀血。"故而王晓燕老师认为本病可归属于中医学"血症"范畴，根本为瘀血阻络，血溢脉外，泛于肌肤，属离经之瘀血。所以，活血化瘀应贯穿紫癜的治疗始终。

《景岳全书》云："血本阴精，不宜动也，而动则为病；血主营气，不宜损也，而损则为病。盖动者多由于火，火盛则逼血妄行；损者多由于气，气伤则血无以存。"本病急性期多以血热为主，病久多见虚，故王晓燕老师提倡急性期当以清热凉血为主，久病当注意调摄脾肾以养虚。

《医学入门》曰："血随气行，气行则行，气止则止，气

温则滑，气寒则凝，故凉血必先清气，知血出某经，即用某经清气之药，气凉则血自归队。"凉血宜先清气，对于紫癜，当先辨其出血经络，给予此经清气之药，然后凉血。如皮肤紫癜、呕吐、吐血属足阳明之经热盛者，清气以石膏、黄芩，凉血以大黄、玄参；关节肿痛、腹痛、阴囊肿胀等暴出疼肿者，属于厥阴经之火也，清气以秦皮、柴胡，凉血以赤芍、紫草、生地黄；溺血、尿浊属小肠与膀胱，清气以蒲公英、滑石，凉血以黄柏、白茅根；便血属大肠，清气以黄柏、秦皮，凉血以马齿苋、地榆、槐米。

"气为血之帅，血为气之母"。紫癜日久，耗伤营血，气随血脱，而致气虚。气虚不能鼓动血液运行，血行迟滞，出现各种瘀血症状；气虚无力统摄血液而致血液外溢，则出现各种出血症状。《医学入门》云："血病每以胃药收功，胃气一复，其血自止。"故紫癜日久，当固护脾胃。《证治汇补》云："故血症有脾虚者，当补脾以统其血；有肾虚者，当壮水以制其阳；有肾中阳虚者，当益火以引其归。"王晓燕老师指出久病出血，当注意调摄脾肾。

（二）风热伤络，血溢脉外

风为阳邪，其性开泄。小儿脏腑娇嫩，形气未充，卫外不固，易为风邪侵袭；小儿为"纯阳"之体，外邪易从阳化火，风火相煽，血溢脉外，渗于皮下，发为紫癜。此外风为阳邪，易耗津液，若风邪久稽，伤之于阴脉，灼伤肾脉，可见尿血、尿浊。紫癜病皮疹多忽发忽止、部位多变，关节游走疼痛正符合"风性善行而数变"的特点。王晓燕老师临证多选用金银花、连翘、紫草、牛蒡子、荆芥、薄荷、蝉衣、葛根等药加减。

（三）热毒炽盛，迫血妄行

"热乃毒之渐，毒乃热之极"。《血证论》云："火热相搏则气实，气实则逼血妄行。"《仁斋直指方论》云："若夫失于调护者……血从火起，故错经妄行而出诸窍……又有血从毛孔出者，曰肌衄。"王晓燕老师认为此证乃血分热盛，迫血妄行而出现的证候；其在上者，血随热涌，乃发吐衄；热毒郁于中焦，阳明受邪发为肌衄；热乘下焦，血不循经，可见便血、溺血。此时治疗当重在清热凉血止血，多选用水牛角、牡丹皮、白花蛇舌草、紫草、生地黄、赤芍、玄参等药物，其中尤其提倡紫草的应用。《得配本草》记载："紫草，苦寒，入手足厥阴经血分。主血中郁热，去心腹邪气，利二便，解黄疸，消肿胀，托痘疹，化紫斑，利九窍，通脉络，达皮毛。"

（四）阴虚血热，血随火动；气虚失摄，脾不统血

《诸病源候论》曰："凡荣卫大虚，脏腑伤损，血脉空竭，因而恚怒失节，惊忿过度，暴气逆溢，致令腠理开张，血脉流散也，故九窍出血。"《幼科金针》云："葡萄疫……久能虚人。"紫癜初期多热证，病程日久，邪毒炙盛，煎灼津液，阴血耗伤，可见阴虚血热，灼伤脉络；阴血耗伤，气随血耗，或早期治疗过用苦寒，伤及脾胃，气虚不能摄血，脾虚不统血，血不循经，溢于脉外，而发斑疹。气不摄血，方选归脾汤加减；阴虚火旺，方选当归六黄汤或参芪地黄汤加减。

三、验案举隅

验案一

杨某，女，9岁，河南周口人。

现病史：患儿以"皮肤紫癜伴腹痛10天，再发1天"为主诉于2019年11月28日来诊。患儿10天前无明显诱因出现双

下肢少量紫癜，针尖大小，轻微瘙痒，伴腹痛，以脐周为主，无关节痛，至当地医院查血常规、尿常规未见明显异常，诊断为"过敏性紫癜"，予泼尼松片、氯雷他定片、维生素C片口服治疗7天，紫癜消退，仍有轻微腹痛。患儿1天前紫癜突然大量复发，色紫红，四肢均有分布，针尖至绿豆大小，伴瘙痒，轻微腹痛，无关节痛、鼻衄、便血等，遂来诊。症见：患儿四肢皮肤紫癜，量多，色紫红，伴轻微瘙痒、腹痛，大便稍干，舌红，苔薄黄，脉数。门诊复查血常规及尿常规未见明显异常。

中医诊断：紫癜（血热妄行）。

治法：清热解毒，凉血消斑。

方药：犀角地黄汤加减。水牛角粉15g，赤芍10g，牡丹皮10g，地黄10g，紫草10g，蝉蜕6g，白鲜皮10g，地肤子10g，大黄3g，黄芩6g，青皮6g，炒麦芽10g，炙甘草6g。5剂，水煎服，每日1剂，早晚温服。

二诊：患儿皮肤紫癜大量消退，无新出紫癜，腹痛消失，无皮肤瘙痒，大便仍稍干，舌红，苔薄黄，脉数。守上方去地肤子、白鲜皮、大黄、青皮，加炒枳壳6g，茜草10g，继服7剂，后电话随访3月，未见紫癜反复。

按语：患儿起病初期皮疹量少，伴瘙痒、腹痛，考虑为风热伤络。外感风热，风热伤络，血溢脉外，则见皮肤紫癜；血不循经，皮肤失养，则见肌肤瘙痒；瘀血阻络，阻于中焦，气机不利，则见腹痛、呕吐等。经对症处理虽皮疹暂时消退，但仍有轻微腹痛，说明余邪未除，瘀血阻于中焦。小儿为纯阳之体，外邪易从阳化火，风火相煽，热盛迫血妄行，则见紫癜突然复发，量多，色红；舌红，大便干属阳明胃经火盛。此时治疗当以凉血止血，清热解毒为主，方选犀角地黄汤加减。

犀角地黄汤源自《备急千金要方》，主要用于热入血分证，方中用苦咸寒之犀角，凉血清心解毒，为君药；甘苦寒之生地黄，凉血滋阴生津，一助犀角清热凉血止血，一恢复已失之阴血，赤芍、丹皮清热凉血止血、活血散瘀，共为臣药；加大黄、黄芩以清胃泻火，凉血通便；患儿皮肤瘙痒，是"风"邪留恋，故加白鲜皮、地肤子以祛风止痒；青皮以理气止痛，炒麦芽以固护脾胃，并防止上药寒凉伤及脾胃，共为佐药；炙甘草健脾益气，顾护脾胃，调和诸药为佐使。本方凉血与活血散瘀并用，清热宁血而无耗血动血，凉血止血而不留瘀。

目前临证因犀角限制使用的缘故，多以水牛角替代；二诊之时，患儿紫癜基本消退，无明显腹痛及皮肤瘙痒，大便仍稍干，故去地肤子、白鲜皮、大黄、延胡索，加炒枳壳6g，茜草10g以继清余邪。

验案二

张某，男，11岁，河南浚县人。

现病史：患儿以"反复皮肤紫癜20天"于2019年10月25日就诊。患儿20天前食用海鲜后出现双下肢皮肤紫癜，量多，色深红，抚之不碍手，压之不褪色，无腹痛、关节痛等，至当地医院就诊，查尿常规未见明显异常，予药物口服治疗效果欠佳，皮肤紫癜反复出现，今日我院（郑州市中医院）住院治疗。症见：双下肢皮肤紫癜，量多，色深红，压之不褪色，伴瘙痒，无腹痛、关节痛等，纳眠可，大小便正常，舌暗红，苔薄黄，脉数有力。入院后查血常规、生化、尿常规、尿检肾损全套未见明显异常。

中医诊断：紫癜（血热妄行）。

治法：清热解毒，凉血消斑。

方药：犀角地黄汤加减。水牛角粉15g，赤芍10g，牡丹皮12g，地黄10g，紫草10g，连翘10g，荆芥10g，防风10g，当归10g，马齿苋12g，忍冬藤15g，茜草10g，炙甘草6g。7剂，水煎服，每日1剂，早晚温服。随访3月，未见紫癜反复。

按语：患儿皮疹起病急剧，皮疹量多，色深红，舌暗红，苔黄，辨证属血热妄行，兼有血瘀之象，故以犀角地黄汤为主方，加以紫草、茜草、连翘加强清热凉血之功。治血症当用血药，患儿舌质暗红，瘀血明显，治疗上予当归以活血、祛风；朱震亨曰："当归分三，治血中主药也，通肝经，性味辛温，全用能活血，各归其经也。"《日华子本草》云："当归，治一切风、一切血，补一切劳，破恶血，养新血及主癥癖。"本病例究其起因，乃饮食海鲜所诱发，《证治要诀·发丹》记载："有人一生不可食鸡肉及獐鱼动风等物，才食则丹随发。"紫癜属于中医学广义"风证"范畴，且皮疹伴瘙痒，也属"风证"之特点，故予荆芥、防风、当归以祛饮食之风，加马齿苋清大肠湿热，凉血止血。此外患儿病程偏长，紫癜反复出现，风邪留恋，故予忍冬藤通经入络，祛邪外出。

验案三

刘某，女，17岁。

现病史：患者因"反复皮肤紫癜3年余，尿检异常1个月"于2018年11月27日就诊。患者3年余前无明显诱因出现双下肢皮肤紫癜，在当地医院口服中药治疗5天后紫癜消退，未做检查，近3年来约1～2月紫癜反复1次，每次量少色暗红，未诊治。1个月前患者突然出现双下肢大量紫癜，色暗红，针尖至米粒大小，至当地医院查尿常规示蛋白（++），隐血（+++）。口服中药治疗，紫癜逐渐消减，但尿检持续异常，尿蛋白波动于（＋～++），隐血（＋～+++），遂至我院（郑州市中医院）住院治疗。现症见：双下肢可见散在暗红色皮肤紫癜，量少，无腹痛、关节痛。平素食欲欠佳，易感冒、腹泻，舌淡，苔薄白，脉细无力。入院后查尿常规：尿蛋白（＋），隐血（＋＋），24小时尿蛋白定量：1.42g/24h。血常规、生化、免疫大致正常。

中医诊断：紫癜（气阴两虚）。

治法：益气养阴，活血化瘀。

方药：归脾汤合参芪地黄汤加减。黄芪30g，白术10g，党参10g，地黄10g，麦冬10g，赤芍10g，益母草20g，泽泻10g，茯苓10g，陈皮6g，当归6g，山药15g，炙甘草6g。7剂，水煎服，每日1剂，早晚温服。配合丹参酮ⅡA、低分子肝素钙静滴，泼尼松片、贝那普利片、吗替麦考酚酯片口服治疗1周，复查24小时尿蛋白定量：676.4mg/24h，皮肤紫癜暂无新出，好转出院。出院后继守上方7剂及泼尼松片、贝那普利片、吗替麦考酚酯片口服治疗。

二诊：1周后患者皮肤紫癜消退，轻微咽痛，午后潮热，心烦易怒，夜寐不安，夜间稍有盗汗，舌淡红，少苔，脉细无力。查尿常规示蛋白（＋），隐血（＋＋＋），24小时尿蛋白定量：1.2g/24h，建议完善肾穿刺活检，患者拒绝。西医方案暂不调整，中医治疗继续守上方加减，具体用药如下：黄芪30g，白术12g，党参10g，知母10g，地骨皮10g，夏枯草10g，麦冬10g，鳖甲10g，酸枣仁30g，炒栀子10g，当归6g，炙甘草6g。14剂，服法同前。

三诊：20天后复诊，患者无紫癜复发，夜间盗汗好转，复查尿常规：尿蛋白（＋），隐血（＋＋＋）。24小时尿蛋白定量：0.8g/24h，激素逐渐减量使用，中医继续予中药汤剂口服，具体用药如下：黄芪30g，太子参15g，桑寄生15g，菟丝子

15g，鳖甲 15g，知母 15g，地骨皮 20g，牡丹皮 15g，覆盆子 20g，炒芡实 15g，陈皮 10g，白茅根 30g，炙甘草 6g。14剂，服法同前。

按语：本患者近3年来每1~2月紫癜反复1次，病程日久，瘀血阻络，阴血耗伤，气随血耗，气虚不能摄血，血不循经，溢于脉外，而致气血更伤，造成恶性循环。瘀血邪毒迁延日久，伤及肾络，肾中精微物质随小便而出，则见尿血、尿浊。食欲欠佳，易感冒、腹泻是脾气亏虚之象，脉细弱为气阴两虚之征。患儿气阴两虚，而以气虚为主，故方选归脾汤为主佐以地黄、麦冬以滋阴复脉。

归脾汤是中医的经典名方，出自宋代《济生方》，具有益气补血、健脾养心等功效。方中用人参、白术、黄芪、甘草、生姜、大枣甘温补脾益气；茯神、龙眼肉、枣仁甘平养心安神；当归甘辛温养肝脏而生心血；远志交通心肾而定志宁心；木香理气醒脾，以防益气补血药滋腻滞气。患者初诊时无明显心烦症状，去茯神、龙眼肉、酸枣仁、远志，此外患儿平素食欲不佳，故易木香为陈皮以芳香利脾、健脾助运，正如《本草汇言》曰："欲调气健脾者，橘皮之功首焉。"

瘀血不去，新血不生，王晓燕老师对于紫癜病久，临证多予益母草祛瘀生血兼以益精。《本草纲目》云："益母草，治手、足厥阴血分风热，明目益精。"《本草汇言》云："益母草，行血养血，行血而不伤新血，养血而不滞瘀血，诚为血家之圣药也。"但当注意，益母草性偏滑利，当中病而止，不可当补药久服。

二诊时患者皮肤紫癜逐渐消退，阴虚内热症状明显，虚火上炎，则心烦易怒、咽红疼痛，故加鳖甲、地骨皮以清虚热，酸枣仁以养心安神，知母、栀子以清热利咽。三诊时患者临床症状基本消失，但仍有尿检异常，此时治疗当以气阴双补，兼清余邪，拟方予黄芪、太子参、桑寄生、菟丝子、覆盆子以温阳益气，鳖甲、知母以滋阴清热，牡丹皮以凉血祛邪，陈皮以利气醒脾，白茅根以凉血止淋。

此外，王晓燕老师强调紫癜性肾炎为过敏性紫癜的一种严重并发症，其治疗效果直接关系到本病的预后，故紫癜性肾炎的治疗当中西医并重，合理使用免疫抑制剂。

验案四

魏某，女，5岁，河南周口人。

现病史：患儿以"皮肤紫癜3天，加重伴腹痛1天"就诊。患儿3天前呼吸道感染后出现双下肢皮肤紫癜，色鲜红，量少，针尖至米粒大小，对称分布，抚之不碍手，压之不褪色，伴轻微瘙痒，无腹痛及关节痛，遂至当地医院查血常规示白细胞计数：14.3×10^9/L，血小板计数：336×10^9/L，中性粒细胞百分比：75%，类风湿因子、抗O、尿常规阴性，泌尿系超声未见明显异常，予"头孢克洛干混悬剂、维生素C片、复方甘草酸苷片"口服治疗1天，皮疹未见明显消退，今日又出现腹痛，以脐周为主，可自行缓解，遂至我院（郑州市中医院）就诊。现症见：双下肢皮肤紫癜，量少，色鲜红，针尖至米粒大小，对称分布，抚之不碍手，压之不褪色，伴轻微瘙痒，稍流浊涕，伴间断腹痛，以脐周为主，纳眠可，大小便正常。舌红，苔薄黄，脉浮数。

中医诊断：紫癜病（风热伤络）。

治法：祛风清热，凉血安络。

方药：银翘散加减。金银花10g，连翘10g，荆芥10g，防风6g，牛蒡子6g，紫草10g，蝉蜕6g，青皮6g，茯苓9g，佛手9g，香附10g，地肤子10g，鸡内金6g，麦芽10g，甘草

6g。7剂，水煎服，每日1剂，早晚温服。

二诊：1周后复查，紫癜消退，后随访3个月无紫癜复发，尿常规正常。

按语：本病例为外感风热之邪所致，风热伤络，血溢脉外发为紫癜，故治疗上当以清热祛风为要。然风热阳性，易耗阴伤络而生瘀血，在治疗外风的同时当佐以清热凉血活血之药，"治风先治血，血行风自灭"。本方以金银花、连翘清热解毒，疏散风热，为君药；牛蒡子清热解毒利咽，紫草清热凉血，荆芥、防风、蝉蜕、地肤子祛风止痒，以助君药疏风清热、凉血化瘀，共为臣药；青皮、佛手、香附以利气止痛；鸡内金、麦芽以固护脾胃，防凉药伤脾，共为佐药；炙甘草调和诸药为使。诸药合用，既疏风清热，又凉血化瘀，切合病机，故获良效。

第二十节 小儿尿频

一、概述

尿频是儿科临床常见病证，以小便频数为特征。泌尿系感染、结石、肿瘤、白天尿频综合征（神经性尿频）等疾病均可出现尿频，但儿科临床以泌尿系感染和白天尿频综合征最为常见。尿频多发于学龄前儿童，尤以婴幼儿时期发病率最高，女孩多于男孩。经过恰当治疗，本病多预后良好。少数泌尿系感染患儿反复发作可成为慢性患者。

本病临床常见泌尿系感染和白天尿频综合征两种疾病，临证时首先要对两种疾病加以鉴别。

泌尿系感染：①病史：有外阴不洁或坐地嬉戏等湿热外

侵病史。②临床表现：起病急，以小便频数，淋漓涩痛，或伴发热、腰痛等为特征。小婴儿往往尿急、尿痛等症状不突出，可见排尿时哭闹，或以发热等全身症状为主。慢性患儿症状不典型，多见面色苍白，消瘦，发育缓慢等。③辅助检查：尿常规检查以白细胞增多或见脓细胞，或白细胞管型为特点，可见数量不等的红细胞，尿蛋白较少或无。中段尿培养提示尿细菌培养阳性。

白天尿频综合征（神经性尿频）：①病史：多发生在婴幼儿时期。②临床表现：以醒时尿频，点滴淋漓，但入眠消失，反复发作为特征，一般无其他痛苦，精神、饮食均正常。③辅助检查：尿常规、尿培养等无阳性发现。④发病机制：到目前为止，关于神经性尿频的病因尚不明确。正常的排尿机制由脊髓反射完成，随着小儿的逐渐成长和发育，逐渐建立脑干-大脑皮质层控制，通常在3岁以后就能对排尿进行良好控制。

目前认为形成儿童日间尿频症主要由两个原因造成：一是由于幼小儿童神经系统发育未完善，有时会出现副交感神经功能亢进，因此，膀胱内积存少量尿液，便会刺激膀胱平滑肌引起排尿反射，产生日间尿频现象；二是孩子生活中有一些引起精神紧张、对精神状态造成不良刺激的因素，例如生活环境的改变，孩子对入托、入学心理准备不足，被寄养给他人抚养，父母的突然分离、亲人的死亡，以及害怕考试或对某种动物的惧怕等，都可能使小儿精神紧张、焦虑，使抑制排尿的功能发生障碍。某些心理素质差的幼小儿童，受到惊吓或别人的影响，误认为有尿必解，不然会损害身体，因而形成习惯性尿频现象。

治疗：1.尿路感染：明确病因，给予抗感染等对症治疗。2.神经性尿频：对其他无明显诱因者进行排尿训练，排尿训练的机制主要是在膀胱的充盈过程中主动有效地收缩盆底肌肉或尿道括约肌，反馈抑制逼尿肌的收缩，使膀胱能正常地舒张，因患儿年龄较小，自控能力较差，配合度欠佳，严重者给予阿托品等抗胆碱类药物。

中医学认为小儿"脏腑娇嫩，形气未充"，脏腑功能尚未成熟，易受各种因素影响而致肺、脾、肾功能失常，水液代谢、固摄障碍而发病。

小儿尿频分虚实二端。实者，隋代《诸病源候论》即有"小儿诸淋"及"小便数"的命名，大抵从淋证而论。清代陈复正《幼幼集成》云："小儿患淋，小便淋沥作痛，不必分五种，然皆属火热。宜清利之。"此处"五种"指《医部全录·淋》中五淋，即血淋、石淋、气淋、膏淋、劳淋。此症与现代泌尿系感染相似，多因外感湿热，或因内有积热蕴滞，湿热内生，下注膀胱则引起尿频尿急、淋沥作痛。虚者，清代罗国纲《罗氏会约医镜》云："小儿之多小便，由阳气尚微，不能约束，宜于温补。"又云："但凡论小便数者，切勿以热拟，热必赤涩而痛，纵有短少而艰涩者，是肾水将竭，及气虚不传送故也。"此症多与现代神经性尿频相似，多因先天不足，脾肾气虚而致，肾虚则下元不固，气化不利，开阖失司，脾虚则运化失常，水失制约。实证治宜清热利湿，虚证则以温补脾肾为主。

二、学术思想

（一）对病因病机的认识

王晓燕老师认为尿频病位在膀胱，但小儿尿频的产生与心、肝、脾、肺、肾均有密切关系，尤与肾脏关系密切。

1. 与肾脏关系

肾主水，机体水液代谢的过程都依赖肾的蒸腾气化作用；肾主二阴，直接影响尿液的生成与排泄。肾气旺盛，气化作用正常，则膀胱开阖有度，小便排泄正常，反之则会出现小便不畅或者小便过多、遗尿等症。

2. 与肺脏关系

肺通调水道，为水之上源。若肺气亏虚，通调水道失司，或外邪由口鼻而入，侵及肺卫，肺卫失宣，肃降失常，则小便频数或尿少甚或尿闭，如《景岳全书》所言："凡治小便不禁者，古方多用固涩，此固宜然……若肺气无权，则肾水终不能摄，故治水者必须治气，治肾者必须治肺。"

3. 与脾脏关系

脾居中焦，为后天之本，主运化水液，为制水之官。《灵枢·口问》云："中气不足，溲便为之变。"小儿先天脾常不足，后天喂养不当，食积内停或过食生冷，致脾虚失运，水液转输不利，而生尿频；或食积酿湿化热，湿热下注膀胱而致尿频、尿急、尿痛。

4. 与肝脏关系

肝主疏泄，调畅三焦气机与全身水液代谢。小儿肝常有余，如家长过于娇惯孩子，或压力过大，紧张焦虑，可致孩子肝气郁结，肝失疏泄，水运失调，可致尿频，尿频后加重焦虑紧张，越紧张焦虑尿频就越严重，形成恶性循环；或肝失疏泄，横逆克脾，脾失健运，水液转输不利，而生尿频；或肝郁化火，肝胆湿热下注，可致尿急、尿频。

5. 与心脏关系

小儿心常有余，心有余便是火，心火下移小肠，传入膀胱，可见小便频数，艰涩而痛；如心火偏旺，肾阴不足，水火不济，心肾不交，亦可致尿频；心者君主之官而主神明，小儿神志发育不全，神气怯弱，易受惊吓，惊吓伤神，进而引起胆气不足，胆虚神怯，影响膀胱气化，而致尿频。

（二）辨证治疗

本病的辨证，首辨虚实，再辨脏腑。病程短，起病急，小便频数短赤，尿道灼热疼痛者，多属实证；病程迁延，小便频数，淋漓不尽，尿热、尿痛之感不明显者，多属本虚标实，虚实交杂；病程长，起病缓，小便频数，无明显淋漓不尽，尿热、尿痛者，多属虚证。

实证者有因外感湿热，如外阴不洁或坐地嬉戏等，或因肝胆湿热、食积酿湿化热、心火下移小肠；虚证者多因肾、脾、肺虚或心虚胆怯；心肾不交或肝失疏泄者多为虚实夹杂。实证治以清热利湿，根据辨证以八正散、导赤散、龙胆泻肝丸为主加减；虚证治以补肾缩尿，在"缩泉丸"基础上随证加减；若见本虚标实、虚实夹杂之候，要标本兼顾，攻补兼施。

（三）特色外治法

患儿口服药物治疗的同时，可结合外治法以增强疗效。

1.针灸治疗

针灸治疗多用于慢性期的治疗。慢性期多属虚证，治宜补肾气，温下元，固摄小便。关元穴系三阴经与任脉的会穴，位于脐中下三寸，以其位在人身阴阳元气交关之处，是人生之关要，又能大补元气而得名，故温灸之可温肾补元而固腑。三阴交，为肝、脾、肾三阴经的交会穴。足三阴经起于足，会于三阴交穴，复从三阳交分行于少腹，环阴器，属肾，络膀胱，从循经取穴的原则来看，此穴同肾与膀胱的气化作用关系密切，针之可统补三阴之气，加强膀胱约束力，与关元穴配用，相得益彰，互补其力。气阴两虚加中脘、照海；尿频、尿急、尿痛加中极、阴陵泉。

2.推拿疗法

推拿疗法多用于神经性尿频或迁延不愈的泌尿系感染，

治疗以补益肾气为原则。肾为先天之本，脾为后天之本，选穴以脾、肾穴为主，分手阴阳能平衡阴阳、调和气血，补脾经能健脾胃、补气血，补肾经能补肾益脑、温补下元，按揉二人上马能补肾滋阴、顺气散结、利水通淋，按揉三阴交能健脾益血、调肝补肾，同时配以具有强壮作用的足三里、气海和捏脊疗法。

（四）日常调护

1.注意个人卫生

勤换尿布和内裤，不穿开裆裤，不坐地玩耍，常清洗会阴与臀部，防止外阴部感染。

2.控制饮水

对于湿热下注的实证尿频，多饮水以清热。对于慢性尿频，在白天适当减少患儿饮水量，防止饮水过多引起小便次数增加，从而加重患儿精神紧张。

3.心理护理

白天尿频综合征目前原因不明，临床认为其与心理因素、神经调节密切相关，所以也称之为神经性尿频。因此家长及老师要进行适当的心理护理：①了解患儿的生活学习情况，并给予孩子足够的亲情之爱，杜绝打骂孩子，鼓励其敞开心扉，使其精神得到放松，使患儿建立起自信心，从而增加战胜疾病的信心。②转移孩子注意力：避免在患儿面前谈论其疾病；尝试与患儿一起看图书、做游戏，让其思想集中于有趣的事件中，以分散其对排尿的注意力。

三、验案举隅

验案一

薛某，女，7岁。

现病史：患儿以"尿频2月余"为主诉于2019年3月4日初诊。患儿2个月前无明显诱因出现尿频，色清，每次排尿量少，约5～10分钟1次，睡觉时无尿频症状，无尿急、尿痛，无发热、腹痛等症，无潮热盗汗。诊时精神可，饮食欠佳，大便正常，每日1次。舌质淡红，苔白略厚，脉细弱。

中医诊断：尿频（脾肾气虚）。

治法：补肾运脾，固肾缩尿。

方药：缩泉丸合肾气丸加减（颗粒剂）。益智仁10g，补骨脂9g，桑螵蛸10g，山药12g，熟地黄12g，酒萸肉10g，茯苓12g，泽泻12g，陈皮7g，桂枝9g，焦山楂10g，炒麦芽10g，炙甘草3g。7剂，冲服200mL，每日1剂，早晚分服。配合针刺关元、中极、足三里、照海等穴。

二诊（3月11日）：服药7剂，尿频症状明显减轻，每日7～8次，尿量基本正常，饮食好转。效不更方，继服5剂巩固疗效。

三诊（3月16日）：精神可，小便正常，每日5～6次，尿量正常，饮食佳，大便日1次，继服3剂以巩固疗效。

按语：患儿以尿频为主诉，无明显兼症，其舌质淡红，苔白略厚，脉细弱，辨证为脾肾气虚证，遂以缩泉丸合肾气丸加减为主方。方中益智仁、补骨脂、桑螵蛸温脾益肾，助阳缩尿，桂枝温通肾阳、助膀胱气化。张介宾在《类经》中云："善补阳者，必于阴中求阳，则阳得阴助而生化无穷。"单补阳而不顾阴，则阳无以依附，无从发挥温升之用，故以生地黄滋养肾阴，配伍山茱萸、山药益气养阴，兼有收涩之效，再以泽泻、茯苓以泻助补。明代医家吴仪洛在《成方切用》中称"肾气丸亦为虚中夹滞而设尔"，方中泽泻、茯苓淡渗利湿，为肾气丸中之泻药，亦为脾气运化、肾气蒸化之助力，体现了

"土制湿，土渗湿"的作用。患儿饮食欠佳，舌苔白稍厚，加焦山楂、炒麦芽健胃消积，陈皮理气行气，脾气运化之力得以健全。病证结合，诸药并用，补泻兼施，共奏益肾健脾缩尿之功。肾气充盛，蒸化复常，膀胱开阖有权，脾胃健运，制约水之泛滥，水液代谢正常，则尿频自止。配合针刺关元、中极、足三里、照海等穴，以助健脾益气，补肾固摄之功。

验案二

黄某，男，10岁。

现病史：患儿以"尿频10余天"为主诉于2019年1月9日初诊。患儿10天前感冒发热，在某院给予蒲地蓝等药治疗后热退，之后出现尿频，色清，量少，每日10余次，日间尿频而量多，面色少华，神疲乏力，纳少便溏，动则多汗，平素易感冒咳嗽气喘。舌淡苔薄白，脉弱无力。

中医诊断：尿频（肺脾气虚）。

治法：补肺健脾，益气升清。

方药：补中益气汤合缩泉丸加减（颗粒剂）。党参15g，黄芪10g，炒白术15g，升麻9g，柴胡10g，陈皮6g，茯苓15g，炒山药10g，补骨脂10g，桑螵蛸15g，益智仁10g，炙麻黄6g，石菖蒲10g，鸡内金20g，炙甘草3g。7剂，冲服200mL，每日1剂，早晚分服。配合针刺关元、三阴交、中脘、太渊穴等穴。

二诊（1月16日）：服药7天，尿频减轻，饮食稍改善，大便成形。原方加当归10g以活血通络。

三诊（1月23日）：服药7天，尿频基本消失，面色红润，饮食可，继服5剂以巩固疗效。

按语：患儿平素易感冒咳嗽、动则多汗，说明肺气不足，卫外不固；面色少华，神疲乏力，纳少便溏，说明脾虚不运，生化气血不足。此次感冒后应用蒲地蓝等苦寒药，克伐生生之气，而致肺脾气虚加重。脾肺气虚，中气下陷，膀胱失约，则小便频。故治以补肺健脾，益气升清为原则。方中党参、黄芪、升麻、柴胡、炙甘草健脾益气升清；炒白术、炒山药、陈皮、茯苓健脾补脾止泻；补骨脂温补肾阳，以暖下元；桑螵蛸补肾固涩，缩泉止遗；益智仁、石菖蒲温补脾肾，醒神开窍；炙麻黄开宣肺气，以通调水道；鸡内金消食开胃，并收敛止尿。配合针灸关元穴、三阴交、中脘、太渊穴等穴，以补气健脾益肾，气化功能恢复正常，膀胱开阖得度，尿液得以被膀胱固摄并正常排出。

验案三

张某，男，6岁。

现病史：患儿以"日间小便频数半年余"为主诉于2019年8月13日来诊。患儿半年前无明显诱因出现小便频数，白天十余次，夜间无或一次，尿色清，每次尿量较少，无尿痛、淋漓不尽感，症状时轻时重，未予系统治疗。就诊时见患儿形体偏瘦，面色少华，平素情绪急躁易怒，挑食，喜食肉类，大便不调，舌淡红，苔薄白稍腻，脉弦细。

中医诊断：尿频（肝郁脾虚）。

治法：疏肝解郁，健脾利水。

方药：逍遥散加减（颗粒剂）。柴胡6g，白芍10g，茯苓10g，炒白术10g，郁金10g，牡丹皮10g，陈皮6g，焦山楂10g，鸡内金10g，炒麦芽10g，炙甘草3g。7剂，冲服200mL，每日1剂，早晚分服。

二诊（8月20日）：服药7剂，尿频症状明显减轻，每日7～8次，尿量基本正常，食欲改善，大便好转，每日2次。近日出现睡眠不安，上方去炒麦芽，加茯神10g，7剂。

三诊（8月27日）：精神可，面色红润，小便正常，每日4～6次，尿量正常，饮食佳，大便调，继服5剂以巩固疗效。

　　按语：小儿肝常有余，肝主疏泄，调畅三焦气机，调节全身水液代谢。若孩子压力过大，紧张焦虑，可致肝气郁结，肝失疏泄，横逆克脾，脾失健运，水液转输不利，而生尿频。此患儿平素嗜食肉类，易生痰湿，阻滞中焦，导致脾虚失运，又因情绪急躁易怒，肝气失于疏泄，终致水液代谢失常，小便频数。本例辨证为肝郁脾虚证，选用逍遥散加减治疗。方中柴胡疏肝解郁，使肝气得以调达，为君药；白芍酸苦微寒，柔肝敛阴；茯苓、白术补气健脾，渗湿利水；《本草汇言》云"郁金，清气化痰，散瘀血之药也。其性轻扬，能散郁滞，顺逆气，上达高巅，善行下焦，心肺肝胃气血火痰郁遏不行者最验……此药能降气，气降则火降，而痰与血，亦各循其所安之处而归原矣"，加郁金、合欢皮以增强理气解郁之效；陈皮味辛能散，味苦能泄，可以破瘕清热也，苦辛降气，又主逆气，饮食入胃，散精于肝，辛温疏散，肝能散精，水谷自下也，脾运得开，湿痰可化；鸡内金归脾、胃、膀胱经，不仅可健胃消食，亦有涩精固摄的作用；山楂、麦芽消食健胃，行气散瘀，其山楂善消肉食积滞；炙甘草补脾益气，调和诸药。

　　全方有疏肝解郁，健脾助运、理气化湿之功。在给予药物治疗的同时，注重饮食治疗及心理调理，叮嘱家属注意患儿饮食结构的调整，合理饮食，减少油腻食物及碳酸饮料的摄入，加强与患儿之间的良好沟通，预防疾病的复发。

第二十一节　遗尿

一、概述

　　遗尿症源自希腊词语"Enourein"，指与个人年龄或成熟程度不相符的，在睡眠期间不能自主醒来排尿，睡眠中将尿液排出的行为。儿童遗尿症是指年龄大于5岁，睡眠期间不能自主控制排尿，无意识的排尿行为。国际小儿尿控协会根据是否伴有下尿路症状将遗尿症分为单症状性遗尿症（MNE）和非单症状性遗尿症（NMNE）。此外，还可根据患儿有无6个月以上不尿床期，将遗尿症分为原发性遗尿症和继发性遗尿症。儿童多以原发性遗尿症多见，本节主要论述单症状性原发性遗尿症。

据统计，约有16%的5岁儿童、10%的7岁儿童和5%的11～12岁儿童患有遗尿症。遗尿症男女比例为1.5～2：1，随着年龄的增长，每年发病率自发减少12%～15%，若不给予治疗，有0.5%～2%患儿的遗尿症状可持续至成年。虽然儿童发展为成年期遗尿症的比例不高，但是随着小儿年龄增长，遗尿不愈可影响到小儿身心健康及生长发育，甚至形成自卑、孤僻的性格特征，影响和他人的交流。西医学对遗尿症的病因仍不太清楚，主要认为可能涉及遗传、生理和心理因素等多方面因素。遗尿症的治疗方法主要包括基础疗法、报警器疗法、药物疗法，但其治疗效果却难令人满意。

中医学对小儿遗尿症早有记载，称之为"遗溺""尿床""夜尿"等。早在战国时期，《灵枢·九针》就载有"膀胱不约为遗溺"，《灵枢·本输》就有"三焦者，足少阳太阴之所将，太阳之别也，上踝五寸，别入贯腨肠，出于委阳，并太阳之正，入络膀胱，约下焦，实则闭癃，虚则遗溺，遗溺则补之，闭癃则泻之"的记述，并指出遗尿主要是虚寒所致，提出主要治疗大法为温补。明清以前的医家认为遗尿主要与肾和膀胱相关，证候也以肾与膀胱虚寒为主。明清开始，随着中医学的发展，各医家百花齐放，百家争鸣，对中医儿科的发展起了极大的推动作用，遗尿的诊治也逐步完善。明清时期医家提出的肝经郁热以及现代医家提出的肺经郁热导致遗尿，验之当今，多与尿路感染有关，可归结为继发性遗尿症。

普遍认为，遗尿以虚证居多，实证较少，病位在肾与膀胱，与肺、脾、肾关系密切，总的治则仍当以温补下元、固摄膀胱为主，可采用温肾阳、益脾气、补肺气、固膀胱等治法。遗尿在辨证论治上多分为下元虚寒、肺脾气虚、肝经湿热三型。下元虚寒证表现为夜间遗尿为主，熟睡不易叫醒，天气寒冷时加重，小便清长，面色少华，形寒肢冷，腰膝酸软，舌质淡、苔薄白或白滑，脉沉细或沉弱。治以温补肾阳，固摄止遗，方以桑螵蛸散合菟丝子散加减。肺脾气虚型表现为以夜间遗尿为主，小便清长，可伴有白天尿频，感冒后遗尿加重，自汗，动则多汗，面色少华或萎黄，神疲倦怠，少气懒言，纳呆，大便溏薄，舌质淡或胖嫩、苔薄白，脉弱或细弱。治以补肺健脾，固摄小便，方以补中益气汤加减合缩泉丸加减。肝经湿热表现为睡中遗尿，尿黄量少，尿味臊臭，性情急躁易怒，或夜间梦语磨牙，舌红，苔黄或黄腻，脉弦数。治以泻肝清热利湿，方以龙胆泻肝汤加减。

二、学术思想

（一）独辟蹊径治遗尿

《景岳全书》云："凡治小便不禁者，古多用固涩，此固宜然。然固涩之剂，不过固其门户，此亦治标之意，而非塞源之道也。"王晓燕老师认为遗尿病因繁多，临证时一定要固本清源，不可一味固涩收敛。

"饮入于胃，游溢精气，上输于脾，脾气散精，上归于肺，通调水道，下输膀胱，水精四布，五经并行。"人体水液的生成、输布、排泄，与肺、脾、肾三脏的关系密切。"膀胱不约为遗尿"。膀胱与肾为表里，足太阳膀胱经"直行者，从头顶部分出，向后行至枕骨处，进入颅腔，络脑"，"其分支，从项部分出下行……交于足少阴肾经。"肾为先天之本，开窍于耳及二阴，通过肾的气化作用，约束着膀胱开阖而排尿正常。故遗尿的主要原因是肺脾气虚，肾气不足，下元虚寒，膀胱失约。王晓燕老师认为脑窍闭塞、心肾不交、肺失宣肃、肝气郁滞、湿热下注亦是遗尿的原因，而独辟蹊径等治法地以开窍醒神、交通心肾、提壶揭盖、疏肝理气、清利湿热治疗该病。除药物治疗外，还主张根据病情或者患儿的接受程度配合针灸、穴位埋线、耳穴贴豆、膏药贴敷、推拿按摩等特殊疗法。

1. 开窍醒神

心藏神，主神智，为五脏六腑之大主。人体尿液的正常排泄不仅与肺、脾、肾、膀胱有关，与心神亦有密切关系。大多小儿遗尿与脑窍闭塞，夜眠难醒或做梦找到厕所有关。

王晓燕老师在临床治遗尿必用石菖蒲。石菖蒲味辛性温，气味芳香，既能芳香化湿和胃，又可化独祛痰，开窍醒神，适用于闭证、中风、神昏失语、多寐、耳鸣等脑神诸病。《神农本草经》云石菖蒲能"开心孔，补五脏，通九窍，明耳目，出音声"。《名医别录》亦云其能"聪耳明目，益心智"，而其开心孔、通窍、聪耳、明目、发声之功效，实与脑密切相关。石菖蒲开窍醒神，脑窍清灵，有尿即醒。若临床见患者头重如裹，纳呆，便溏，湿困脾胃，痰蒙清窍，加平胃散、温胆汤以燥湿运脾，化痰开窍；神志未开、智力发育较差的患儿可在其中加人参、远志、茯神等。

2. 交通心肾

王晓燕老师认为小儿肾常虚，肾阴肾阳均未充盈、成熟，且小儿体属纯阳，心火易炽。若肾水不足，心火失济，则心火偏亢，心火炽盛，又下汲肾水，耗伤肾阴。心肾不交而夜尿增多甚或遗尿，伴五心烦热，性情急躁，多动少静，注意力不集中，记忆力差，形体消瘦，夜卧不安，多梦、呓语，易哭易惊，盗汗，舌质红、舌苔少，脉细数或沉细数。治以清心滋肾，安神固脬，方以交泰丸合导赤散加减。

3.提壶揭盖

肺为水之上源，通调水道，下疏膀胱。如果把膀胱比作茶壶的壶嘴，肺可以比作茶壶壶盖上的气孔。肺失宣肃，通调水道失司，令膀胱开阖失司，可致尿闭、少尿、尿频或遗尿，当小便不利，可通过宣发肺气，提壶揭盖，开上窍而启下窍，下病上治，使排尿正常。所以，王晓燕老师在临证时必用麻黄宣肺以调通水道。《本草正义》曰："麻黄轻清上浮，专疏肺郁，宣泄气机……虽曰解表，实为开肺，虽曰散寒，实为泄邪……肺气郁窒，治节无权，即当借其轻扬，以开痹着。"麻黄入肺、膀胱经，有宣发肺气，通阳化气之功，在小儿遗尿症中有其独特的治疗作用。现代研究证实，麻黄所含的麻黄碱可使膀胱三角肌和括约肌张力增加，使排尿次数减少（超量甚至会造成尿潴留）。麻黄临床常与酸温甘润的五味子联用，以制约其辛散之性。如若小便黄，鼻燥咽干，舌尖较红，或起有红刺，脉象滑数，是邪热遏肺，肺失宣肃，常用麻杏石甘汤、麻黄连翘赤小豆汤化裁，清宣肺热，制约膀胱，每获良效。

4.疏肝理气

肝主疏泄。肝气条达，疏泄功能发挥正常，可协助肺、脾、肾等脏器的水液输布、代谢和排泄。肝气郁结，疏泄失常，枢机不利，则肺之输布津液、脾之运化水湿、三焦之通调水道功能失职，而致膀胱失约，小便自遗。这类患者除尿床外，往往伴有注意力不集中，烦躁易怒多动或情绪低落忧郁，善太息，夜寐梦多，舌边红，脉弦细等症状，尿床多因情绪波动而加重。治疗上宜疏肝解郁，理气止遗，方用柴胡疏肝散合缩泉丸加减化裁。

5.清热利湿

《素问·灵兰秘典论》曰："膀胱者，州都之官，津液藏焉，气化则能出矣。"湿热邪气蕴结于膀胱，气化失司，水道不利，可不约自遗。常伴尿频、尿意急迫，余沥不爽，尿意急迫，甚或身热口干，大便秘结，少腹不舒，舌红苔黄腻，脉数，治疗宜清热化湿、通淋止遗，方用八正散加减化裁。

（二）日常生活调理

1.心理调理

王晓燕老师认为小儿遗尿症不仅是一种功能性疾病，也是一种身心性疾病，在药物治疗的同时，需将教育和鼓励疗法及对儿童的行为建议作为一线治疗。临床工作者应加强对患儿家长的教育，讲解关于遗尿症的基本信息，指导家长帮助患儿调整生活习惯，养成良好的排尿、排便习惯。在孩子尿床后，切忌恐吓责骂，而应安慰宽容，鼓励患儿消除怕羞、紧张情绪，建立战胜疾病的信心；若孩子未尿床，则予以口头表扬或物质奖励。

2.生活调护

需避免过度疲劳及精神紧张，临睡前不宜过分兴奋；养成良好的卫生习惯，去除局部刺激因素；避免食用含茶碱、咖啡因的食物或饮料；不要游泳和滑冰，这两项运动易诱发遗尿；避免受凉，尤其注意足部和腰腹部的保暖。

3.饮食调理

对于遗尿，王晓燕老师特别强调饮食调理，建议晚餐不吃西瓜、葡萄、甜瓜及小米稀饭等利尿食品；晚间入睡前2小时不饮水或进食液体食物；多食用纤维素丰富的食物，每日定时排便，对有便秘的患儿应积极治疗便秘。常给家长推荐以猪脬为主的食疗方。猪脬就是猪膀胱、猪尿泡，味甘咸、性寒，取其以腑补腑之妙，可直达病所，促使膀胱恢复正常功能。《本草纲目》云猪脬能"治梦中遗溺"，《备急千金要方》曰："治梦中遗尿，猪脬洗，炙食之。"《医林集要》曰："治产后遗尿，猪胞、猪肚各一个，糯米半升入脬内，更以脬入肚内，同五味煮食。"治疗遗尿的五种食疗方如下。

（1）猪脬芡实汤：芡实150g，大枣30g，猪脬250g。用于肺脾气虚型。

（2）三子猪脬汤：枸杞子20g，韭菜子20g，菟丝子20g，猪脬250g。用于下元虚寒型。

（3）益智桑螵猪脬汤：益智仁20g，桑螵蛸20g，猪脬250g，糯米250g。用于下元虚寒型。

（4）车前猪脬汤：车前草100g，猪脬250g。用于湿热型。

（5）佛手猪脬汤：佛手100g，猪脬250g。用于肝郁型。

4.排尿训练

小儿遗尿还有一些是因"懒惰性膀胱综合征"在作怪，患此症小孩白天很少上厕所，到了晚上反而尿床。对这些孩子进行排尿训练，白天每两三个小时定时小便一次，晚上定时叫醒排尿，大多可改善遗尿。

三、验案举隅

验案一

杜某，男，7岁，河南开封人。

现病史：患儿自幼夜间遗尿，每周两次以上，有时夜间尿 1~2 次，夜晚睡眠深沉，不易唤醒，睡眠时间长，平素少气懒言，面色萎黄，多汗，食欲不佳，学习一般，性格内向，不愿与小朋友玩耍，白天无小便失禁，经多方治疗，效果欠佳，遂到我院（郑州市中医院）就诊，X 线片示患儿无先天隐性骶椎裂，尿常规正常，舌质淡胖，脉沉细无力。

中医诊断：小儿遗尿症（肺脾气虚型）。

治法：健脾益气，固摄缩尿。

方药：六君子汤合缩泉丸加减。党参 10g，炒白术 10g，茯苓 10g，鸡内金 10g，陈皮 6g，姜半夏 6g，黄芪 12g，山药 10g，乌药 6g，益智仁 10g，石菖蒲 10g，补骨脂 10g，麻黄 6g，煅龙骨 20g，煅牡蛎 20g，甘草 3g。14 剂，水煎服，每日 1 剂，分 3 次口服。

二诊：患儿遗尿次数较前减少，夜间最多遗尿 1 次，尿后易觉醒，食欲较前好转，舌淡红，苔薄白，脉沉。原方去麻黄、鸡内金，加桔梗 9g 以宣肺理气。继续服用两周，患儿再遗尿，精神较前好转，饮食增进，嘱家属注意日常调护，重视患儿心理疏导。停药 3 个月后随访无复发。

按语：本患儿自幼既有遗尿，每周两次以上，无明显泌尿系伴随症状，未发现脊柱隐性裂，故临床考虑原发性单纯性遗尿症。平素少气懒言，面色萎黄，多汗，食欲不佳，是属肺脾气虚。肺位居上焦，为水之上源，主通调水道，下疏膀胱。脾位居中焦，为水饮上达下输之枢机。肺脾气虚，则水湿代谢异常，湿邪内生，阻遏气机，影响膀胱的气化和开阖功能，导致遗尿。如《杂病源流犀烛》说："脾虚则不能为气化之主，故溺不禁也。"湿浊内生，上蒙清窍，则患儿常体倦乏力，昏睡，睡眠深沉，记忆力较差。方选六君子汤合缩泉丸加减。方中黄芪、党参、白术、茯苓益气健脾；陈皮、半夏燥湿化痰，配合石菖蒲以开窍醒神，促进夜间觉醒；麻黄以宣畅肺气以开水之上源；益智仁、乌药、山药补肾暖脾，固涩缩尿；鸡内金既可消食化积、又有缩小便之效，是王晓燕老师治疗遗尿之必用之品；龙骨、牡蛎收敛固涩，性微寒，又可防止他药过于温燥。诸药合用，温而不燥，膀胱约束有权，以达止遗之功。

验案二

韩某，女，9 岁。

现病史：患儿自幼遗尿至今，现每周遗尿 2～3 次，夜间多遗尿 1 次，小便清长量多，尿后偶可自行觉醒，手足发凉，舌淡苔白，脉沉细。

中医诊断：小儿遗尿症（肾阳虚衰，下元虚寒）。

治法：温补肾阳，固摄止遗。

主方：桑螵蛸散合菟丝子散加减。桑螵蛸 10g，补骨脂 10g，菟丝子 6g，石菖蒲 6g，远志 10g，当归 10g，茯神 10g，乌药 10g，炙麻黄 6g，煅龙骨 10g，煅牡蛎 10g，肉苁蓉 6g，鸡内金 20g，甘草 6g。7 剂，每日 1 剂，水煎，分 3 次口服。配合艾灸关元、中极、气海、神阙、三阴交、足三里、肾俞、膀胱俞、八髎穴。隔日灸一次，5 次为一个疗程。

二诊：患儿遗尿较前减少，服药期间共遗尿 1 次，尿后可自行觉醒，手足仍凉。守原方，菟丝子增至 10g，加肉桂 6g，继服半月而安。

按语：患儿素禀肾气不足，命火亏虚，无以温养，下元虚寒，不能约束水道而致夜尿频发，小便清长。手足发凉，舌淡、苔白、脉沉细为肾阳虚衰之象。方中桑螵蛸甘咸平，补肾固精止遗；菟丝子甘温，滋补肝肾以固经缩尿，两药合而为君药。臣以补骨脂、乌药、肉苁蓉温肾散寒，使下焦得温而寒去，则膀胱之气复常，约束有权。佐以龙骨、牡蛎收敛固涩，且镇心安神，此外桑螵蛸得龙骨、牡蛎则固涩止遗之力增。佐以茯神合而益心气、宁心神，佐以当归能补益气血。菖蒲、远志安神定志，交通心肾，意在补肾涩精、宁心安神的同时，促进心肾相交。此外加鸡内金可消食化积，又有缩小便之效。诸药合用，共奏温补肾阳，固摄止遗。

患儿二诊手足仍冷，下元虚冷程度较重，故重用菟丝子、肉桂以加强温阳的力量。此外，王晓燕老师在治疗上强调适当配合中医外治的应用，如艾灸关元、中极、气海、神阙、三阴交、足三里、肾俞、膀胱俞、八髎穴有温肾助阳，收敛固涩之作用。

验案三

张某，女，5岁半。

现病史：患儿自幼夜间遗尿，每周两次以上，有时夜间尿2~3次，白天剧烈活动后夜间遗尿尤为明显，遗尿后不易唤醒，平素性情急躁，注意力不集中，易哭易惊，舌红少苔，脉细数。

中医诊断：小儿遗尿症（心肾不交）。

治法：清心滋肾，安神固脬。

方药：交泰丸合导赤散加减。黄连6g，肉桂3g，党参6g，五味子6g，淡竹叶6g，通草6g，生地黄6g，白芍6g，煅龙骨10g，煅牡蛎10g，远志10g，石菖蒲10g，甘草3g。7剂，水煎服，每日1剂，分3次口服。

二诊：患儿遗尿较前明显减少，性情较前好转，效不更方，原方继服1月余，症状消失。

按语：《活幼心书》云："遗溺者，乃心肾传送失度，小肠膀胱关键不能约束。"《奇效良方》云："盖心属火，与小肠为表里，二气所以受盛，是为传送；又肾属水，合膀胱为表里，膀胱为水之府，水注于膀胱，而泄于小肠，实相交通也。

若心肾气弱，阴道衰冷，传送失度，必遗尿失禁。"此患儿睡中遗尿，性情急躁，神恍健忘，注意力不集中，夜寐深沉，不易唤醒，脉细，为心肾不交。病位在膀胱，根在心肾，心火内炽不能下济于肾，则致心肾失交，水火不济，膀胱失约，小便自遗。交泰丸是一首治疗心肾不交的著名中药方剂，该方交济水火，取黄连之苦寒，入少阴心经，以降心火；取肉桂之辛热，入少阴肾经，以暖水脏。寒热并用，如此可得水火既济。

验案四

刘某，男，8岁。

现病史：患儿2016年5月4日以"间断尿床半年余"就诊。患儿既往无反复尿床症状，近半年来间断出现尿床，约每周1~2次，尿后即醒，平素性情暴躁，夜间易磨牙，尿黄味腥，大便黏腻易粘马桶，舌红，苔黄，脉弦数。

中医诊断：小儿遗尿症（肝经湿热）。

治法：泻肝清热利湿。

方药：龙胆泻肝汤加减。龙胆草6g，黄芩9g，山栀子6g，柴胡10g，泽泻10g，通草6g，车前草6g，当归6g，生地黄15g，炙麻黄3g，鸡内金6g，石菖蒲10g，薏苡仁10g，甘草6g。7剂，水煎服，每日1剂，分3次口服。

二诊：患儿本周无遗尿出现，大便黏腻消失，守上方去薏苡仁，继服1周，配合调畅情志，后随访1个月，未再出现遗尿。

按语：本患儿既往无遗尿症状，近半年来出现遗尿，伴性情暴躁，大便黏腻，舌红，脉弦，辨证属肝胆湿热。究其原因，小儿脏腑娇嫩，形气未充，肝常有余，脾常不足，加之目前孩子多为独生子女，凡欲求不满则哭闹，家属普遍宠溺，长此以往，情志所伤，肝失疏泄，久之肝郁化火。《本草纲目》

云："肝遗热于膀胱则遗尿。"肝经郁热，蕴伏下焦，热迫膀胱而发为遗尿。此外目前患儿普遍挑食，嗜食肥甘厚味的现象并不鲜见，加之脾脏本虚，极易导致湿热阻滞中焦，湿热漫延，加重肝经湿热。本方中用龙胆草大苦大寒，上泻肝胆实火，下清下焦湿热，泻火除湿为君药。黄芩、栀子具有苦寒泻火之功，为臣药。佐以泽泻、通草、车前草清热利湿，使湿热从水道排除。然前药皆清肝之品，若使病尽去，恐肝亦伤也，故又加当归、生地黄补血以养肝。柴胡引诸药入肝胆，为引经药。此外加予炙麻黄开水之上源，石菖蒲开窍醒神以促进夜间觉醒，鸡内金健脾缩尿。综观全方，泻中有补，利中有滋，以使火降热清，湿浊分清，故而疗效显著。

第二十二节 胎黄

一、概述

胎黄以新生儿皮肤、黏膜、巩膜发黄为特征，是新生儿期的常见症状，西医学称之为新生儿黄疸或高胆红素血症，包括了新生儿生理性黄疸和血清胆红素增高的一系列疾病，如溶血性黄疸、胆道畸形、胆汁瘀阻、肝细胞性黄疸等。临床常见的新生儿黄疸多数为生理性黄疸，即在出生后 $2 \sim 3$ 天出现黄疸，$4 \sim 5$ 天达高峰，足月儿血清胆红素 $< 221 \mu mol/L$（12.9mg/dL），早产儿血清胆红素 $< 257 \mu mol/L$（15mg/dL），血清结合胆红素 $< 25 \mu mol/L$（1.5mg/dL），足月儿在生后两周内消退，早产儿在生后 $3 \sim 4$ 周消退。其次为病理性黄疸，有以下任何一条者应考虑为病理性黄疸：①黄疸出现过早：黄

疸出现在24小时以内。②血清胆红素升高程度过重：足月儿＞221μmol/L（12.9mg/dL），早产儿＞257μmol/L（15mg/dL），或每日升高＞85μmol/L（5mg/dL）。③黄疸持续时间过长：足月儿＞两周，早产儿＞4周。④血清结合胆红素＞25.6~34μmol/L（1.5~2mg/dL）。⑤黄疸退而复现或进行性加重。若患儿总胆红素超过342μmol/L（20mg/dL）可引起胆红素脑病，损害中枢神经系统，遗留后遗症。

生理性黄疸患儿一般情况良好，除有轻微食欲不振外，无其他不适；病理性黄疸可引起患儿机体多脏器或系统发生病变，常伴有精神萎靡，嗜睡或睡眠不宁，纳呆等症，其中影响最严重的是胆红素脑病，进一步加重病情，可造成患儿死亡等严重后果。所以对新生儿黄疸的诊断和鉴别诊断，应十分重视。在治疗方法上，生理性黄疸无须特殊处理，可自行消退；病理性黄疸应根据患儿的具体情况选用合适的方法，主要有微生态制剂联合蒙脱石散、肝酶诱导剂、光照疗法、静脉用免疫球蛋白或白蛋白、换血疗法、泳疗、抚触、灌肠等。

中医学认为胎黄是各种原因导致肝胆疏泄失常，胆汁外溢而发黄。正如《诸病源候论·胎疸候》所说："小儿在胎，其母脏气有热，熏蒸于胎，至生下小儿体皆黄，谓之胎疸也。"其病因以湿、热多见，寒、湿次之，或湿热郁蒸，或寒湿阻滞，或气滞血瘀等均可导致胎黄，治疗以利湿退黄为原则。

二、学术思想

王晓燕老师认为，小儿胎黄临床首辨生理与病理，再辨阴阳，识轻重。

1.辨生理、病理

生理性胎黄患儿黄疸程度较轻，消退快，食欲良好，睡眠正常，一般无其他症状；病理性黄疸患儿黄疸程度较重，消退迟，或退而复现，伴有精神萎靡，嗜睡或睡眠不宁，纳呆等症。

2.辨阴阳

胎黄患儿应辨阴黄、阳黄。阳黄者，多因湿热郁蒸所致，为热证、实证，肤黄，色泽鲜明如橘皮，病程较短，常伴发热、便秘、烦躁，舌红苔黄腻；阴黄者，多因寒湿阻滞所致，为寒证、虚证，肤黄色泽晦暗如烟熏，病程较长，日久不退，常伴有腹胀食少，神疲倦怠，大便溏薄灰白，舌淡苔薄腻。

3.识轻重

胎黄轻症表现为面目、皮肤发黄，精神食欲尚可，无其他不适；重症包括胎黄动风证、胎黄虚脱证和瘀积发黄证。胎黄动风证黄疸显著，伴抽搐，角弓反张；胎黄虚脱证者黄疸急剧加深，伴四肢厥冷，脉微欲绝；瘀积发黄证者黄疸加重，肝、脾明显肿大，腹壁青筋显露。

王晓燕老师认为小儿胎黄临床以湿热郁蒸、寒湿阻滞、气滞血瘀三个类型为常见，其中湿热郁蒸型居多。胎黄产生的原因主要为胎禀湿蕴，但是无论何种原因，最终导致肝胆疏泄失常，胆汁外溢而发黄，所以治疗时主张以利疸退黄为总的治则，方用自拟降黄散（组方为茵陈蒿汤加赤芍、山楂、苍术、炙甘草、大枣）加减进行药浴熏蒸或口服治疗。其中赤芍清热凉血，活血祛瘀，有促进胆汁排泄的作用；苍术运脾燥湿，且气味芳香走窜，有利于药物透皮吸收；山楂活血化瘀，消食健脾；炙甘草、大枣健脾调和诸药，与茵陈、栀子、大黄联合，共收清热祛湿，利疸退黄之功。

三、验案举隅

验案一

李某，男，21天。

现病史：患儿于2019年6月12日以"身黄、目黄、尿黄18天"为主诉就诊。患儿出生第3天出现身黄、目黄、小便黄。在某医院住院，化验结果显示总胆红素：302μmol/L，直接胆红素25μmol/L，间接胆红素277μmol/L，谷丙转氨酶：39U/L，谷草转氨酶：6839U/L。蓝光照射等治疗5天黄疸减轻出院。出院后黄疸逐渐加重，来我院（郑州市中医院）就诊。经皮测胆红素头部：13.5mg/L，胸部：12.1mg/L。查体：舌质红，苔黄腻，指纹紫。

西医诊断：新生儿黄疸。

中医诊断：胎黄（湿热郁蒸，肝失疏泄，热重于湿）。

治法：清热利湿退黄。

方药：降黄散加减（颗粒剂）。茵陈10g，栀子3g，大黄1g，赤芍3g，苍术3g，大枣2g，炒麦芽5g，炙甘草3g。3剂，每日1剂，冲服30mL，早、中、晚分3次温服。配合口服布拉氏酵母菌，每次1包，每日1次。

二诊（6月5日）：患儿黄疸消退，未诉特殊不适，随访一个月，患儿黄疸未再反复。

按语：方中茵陈为主药、君药，其味苦微寒，有清热利湿，利疸退黄的作用。《神农本草经》云："茵陈，味苦平，主风湿寒热，邪气，热结黄疸。"张介宾在《景岳全书》中说："茵陈，味苦微辛，气微寒，阴中微阳，入足太阳经。"表有湿者，能微发其汗，里有湿者，能利尿祛湿，阳黄、阴黄、表湿、里湿皆可用之。栀子清热降火，通利三焦，引湿热自小便而出；大黄泄热逐瘀，通利大便，导瘀热由大便而下；赤芍清热活血凉血。以上三药清热利湿，凉血活血，协助茵陈退黄。现代研究表明大黄、栀子、大黄也均具有促进胆汁排泄的作用，均为臣药。苍术性温，运脾燥湿，可防上药过于苦寒；炒麦芽行气健胃消食，共为佐药。炙甘草健脾益气，调和诸药，是为佐使。

验案二

刘某，男，46天。

现病史：患儿于2016年5月12日以"身黄、目黄、尿黄40余天"为主诉就诊。患儿孕36+5周出生，出生第2天出现身黄、目黄、小便黄，在某院住院治疗好转出院。出院后间断服用茵栀黄、妈咪爱、鲁米纳等治疗，一直未愈。平素纳食欠佳，时有吐奶，大便稀，每日3~4次。查体：皮肤黄染，色泽晦暗，腹胀，四肢欠温，舌质淡，苔白稍厚腻，指纹淡紫而滞。经皮测胆红素头部：11mg/L，胸部：9mg/L。

西医诊断：新生儿黄疸。

中医诊断：胎黄（脾胃虚寒，湿从寒化，肝失疏泄）。

治法：温脾化湿退黄。

方药：茵陈五苓散加减（颗粒剂）。茵陈9g，泽泻3g，白术5g，茯苓6g，桂枝3g，赤芍5g，炒麦芽5g，姜半夏2g，山药6g，大枣3g，炙甘草3g。5剂，每日1剂，冲服30mL，早、中、晚分3次温服。配合口服布拉氏酵母菌，每次1包，每日2次。

二诊（5月18日）：患儿黄疸消退，并嘱家长对患儿节饮食、避风寒，1个月后随访患儿黄疸未再发作。

按语：《临证指南医案·疸》曰："阴黄之作，湿从寒水，脾阳不能化热，胆液为湿所阻，渍于脾，浸注肌肉，溢于皮肤，色如熏黄。"小儿脾胃薄弱，稚阳未充，易被内外因素所干扰，损脾伤阳，脾运失司，寒湿阻滞，肝失疏泄，胆汁外溢而发为阴黄。王晓燕老师认为此患者系早产儿，先天之本不足，且过服寒凉药物，使湿从寒化，阳黄转化为阴黄。属寒湿之证，治以温脾化湿退黄，方以茵陈五苓散加赤芍凉血活血，散其瘀热；炒麦芽、姜半夏行气助脾运，气行则腹胀消，脾运则湿去黄退；山药、大枣补中益气；炙甘草调和诸药，共收温脾化湿退黄之功。

第二十三节　外阴阴道炎

一、概述

婴幼儿阴道炎（infantile vaginitis）常见于5岁以下幼女，多与外阴炎并存。其发生的原因，与婴幼儿的解剖生理特点有很密切关系。①婴幼儿解剖特点为外阴发育差，不能遮蔽尿道口及阴道前庭，细菌容易侵入。②婴幼儿的阴道环境与成人不同，新生儿出生后2～3周母体来源的雌激素水平下降，雌激素水平低，阴道上皮薄，糖原少，pH值升至6～8，乳杆菌为非优势菌，抵抗力低，易受其他细菌感染。③婴幼儿卫生习惯不良，外阴不洁、大便污染、外阴损伤或蛲虫感染，均可引起炎症。④阴道误放异物，婴幼儿好奇，在阴道内放置橡皮、铅笔头、纽扣等异物，造成继发感染。常见病原体有大肠埃希菌及葡萄球菌、链球菌等。目前，淋病奈瑟菌、阴道毛滴虫、白假丝酵母菌也成为常见病原体。病原体常通过患病母亲或保育员的手、衣物、毛巾浴盆等间接传播。

临床表现：阴道分泌物增多，或呈脓性，大量分泌物刺激引起外阴痛痒，患儿哭闹、烦躁不安或用手搔抓外阴。部分患儿伴有泌尿道感染，出现尿急、尿频、尿痛。若有小阴唇粘连，排尿时尿流变细、分道或尿不成线。检查可见外阴、阴蒂、尿道口、阴道口黏膜充血、水肿，有时可见脓性分泌物自阴道口流出。病变严重者，外阴表面可见溃疡，小阴唇可发生粘连，粘连的小阴唇有时遮盖阴道口及尿道口，粘连的上、下方可各有一裂隙，尿自裂隙排出。在检查时还应做肛诊排除阴道异物及肿瘤。对有小阴唇粘连者，应注意与外生殖器畸形鉴别。治疗原则为：①保持外阴清洁、干燥，减少摩擦。②针对病原体选择相应口服抗生素治疗，或用吸管将抗生素溶液滴入阴道。③对症处理：有蛲虫者，给予驱虫治疗；若阴道有异物，应及时取出；小阴唇粘连者外涂雌激素软膏后，多可松解，严重者应分离粘连，并涂以抗生素软膏。

外阴阴道炎属中医学"阴痒""阴肿""带下病"范畴。以外阴疼痛、瘙痒、带下色黄臭秽为主要表现。《肘后备急方·治卒阴肿痛颓卵方》首载了治疗"阴痒汁出""阴痒生疮"的方药。隋代巢元方详细论述了阴痒的病因病机，内为脏气虚，外为风邪虫食所为。《诸病源候论·妇人杂病诸候》曰："妇人阴痒，是虫食所为。三虫、九虫，在肠胃之间，因脏虚虫动作，食于阴，其虫作势，微则痒，重者乃痛。"又曰："肾荣于阴器，肾气虚，不能制津液，则汗湿。虚则为风邪所乘，邪客腠理，而正气不泄，邪正相干，在于皮肤，故痒。"薛己总结妇人阴痒属肝经所化，有肝脾郁怒、肝脾气虚、湿热下注等证候，分别以龙胆泻肝汤、逍遥散、归脾汤、小柴胡汤等加减治疗，外以桃仁膏、雄黄等杀虫。明代张三锡在《医学准绳六要·治法汇》中主张"阴中痒，亦是肝家湿热，泻肝汤妙"，又指出"瘦人燥痒属阴虚"，为后人从阴虚血燥生风治疗阴痒提供了依据。

　　外阴阴道炎病因多为感受湿邪或病虫。小儿的生理特点是"脾常不足，肝常有余，肾常虚"，幼女肾气未充，阴器幼稚，易感病邪，所感病邪多为湿热。小儿饮食常无节制，过食肥甘厚味，或家长给予不当营养补品，损伤脾胃，脾失运化，湿浊内停，湿郁化热，流注下焦。或情志不遂，肝经郁热，湿热互结，流注下焦。若外感寒湿，或先天禀赋不足，脾肾两虚，水湿内停，流注下焦，浸淫阴器，或虫蚀阴中均可发病。治疗要结合全身症状、外阴局部、舌脉等情况，首辨虚实寒热，临床以实证、热证多见。下焦湿热症见外阴分泌物量多，色白或黄绿如脓。阴痒、阴痛，或搔抓外阴，或哭闹不安，外阴红肿或破溃，舌红，苔黄腻，脉数或滑数。治以清利下焦湿热，可用萆薢分清饮加减。脾肾两虚者带下日久而不止，色白或淡黄、质稀无臭，神疲倦怠，纳少便溏，小便清长，尿后余沥不尽，外阴无红肿，舌淡，苔白，脉细。治以健脾温肾，除湿止带，方用完带汤加减。

二、学术思想

（一）内外合治，自创湿毒净洗剂

　　外阴阴道炎临床以湿热下注证型最为多见。因小儿因服药困难，王晓燕老师主张以局部治疗为主，结合前人观点及多年的临床经验，创建了院内制剂"湿毒净洗剂"，制剂组方：蛇床子、蚤休、苦参、白芷、百部、白鲜皮、土茯苓、明矾、龙胆草。其中蛇床子、苦参、蚤休清热燥湿解毒，杀虫止痒共为君；土茯苓、白鲜皮、白芷、百部、明矾助君药发挥作用是为臣；龙胆草清肝泻火，引诸药入肝经为佐使。以上诸药大多为治疗妇人带下、阴肿、阴痒的常用药物，如《大明本草》曰："蛇床子，治……湿癣，赤白带下，缩小便"，《神农本草经》中记录白芷"主女人漏下赤白，血闭阴肿……"明矾"主寒热泄痢，白沃，阴蚀，恶疮……"现代药理研究证明，蚤休对多种痢疾杆菌、大肠杆菌、葡萄球菌、链球菌有抑制作用，百部对绿脓杆菌、肺炎双球菌、葡萄球菌、痢疾杆菌及某些皮肤真菌、蛲虫等有抑制作用，白芷对大肠杆菌、变形杆菌、痢疾杆菌、伤寒、副伤寒杆菌等有抑制作用。诸药合用，具有良好的抗菌消炎、止带消肿、止痛止痒的作用。

成年女性受卵巢雌激素分泌的影响，阴道上皮细胞内贮存大量糖原，在阴道杆菌作用下，糖被分解为乳酸，使阴道保持酸性，pH值维持在4~5之间，在此环境中，绝大多数细菌的生长繁殖受到抑制，这种作用称为"阴道自净作用"。小儿因体内缺乏雌激素，阴道呈中性或弱碱性，易于细菌生长繁殖，这既是导致幼女生殖器易患炎症的一个因素，也是幼女患病后难以彻底治愈的一个原因。所以，有人对幼女外阴阴道炎使用乳酸或食醋作阴道冲洗，以改变阴道的酸碱度来治疗。据此，我们在湿毒净洗剂的制作过程中加入缓冲液，使药液的pH值稳定在4~5之间。小儿熏蒸坐浴时，改变阴道的内在环境，产生人为的自净作用，加强消炎杀菌功效。"湿毒净洗剂"的中药有效成分大多为生物碱，生物碱遇酸后生成盐，可提高生物碱的溶解度，更有利于生物碱药效的发挥，从而使治疗效果明显提高。

临床观察与实验研究证明湿毒净洗剂疗效确切，且无明显的毒副作用。湿毒净洗剂作为纯天然中草药制剂，与西药抗生素相比，其最大优点在于它具有抗生素的抗菌消炎作用，却没有抗生素药物可能造成的过敏反应、毒性反应、菌群失调、抗药性以及破坏人体免疫功能等副作用。因此，从一定程度上来说，湿毒净洗剂弥补了抗生素类药物的不足之处，是一个值得临床推广的良药。

（二）身心兼顾，从心论治

中医学认为，阴痒的病因有虚实之分，实者多因肝经湿热，下渍阴部或感染病虫，虫扰阴中而发为阴痒；虚者多因脾肾两虚，水湿内停，流注下焦。一般从肝、脾、肾论治，王晓燕老师在临床实践中发现心在阴痒的发病及治疗中同样起着重要的作用，为辨证论治拓展了思路。

《素问·至真要大论》载："诸痛痒疮，皆属于心。"即人体的各种疼痛、皮肤瘙痒、脓疮等症的病位均在于心，属于心病范畴，指出了"痒"这一类的证候与心相关。张介宾在《类经》中云："热甚则疮痛，热微则疮痒。心属火，其化热，故疮疡皆属于心也。"指出阴痒的发病多与火热有关，如外感六淫之邪、内伤七情或生活不节均可导致邪火入里化热，在阴部则表现为灼热疼痛、皮肤潮红或带下臭秽。《素问·评热病论》载："胞脉者，属心而络于胞中。"这从经络的角度说明了心与会阴部的关系。《血证论·脏腑病机论》载："心为火脏，烛照万物。"

心在五行中属火，为阳中之阳，且心为君主之官，主宰五脏六腑的生理活动，因此，王晓燕老师认为五脏六腑的火热性疾病皆由心所主，与心相关。肝、脾、肾与心的关系如下：①心肝相关，母子互及。肝藏魂，主谋略，若肝气疏泄太过，或肝经湿热，肝血不足，皆可导致肝火上炎，母病及子，进而出现心火亢盛、阴部瘙痒的症状，并伴见口苦咽干、心烦易怒、经前乳房胀痛、少寐、月经先期等症。②心肾不交，水火不济。心为神之舍，五脏六腑之大主，主宰全身的血脉。肾为藏精之脏，生殖之本。心与肾乃水火既济之脏，肾水上济心火，以制约心阳亢盛。若肾水不足，水不济火，则导致心火独亢，进而出现阴部瘙痒的症状，并伴见五心烦热、少寐、多梦易醒、腰酸膝软等症。③心脾互资，病变相关。脾主气，心主血，脾主思，心藏神，心脾二脏有互资互生的关系。脾主运化，为气血化生之源，若脾虚水湿运化失调，湿郁中焦而化热，或水谷精微化源不足，心失所养，均可导致心火亢盛，火热灼络，进而发为阴部瘙痒之症，并伴见心悸怔忡、头晕失眠、纳少便溏、带下白黄等症。

张景岳言："情志之伤，虽五脏各有所属，然求其所由，则无不从心而发。"瘙痒是主观感受，是身体整体或局部的感受，它不仅是躯体受到有害刺激的结果，心理情绪（抑郁、焦虑、愤怒等）的变化也会加重痒的程度。一般来说心神稳定者耐痒，心神易动者不耐痒。西医学研究证明：大脑皮层对外界的反映通过大脑皮层—下丘脑—垂体—性腺轴直接影响性激素的分泌，进而影响靶器官的功能活动。会阴部是性激素的靶器官，其生理功能的维持有赖于激素水平的协调，良好的精神状态可使各脏腑间和谐，气血协调从而增强人体的抗病能力，减少阴痒的发生。在药物治疗的同时，予以心理疏导，帮助患者正确地认识及对待疾病，有利于疾病的迅速康复。

（三）防治结合，注重日常调护

孩子年龄小，生活自理能力差，家长作为儿童生活的主要照顾者，其相关疾病知识水平和卫生习惯对患儿的健康有较大影响，所以指导家长做好家庭护理，对预防发病及罹病后促进病愈尤为重要。

保持患儿的外阴清洁卫生是防治本病的最重要措施。家长给孩子清洗外阴时，要用流动的温开水，先洗阴道的前庭，后洗肛门外，洗完后用干软的棉布擦干水分。大便后要注意从前向后揩拭，避免大便污染外阴。家长使用的洗漱用具要与孩子分开，避免出现交叉感染。孩子婴儿时期，最好使用纯棉尿布，尿后及时为孩子更换，当发现孩子的皮肤出现皲裂时，应涂擦对婴儿皮肤无刺激性的油膏，涂抹爽身粉时扑粉量不能过多，避免粉末进入阴道，对其造成污染。要尽量穿棉质的内裤，衣服要柔软、宽松、舒适，不要过紧，减少与身体的摩擦，每天给孩子更换。

对于3~6岁好奇心开始增强的年龄阶段的孩子，家长平时应注意加强防范，防止异物塞入身体等意外发生。

要注意患儿饮食的营养搭配，多吃新鲜的蔬菜和水果，保证大便通畅，还要多喝水保证体内水分，防止发生合并性尿道感染。患病期间少吃或不吃辛辣、海鲜、甜腻食物。辛辣食物多食易生燥热，使内脏热毒蕴结，导致病情加重；海鲜等发物多食会助长湿热，使外阴瘙痒加重，不利于阴道内炎症的消退；甜腻食物有助湿增热的作用，影响治疗效果。

三、验案举隅

验案一

林某，女，5岁。

现病史：患儿以"外阴瘙痒1周"为主诉于2016年8月15日来诊。患儿1周前出现外阴瘙痒，痒甚时用手抓挠，坐卧不宁，家长自用外洗药物（名称不详）3天，无改观。患儿平素性情急躁易怒，心烦不宁，喜食肥甘厚味，近日纳呆，偶有头晕、口苦等症状，大便干，2~3日一行，小便短赤，无伴尿频、尿痛等症状。查体：外阴皮肤黏膜红赤，无明显肿痛，少量淡黄色分泌物，女性外阴，幼女型，大小阴唇未见增厚及色素沉着，处女膜完整。舌质红，苔黄腻，脉象滑数。

西医诊断：小儿外阴阴道炎。

中医诊断：阴痒（湿热下注）。

治法：清热燥湿，解毒止痒。

方药：龙胆草9g，黄芩9g，焦栀子6g，蒲公英9g，紫花地丁9g，茯苓9g，淡竹叶6g，滑石6g，车前草9g，苍术6g，石膏15g，鸡内金9g，生甘草3g。5剂，每日1剂，水煎，分两次温服。

外治给予湿毒净洗剂熏洗，首先用温开水冲洗患儿外阴，然后取原液适量，置于盆中，兑开水稀释10倍，使药液蒸汽熏蒸患儿阴部，待凉后坐浴，药液要浸没外阴部，坐浴10分钟左右，或以患儿耐受为度。指导家长做好患儿日常护理。

二诊（8月20日）：外阴瘙痒明显改善，分泌物消失，性情好转，无头晕及口苦症状，大便黄软，日行一次，小便略黄，无尿频。舌红，苔薄黄。守上方加防风6g，当归6g，继服5剂，并予外洗方继续巩固治疗。

三诊（8月28日）：外阴痒感基本消失，外阴黏膜略红，胃纳有增，二便尚调，无尿频等不适。舌淡红，苔薄黄。前方去石膏、车前草，继续予外洗方巩固治疗1周。病情痊愈，随访1个月，未再复发。

按语：小儿乃稚阴稚阳之体，有"阳常有余，阴常不足""肝常有余，脾常不足"的特点。本患儿平日喜食肥甘厚味，滋腻炙烤之品，然小儿消化系统尚未发育完全，脾胃较弱，肥甘厚味化湿生热，随经下注，蕴结外阴，发而为病；另患儿性情急躁易怒，常常不能自控心性，心肝之火较盛，肝火旺盛，脾脏受到影响，会导致脾气不舒，或脾失健运，湿浊内停，肝火挟湿热二邪下注。结合舌苔脉象，辨证为湿热下注，治宜清热燥湿、解毒止痒。方中龙胆草、黄芩、焦栀子泻肝经火热之邪；石膏、淡竹叶、栀子清心中烦乱之郁；滑石、车前草、蒲公英、紫花地丁清热利湿、解毒消肿；苍术、茯苓、鸡内金健脾消食以复脾运之功；生甘草清热解毒、调和诸药。全方使肝火得消、脾运得健、湿热得清，配合湿毒净洗剂外用，使药效直达病所，数日即诸症大减。二诊时加入当归、防风，以求"血行风自息，风息痒自止"的目的，使瘙痒症状进一步改善，并嘱家长做好日常护理，以利病愈。

验案二

钱某，女，14岁。

现病史：患儿以"间断外阴瘙痒伴灼热疼痛、分泌物增多1月余"为主诉于2014年5月11日来诊。患儿1个月前间断出现外阴瘙痒伴灼热疼痛、分泌物增多，并伴见口渴口干，心中烦躁，寐少梦多，大便干结，小便短赤，舌红、苔黄，脉数。

西医诊断：小儿外阴阴道炎。

中医诊断：阴痒（心火旺盛）。

治法：清心泻火，解毒止痒。

方药：导赤散加减。黄连9g，生地黄9g，淡竹叶9g，莲子心6g，枳实9g，厚朴10g，淡豆豉10g，牡丹皮9g，生甘草6g。7剂，每日1剂，水煎，分两次服。外治给予湿毒净洗剂熏洗，用法同前。

二诊（5月18日）：外阴痒痛大减，分泌物明显减少，入寐渐实，二便调，在原方基础上加麦冬9g，天花粉9g，怀山药12g，共5剂，继续予湿毒净洗剂熏洗。

三诊（5月24日）：临床症状皆消，情志舒畅，纳眠等一般情况可，舌质偏红，苔薄黄。前方去枳实、厚朴，继续予外洗方巩固治疗1周。病情痊愈，随访1个月，未再复发。

按语：外感六淫之邪、生活不节或情志不畅，皆可导致邪火入里化热，使心火独亢，进而致热毒炽盛，灼伤带脉。方用导赤散加减，方中黄连味苦性寒，入心、肝经，可清泻心肝之火；生地黄、丹参甘寒而润，滋阴凉血以制心火；竹叶、莲子心、淡豆豉清心除烦，且竹叶甘淡，淡渗利窍，导心火下行；枳实、厚朴通腑泄热，为釜底抽薪之法；生甘草清热解毒、调和诸药。用药后患儿心火得降，心境平和，痒痛不甚，二诊加入麦冬、天花粉，清心与养阴兼顾，怀山药补中益气，以防泄热之品伤阴耗液、苦寒伐胃之弊。配合湿毒净洗剂外用，使药效直达病所，解毒止痒之效佳。

第二十四节　习惯性摩擦外阴

一、概述

习惯性摩擦外阴又称小儿情感交叉擦腿综合征，是一个病因不明、治疗尚不统一的综合征，是发作时儿童通过擦腿或反复用手或其他物件摩擦自己外生殖器以引起兴奋的一种运动行为障碍。几乎所有儿童在其生长发育过程中，都可或轻或重地出现这类行为，女孩更多见。本病半岁左右的婴儿即可出现，但多见于2岁以后，在幼儿至学龄前比较明显，上学后多数消失，至青春期后又明显增加。

目前习惯性摩擦外阴的病因及发病机理不明，有研究认为本病是各种外在原因导致的习惯动作，如衣裤太紧、局部湿疹、包皮炎、蛲虫等引起的局部痒感，也可由于偶然机会而形成习惯。也有研究认为本病可能与体内神经介质代谢紊乱有关，是胆碱系统代谢障碍而引起多巴胺功能亢进所致。

本病临床主要表现为摩擦阴部，症状随年龄的不同而不尽相同。婴儿期发作表现为在家长的怀抱中两腿交叉内收，进行擦腿的动作；年龄较大儿童可在突出的家具角上或骑在某种物品上活动身体，摩擦外生殖器。此时，男孩阴茎可以勃起，女孩则两股内收交叉，上下移擦，多伴有面部潮红、眼神凝视、表情不自然、头额部微微汗出等现象，无意识丧失。这种情况大多在入睡或刚醒时发生，持续数分钟至数十分钟不等，有时为避免大人干涉而暗自进行。查体可见外阴充血，分泌物增多和（或）阴唇色素加重。临床需与癫痫、低钙惊厥等鉴别。治疗方法主要有祛除诱发因素，心理引导，药物治疗。

二、学术思想

（一）辨证论治

本病在中医古籍中没有相应的记载，王晓燕老师认为可由先天不足、情志失调、饮食失节、感受外邪等引起，并根据临床表现分为以下三型。

1.相火妄动，心肾不交

小儿阳常有余，阴常不足；心肝有余，肾常不足。感受外邪易从热化，耗伤阴血；或先天不足，肾阴亏乏，内寄之火无所依附则相火妄动；或劳神太过，情志不畅，心阴受灼；或情志过极，郁而化火，心火亢盛，肝火随动，损及肾阴，水不济火，心动神摇而发病。症见：发作时两腿交叉摩擦，安静时抚外生殖器为快，平素多动不安，注意力不集中，善恐易惊，少眠多梦，精神不振，口干欲饮，小便短赤，舌红少津，脉细数。治以滋阴泻火，交通心肾，方用黄连清心饮加减。

2.肝经火旺，湿热下注

小儿脾常不足，肝常有余，若因饮食不节，过食肥甘厚味，伤及脾胃，脾不运化，湿郁化热，或感受湿热之邪，湿浊内生，循肝经下注，热扰下焦而发病。症见：摩擦发作频繁，伴有面红耳赤，目滞神凝，平素喜食肉类肥甘食品，脾气暴躁，哭闹难抑，口苦咽干，口舌生疮，或有胸满腹胀恶心等，大便秘结或溏臭，后重不爽，小便短赤，或有阴部潮红作痒，舌红，苔黄厚腻，脉弦滑或濡数。治以清泻肝胆湿热，方用龙胆泻肝汤加减。

3.阴阳失和，心阳浮越

心为君火，"为五脏六腑之大主也，精神之所舍也"，"主明则下安……主不明，则十二官危"。先天禀赋不足；或后天劳神太过，耗伤阴精；或汗出过多，耗伤心之阴阳，心阳浮越而发病。症见：病程日久，时时发作，自汗或盗汗，口渴喜冷饮。或面色无华，夜卧不宁，遗尿尿频，平素性格执拗，抑郁沉默，舌淡嫩苔白，或舌红苔少，脉细弱稍弦。治以温补心阳，镇潜安神，方用桂枝甘草龙骨牡蛎汤加减。

（二）祛除诱因，内外合治，标本兼顾

王晓燕老师认为大多本病患儿最初由外阴炎、衣裤太紧、局部湿疹、包皮炎、蛲虫等引起局部痒感，为了缓解瘙痒，搔抓后产生欣快感而导致，主张要积极寻找诱因，祛除病因，防止反复诱发。患儿反复摩擦外阴，查体见外阴大多潮红，存在湿热下注之象。王晓燕老师主张内外合治，标本兼顾，方可彻底治愈。在治疗早期，给予湿毒净熏蒸外洗。

（三）身心调摄，预防发作

本病与心理因素有很大关系，身心调摄至关重要。

1.培养良好生活习惯

家长及看护者要注重培养患儿良好的生活习惯，指导患儿按时起床、睡觉，着装宽松，多做户外活动和晒太阳，每日用温开水流动冲洗外阴部。

2.控制环境法

尽可能创造环境条件以减少擦腿机会，对于入睡前或醒后容易发作的患儿，纠正睡眠习惯，培养其独自入睡，晚上不要过早上床，醒后不要赖床；对于睡姿不对者及时调整睡姿，俯卧位可引起外生殖器与不洁床单接触产生摩擦，所以要养成仰睡或侧卧睡的睡姿。

3.行为疗法

在患儿将要发作或正发作时，家长应迅速采取措施，用更有趣的事物转移患儿注意力；或双手将患儿下肢分开，做下肢屈、伸、外展运动；或将患儿抱起，两腿分开离开原地，做游戏、逗乐、讲故事等。

4.培养健全的人格

建立温馨的家庭氛围、和睦的家庭关系与稳定的亲子关系，对儿童心理至关重要，能使患儿获得安全感、自信心，有利于人格发育。正确对待患儿的异常行为，耐心引导，切不可操之过急，采取训斥打骂等强化行为，否则反而加重儿童的叛逆心理。对年龄较小者不可讥笑打骂，应加以诱导，转移注意力；对年龄较大者，进行适当的说服教育，讲明道理，打消其顾虑，鼓励其克制自己。

三、验案举隅

验案一

李某，女，5岁。

现病史：患儿以"夹腿、摩擦外阴1周"为主诉于2016年7月16日来诊。患儿1周前无明显诱因出现夹腿、摩擦外阴，发作时双腿伸直用力夹紧、摩擦阴部，双目凝视，面色潮红，可伴额上汗出，持续数分钟后缓解，神志清，如打断则患儿哭闹不安。平时情绪急躁，手足心热，大便偏干，2～3日一行，舌红少津，苔薄少，脉弦细数。

中医诊断：相火妄动，心肾不交。

治法：滋阴泻火，交通心肾。

方药：黄连3g，生地黄9g，当归6g，女贞子9g，酸枣仁10g，白芍10g，钩藤6g，远志9g，茯神9g，肉桂3g，炙甘草3g。7剂，每日1剂，水煎，分两次服。

二诊（7月24日）：患儿情绪改善，发作次数减少，大便偏干，每日一行，舌红少苔，脉细数。效不更方，继服原方7剂。

三诊（8月2日）：患儿情绪安稳，偶有发作，转移注意力可很快制止，二便尚调，胃纳一般，舌质转淡，去钩藤、远志、茯神，加焦三仙（焦山楂、焦麦芽、焦神曲）各10g健脾开胃，以善其后。随访1个月未再复发。

按语：患儿平素大便偏干，手足心热，舌红少苔，脉弦细数，属阴虚体质，肾阴不足，水不济火，相火妄动，心肾不交而发为本病，病久则肾阴更耗。方中生地黄、白芍、女贞子滋阴养血填精；当归、酸枣仁、远志、茯神、钩藤宁心安神；黄连清心泻火，肉桂引火归元，二者相配交通心肾，使心肾相交，水火既济，则神自安宁，诸症自除。治疗同时嘱家长做好患儿的日常调护，使其饮食清淡、起居规律；注意保持患儿外阴清洁卫生，衣服宽松舒适；发作时以有趣的事物分散患儿的注意力；多抽时间陪伴孩子，加强心理疏导，加强沟通，不因此责怪辱骂孩子，使其保持心情愉悦。

验案二

郑某，女，8岁。

现病史：患儿以"反复出现摩擦外阴1月余伴阴部痒痛3天"为主诉于2017年9月2日来诊。患儿1个月前出现反复摩擦外阴现象，近3天来症状加重，伴阴部痒痛，发作时表现为双腿交叉并摩擦外阴，手握拳，脸颊泛红，双眼凝视，全身汗出后方止，发作多发生于上床入睡之前或醒后。患儿性格急躁，易发脾气，平素喜吃肉食，大便干，小便黄，近日诉阴部痒痛，擦腿症状较前增多。查体：外阴部充血明显，未见分泌物，舌质红，苔黄，脉弦数。

中医诊断：心肝火旺，湿热下注。

治法：清热泻火，利湿止痒。

方药：龙胆草9g，栀子6g，大黄6g，黄芩10g，天麻6g，钩藤10g，莲子心15g，远志12g，夜交藤10g，滑石10g，甘草3g。5剂，每日1剂，水煎，分两次服。

配合湿毒净洗剂熏洗，首先用温开水冲洗患儿外阴，然后取原液适量，置于盆中，兑开水稀释10倍，使药液蒸汽熏蒸患儿阴部，待凉后坐浴，药液要浸没外阴部，10分钟左右，或以患儿耐受为度。嘱家长给予患儿清淡饮食，多饮水，有发作征象时及时转移注意力。

二诊（9月7日）：患儿急躁症状改善，外阴摩擦发作次数明显减少，阴部痒痛感基本消失，食纳有增，夜寐安，二便尚调。上方去夜交藤，加郁金12g，白芍10g。5剂，服法同前，以疏肝解郁，养血敛阴，继用外洗药物。

三诊（9月13日）：患儿摩擦外阴症状基本消失，食纳佳，夜寐安，二便调。舌质淡红，苔薄白，脉和缓有力。随访半年未复发。

按语：患儿性情急躁，致肝失疏泄，肝气郁滞而化火，加之该患儿饮食多喜荤厌蔬，辛香之品，生痰化火，扰动心神而发病。足厥阴肝经在循经上循股阴，环阴器，肝经有热，故湿热之邪循经下注，出现外阴摩擦、痛痒不适。方中龙胆草、栀子、大黄、黄芩苦寒降下，直折火势；天麻、钩藤平肝潜阳、镇心安神；莲子心清心火；远志、夜交藤安心宁神；滑石、甘草，取六一散之意，清热利湿，诸药共奏清心疏肝、清热利湿之功效。配合清热燥湿解毒之外洗药，直达病所，尽快缓解局部不适感，加强疗效，事半功倍。

第二十五节　湿疹

一、概述

小儿湿疹为儿科的常见病和多发病，是一种常见的变态反应疾病。据调查显示，我国患病率约为7.5%。由于湿疹皮损处瘙痒难耐，患儿极易挠抓而引发皮肤溃烂以及结痂，部分伴发腹泻和营养不良等，严重影响患儿的健康发育。

小儿湿疹在中医古代医籍中未见确切记载，但根据其临床表现，可归属于中医学"湿疮""浸淫疮""奶癣""胎敛疮""旋耳疮"等范畴。汉代张仲景《金匮要略》载："浸淫疮，黄连粉主之。"《诸病源候论》记载："小儿面上癣，皮如甲错起，干燥，谓之乳癣。"《圣济总录》云："其状初生甚微，痒痛汁出，渐以周体，若水之浸渍，淫跌不止，故曰浸淫疮。"明代陈实功《外科正宗》提出"奶癣"之病名："奶癣，儿在胎中，母食五辛，父餐炙爆，遗热与儿，生后头面遍身发为奶癣，流脂成片，睡卧不安，瘙痒不绝。"《医宗金鉴·外科心得》又对其进行了分类："此症生婴儿头顶，或生眉端，又名奶癣，痒起白屑，形如癣疥，由胎中血热，落草受风缠绵，此系干敛；有误用烫洗，皮肤起粟，瘙痒无度，黄水浸淫，延及遍身，即成湿敛。"清代邹汉璜《纯懿庐集》提出"湿疮"之病名："湿疮，水泡也。"

小儿湿疹的病因分为先天因素和后天因素两方面。

先天因素与禀受于父母的先天之精相关。

妊娠期胎儿除了秉承母体肾的先天之精外，另受母体卫气营血濡养筋肉骨骼，这些都决定了胎儿出生后的体质状况。在妊娠期前后父母过食辛辣炙煿，膏脂肥厚，致其血热湿毒积聚体内，则通过胎盘遗热于胎儿。陈实功《外科正宗》曰："胎癣，儿在胎中，母食三辛，父餐炙爆，遗热于儿，生后遍身发为胎癣，流脂成片，睡卧不安，瘙痒不绝。"《证治准绳》云："胎毒疮疥，或禀胎热，或娠母饮食之毒，七情之火。"明确提出了母亲的饮食习惯、七情内伤与胎儿有着直接的关系。

后天因素与外感六淫、饮食、情志等有关。

外感六淫：《医宗金鉴》论其"属风邪袭于腠理而成"，湿疹多瘙痒难耐，发无定处也符合风邪的特点；《外科大成·不分部位小疵》言："诸疮痛痒，皆属于火。风盛则痒，盖为风者，火之标也。凡风热客于皮肤，作痒起粟者，治宜疏风。"说明火热之邪与风邪均为外科疾病的重要致病因素。火热为阳邪，易伤津耗气，故受火热之邪的湿疹患者多有皮肤干燥、脱屑、口干舌燥、大便秘结等症状。湿邪也为常见因素，湿邪犯表，停滞于肌腠脉络之间，可致阳气郁闭，郁结不散，与气血搏结而发病。湿为阴邪，其性黏滞，多与他邪相兼而留于肌表经络成为伏邪。晚清医家刘吉人在《伏邪新书》中说："感六淫而不即病，过后方发者，总谓之伏邪。"若遇季节交际，易引动伏邪内出而伤表。

饮食因素：小儿先天禀赋不耐，脾胃虚弱，易为湿困，或喂养不当，令脾失健运，生湿化热，而发湿疮。如《疡医大全·斑疹门》论述："胃与大肠之风热亢盛已极，内不得疏泄，外不得透达，怫郁于皮毛腠理之间，轻则为疹，重则为斑。"明代王肯堂《证治准绳·疡医》云："荣气者，胃气也，运气也。荣气为本，本逆不行，为湿气所坏而为疮疡也。膏粱之变，亦是言厚味过度，而使荣气逆行，凝于经络为疮疡也。"说明肠胃之变与本病密切相关。

情志因素：皮肤疾病的病情往往随情绪好坏加重或减轻。紧张、焦虑、烦躁等因素均可使脏腑功能失调，阴阳失衡，营卫失和而发湿疹。

经络因素：经络内属于脏腑，外络于肢节，每条经络都有特定的循行路线，病变部位的经络可反映相关脏腑的变化。湿疹的异常表现为机体内部某些病变的窗口，当各种内外因素的影响超过了一定的程度时，就会引起机体阴阳失调和脏腑功能紊乱，通过经络联系，在体表出现皮损。如头项生疮，属足太阳膀胱经；耳部的湿疹也称"旋耳疮"，多为肝胆湿热，火性炎上，熏蒸于耳而发。明代薛已《女科撮要》记载："妇人血风疮，因肝脾二经风热郁火血燥所致。"清代祁坤《外科大成》云："血风疮生于胫，一名爪风疮，由三阴经风虚血燥所致。"同时湿疹多发于多血少气之经，血多则易凝滞聚邪，气少则失其卫护可致皮损。《素问·血气形志》云："夫人之常数，太阳常多血少气，少阳常少血多气，阳明常多气多血，少阴常少血多气，厥阴常多血少气，太阴常多气少血，此天之常数。"手太阳小肠经、足太阳膀胱经、手厥阴心包经、足厥阴肝经均为多血少气之经，较易发湿疹。

王晓燕老师在小儿湿疹的治疗上常内治、外治相结合。内治常分为心肝火旺证、风热袭肺证、脾经湿热证、肾虚风燥证四型进行辨证。心肝火旺证，治宜泻火清热利湿，方用导赤散与黄连泻心汤加减；风热袭肺证，治宜祛风清热、宣肺止咳，方用泻白散与桑菊饮加减；脾经湿热证，治宜健脾化湿、祛风清热，方用泻黄散加减；肾虚风燥证，治宜健脾补肾、养血祛风润燥，方用参苓白术散与六味地黄汤加减。

外治法有"扑、撒、洗、浴、搽、涂"等，临床中根据不同皮损特点选择不同治法；常用的药物有苦瓠、蛇皮、黄连、黄柏、胡粉、雄黄、硫黄等。如唐代孙思邈《备急千金要方·黄连胡粉散》记载："黄连二两、胡粉二两半、水银一两，上三味，为末相和，软皮果熟搜之，自能和合，纵不得成一家，亦得水银细散入粉中也，以敷乳疮、诸湿疮，黄烂肥疮等。若干，着甲煎为膏。"宋代《太平圣惠方》亦有相同记载。方中黄连清热燥湿，胡粉杀虫疗疮，水银细散入粉中以去腐生肌。

二、学术思想

（一）对湿疹病因病机的认识

现代医家普遍认为小儿湿疹多因胎中遗热遗毒，内蕴湿热，复因后天六淫邪毒、饮食、情志等因素诱发。急性者以湿热为主；亚急性者多与脾虚不运、湿邪留恋有关；慢性者因病久伤血、血虚生风生燥，肌肤失去濡养而成。王晓燕老师认为风邪、水湿、瘀血贯穿湿疹的整个病程，风邪留恋、湿瘀互结是湿疹迁延不愈的主要原因。治疗始终以除风祛湿活血为主，或清热利湿、疏风活血，或健脾燥湿、疏风活血，或温阳化湿、疏风活血。

（二）强调日常调护

婴幼儿湿疹是一种常见而不易根除的疾病，在急性、亚急性湿疹发病过程中，若护理不当，则易转变为慢性湿疹，增加治疗难度。除了及时采取治疗措施外，王晓燕老师特别强调日常预防及护理。①饮食护理：膏粱厚味最易化湿生热而致湿疹。随着现代生活水平的提高，孕母、婴儿及乳母进食高蛋白、高脂肪、高热量食物增多，所以湿疹发病率较古代更高，且更加迁延难愈。王晓燕老师主张对于有过敏性家族史者，要把好各个关口进行预防，乳母、婴儿及备孕时的父母均应清淡饮食，少食膏粱厚味、辛辣、海鲜等食物。②皮肤护理：患儿要穿着轻柔、舒服、宽松的衣服，最好是纯棉的；保持局部皮肤清洁，避免搔抓及过度清洗，忌用强碱性洗护液；特别强调外涂保湿润肤剂，每个宝宝的体质不一样，建议家长多给宝宝试用几款保湿护肤品，找到最适合的产品。使用护肤品时注意频率不能过高，一天1~2次即可。③生活起居护理：不可过度捂盖保暖；养成规律的起居习惯；保持良好的心态积极配合治疗；④观察可能的诱发湿疹的因素并避免。常见的过敏原分为食物类（牛奶、鸡蛋、花生、鱼、海鲜等）和环境类（花粉、粉尘、动物毛发等）。

三、验案举隅

验案一

王某，女，1岁。

现病史：患儿以"湿疹反复发作1年余"为主诉于2017年9月20日来诊。患者出生后即发"湿疹"，反复发作，近日加重，伴瘙痒，夜卧不宁，纳可，大便干结。母亲有过敏性鼻炎。查体：面部潮红，躯干、四肢散在皮疹，有抓痕、结痂、脱屑，皮肤增厚。舌红，苔稍厚腻，指纹紫滞。

中医诊断：湿疮（湿热内蕴，外感风热）。

治法：疏风清热，利湿活血。

方药：防风6g，桑叶6g，地肤子6g，土茯苓7g，白鲜皮5g，薏苡仁10g，牡丹皮7g，山楂6g，当归6g，炙甘草3g（颗粒剂）。7剂，每日1剂，分两次水冲服。

二诊（9月27日）：皮疹大部分消退，瘙痒减轻。查体：皮疹减少，伴有脱屑、抓痕、皮肤增厚。苔腻舌红，指纹紫滞。证乃风热渐退，湿邪未清，上方加用车前子9g，继服7剂。

三诊（10月4日）：皮疹全部消退，胃纳及二便正常。查体：皮肤干燥，舌淡红，苔薄。外邪已去，湿热已清。方用太子参、炒白术、茯苓各9g，炒麦芽10g，陈皮6g，赤芍6g，当归6g，甘草3g。7剂，调理以善后。

按语：患儿母亲患过敏性鼻炎，血热湿毒积聚体内，通过胎盘遗热于胎儿。患儿禀赋湿热，外发皮肤而致湿疹发作，每当顾护不当，进食肥甘辛辣刺激，或稍感风湿热邪而加重。病久入络，风湿热邪与瘀血相互胶着致使疾病缠绵难愈。面部潮红，躯干及四肢散在皮疹、抓痕、结痂、苔稍厚腻、舌红、指纹紫滞均为湿热内蕴，外感风热之象；皮肤脱屑、增厚是反复发作所致。治以疏风清热，利湿活血。防风、桑叶疏风清热，使风热之邪由外而来，由外而走；地肤子、土茯苓、白鲜皮清热祛湿止痒；薏苡仁健脾利湿，使湿邪无处所生；牡丹皮、山楂、当归活血补血，瘀血得化，血脉得通，气血易荣，杜绝血虚生风之虞；炙甘草健脾益气，调和诸药。全方疏风清热，健脾利湿，活血养血，攻补兼施，祛邪而不伤正，滋补而不碍邪。患儿风湿热瘀血胶着，湿热相合，如油入面，虽不急骤，但极难化解。二诊湿邪仍在，加用车前子9g以加大祛湿力度。三诊皮疹全退，但皮肤干燥，加之病情已久，故以四君子汤加赤芍6g，当归6g，养护正气，调和气血，药后半年内电话随访，湿疹未再复发。

验案二

李某，男，2岁。

现病史：患儿以"皮疹1年余"为主诉于2018年8月10

日来诊。1年来患儿因不明原因出现暴露部位皮损潮红，瘙痒不重，偶有少量渗液，可见红斑鳞屑，常伴倦怠乏力，纳差，腹胀便溏，面色萎黄，舌质淡胖，苔白腻，指纹淡。

中医诊断：湿疮（脾虚湿阻，浸淫肌肤）。

治法：健脾利湿，祛风活血。

方药：苍术6g，厚朴5g，陈皮6g，薏苡仁10g，茯苓10g，白术7g，防风6g，牡丹皮7g，山楂7g，当归5g，炙甘草3g（颗粒剂）。7剂，每日1剂，分两次水冲服。

二诊（8月17日）：服药后皮疹基本消退，近三天再次加重，以参苓白术散加减，方药如下：党参10g，薏苡仁10g，砂仁7g，桔梗7g，白扁豆9g，茯苓10g，莲子肉7g，白术7g，山药7g，牡丹皮7g，麦芽7g，当归5g，炙甘草3g（颗粒剂）。7剂，服法同前。

按语：脾主四肢肌肉，主运化水湿及水谷精微。患儿脾胃素虚，又因饮食失节，戕伤脾胃，使脾失健运，津液不布，水湿蓄积，困阻脾胃，致使恶性循环，中焦无力运行，气血停滞，瘀血丛生，水湿与瘀血胶着，浸淫肌肤，而致湿疹缠绵难愈。倦怠乏力，纳差，腹胀便溏，面色萎黄，舌质淡胖，苔白腻，指纹淡均为脾虚湿困之象。治疗以固护脾胃为主，兼以除湿活血。除湿即为健脾，脾健湿自能除。然湿疹变化无常与中医风邪善变相关，故治以健脾利湿、祛风活血。方药以平胃散为主，苍术、厚朴、陈皮燥湿运脾、行气和胃，薏苡仁、茯苓、白术健脾以祛湿，两者一运一健相得益彰；防风外祛风邪，牡丹皮、山楂、当归活血补血。二诊湿邪减轻，以参苓白术散健脾利湿为主，佐以活血养血，以防脾虚之湿清而未尽，病情反复。半年内电话随访，未再复发。

验案三

张某，男，3岁6个月。

现病史：患儿以"间断出现皮疹3年余"为主诉于2018年11月7日来诊。患儿自出生后断续出现皮疹至今，瘙痒无度，冬季或每逢接触冷水发病严重。平时饮食不佳，易腹胀、便溏，食则完谷不化，手指发凉，至今一直尿床。查体：全身可见成片红斑、丘疹及集簇的丘疱疹，渗水糜烂，有抓痕、结痂，部分呈暗褐色，舌质淡，苔薄白腻，脉缓。

中医诊断：湿疮（阳虚不运，风湿瘀互结）。

治法：温阳化气，祛风利湿活血。

方药：干姜10g，补骨脂6g，茯苓12g，白术10g，白芍7g，牡丹皮7g，山楂7g，防风7g，蒺藜5g，炙甘草3g（颗粒剂）。7剂，每日1剂，分两次水冲服。

二诊（11月14日）：皮疹大部分消退，或结痂，瘙痒减轻。查体：皮疹不多，伴有脱屑，舌淡，苔薄白。予以五苓散加减，以温阳化气利水为主。方药：桂枝7g，猪苓9g，泽泻10g，茯苓10g，白术12g，牡丹皮7g，当归6g，炙甘草5g。7剂，服法同前。

按语：患儿禀赋薄弱，脾肾不足。水之制在脾，水之主在肾，脾阳虚则湿难运化，肾阳虚则水不化气而致水湿内停，湿聚则气滞血瘀，郁滞于肌表营卫，卫陷营郁，故导致湿疹顽固不散，瘙痒无度，渗水糜烂，抓痕结痂，呈暗褐色；患儿平时纳呆便溏，食则完谷不化，为脾阳不振之象；冬季或每逢接触冷水发病严重，手指发凉，一直尿床，说明肾阳衰微。治以温阳化气，祛风利湿活血。方用真武汤以温阳化气利湿，原方中附子有毒，儿童代谢作用慢，免疫力弱，以干姜、补骨脂代替；牡丹皮、山楂、防风、蒺藜以祛风活血；炙甘草调和诸药。湿性黏滞，湿邪不去，他邪难除，但祛湿宜缓，急则易伤阳气，致其正气不足。故一诊祛湿力道稍弱，二诊乃阳虚刚复，膀胱气化尚未恢复，水湿内聚，故以五苓散温阳化气利水。方中桂枝通阳化气，外散风邪，内助膀胱气化，"治湿不利小便，非其治也"；又予猪苓、茯苓、泽泻、白术健脾利湿，给湿邪以出路；加牡丹皮、当归活血养血。半年内随访，未复发。

第二十六节　荨麻疹

一、概述

瘾疹是以不正常瘙痒、皮肤出现成块、成片状风团为主症的疾病，因其时隐时起，遇风易发，故名"瘾疹"，又称为"风疹块"，相当于西医学荨麻疹，是临床上常见的一种皮肤过敏性疾病，据估计，有15%～25%的人一生中至少发生过一次该病。

本病可以发生于任何年龄、季节，皮损可发生于任何部位。临床表现为皮肤黏膜一过性大小不等的局限性水肿性风团，伴有剧烈瘙痒、红斑，风团轻度隆起，迅速发生与消退，退后无痕迹。本病根据病程长短，可分为急性和慢性两种。急性者起病较急，常于短期内痊愈，病情严重可伴有心慌、烦躁、恶心、呕吐甚至血压降低等过敏性休克样症状。皮损反复发作超过六周以上者称为慢性荨麻疹，约10%的急性荨麻疹会转变为慢性荨麻疹。慢性者全身症状一般较急性者轻，反复发作，迁延数月，经年不断，偶可急性发作。此外，尚有冷、热、日光、摩擦、压力等物理因素性刺激引起的特殊类型的荨麻疹，常见的有人工荨麻疹、寒冷性荨麻疹、胆碱能性荨麻疹、日光性荨麻疹、压力性荨麻疹等。西医学认为荨麻疹病因复杂，约3/4的患者找不到原因。常见的病因有药物、食物、吸入物、感染、物理因素、蚊虫叮咬、精神因素等。荨麻疹的发病机理尚未完全清楚，目前主要分免疫性和非免疫性两类。免疫性的多属Ⅰ型变态反应，其抗体通常是IgE，其特点是反应发生迅速，一般在数分钟，甚至不到一分钟内即发生，病变可逆，缓解后常不留痕迹。非免疫反应性荨麻疹是某些物质（某些药物或食物、毒素等）进入体内，使补体C3及C5分解，产生C3a及C5a等过敏毒素，或直接刺激肥大细胞释放组胺、激肽等引起。目前西医治疗该病的主要方法是抗过敏和对症治疗。对于急性荨麻疹，常用抗组胺药、维生素、钙剂、拟交感神经药物、皮质类固醇激素药物、抑酞酶等药物治疗。但西药存在不良反应较多、中断治疗易复发的不足。

中医学在《素问·四时刺逆从论》中即有"少阴有余，病皮痹隐轸"的记载，这是"隐轸"作为荨麻疹病名出现最早的记载。"隐"通"瘾"，"轸"通"疹"，皆可通用。《诸病源候论·风病诸候下·风瘙候》云："夫人阳气外虚则多汗，汗出当风，风气搏于肌肉，与热气并生，则生瘾瘰。状如麻豆，甚者渐大，搔之成疮也。""瘾瘰"指出了瘾疹以风团和瘙痒为主的临床特征。《备急千金要方·卷二十二·隐轸》云："风轸瘙痒……俗呼为风屎，亦名风尸。""风矢"（风尸、风屎）者，言其病发如箭矢之速也。

中医学认为瘾疹为先天禀赋不足，表虚不固，风寒、风热外袭，客于肌表，致使营卫失调而发；或饮食不节，过食辛辣肥厚，或有胃肠道寄生虫，使胃肠积热，复感风邪，内不得疏泄，外不得透达，郁于皮毛肌腠之间而发。此外，情志内伤，冲任不调，肝肾不足，血虚生风生燥，阻于肌肤也可发生。

王晓燕老师在治疗荨麻疹时常内治、外治相结合。内治常分为风寒束表证、风热犯表证、胃肠湿热证、血虚风燥证、肺脾气虚证进行辨证论治。风寒束表者治宜疏风散寒、解表止痒，方用桂枝麻黄各半汤加减；风热犯表者治宜疏风清热、解表止痒，方用消风散加减；胃肠湿热者治宜疏风解表、通腑泄热，方用防风通圣散加减；血虚风燥证治宜养血祛风、润燥止痒，方用当归饮子加减；脾肺气虚者治宜补肺健脾、益卫固表，方用玉屏风散加减。外治法常使用中药熏洗、中药保留灌肠治疗。中药熏洗适用于瘙痒明显、无胸闷气憋者，常选用马齿苋、白鲜皮、当归、茯苓、白术等以健脾养血、解毒止痒。灌肠疗法适用于饮食不慎而诱发者，多采用苦参、黄柏等中药保留灌肠以泄浊解毒。

二、学术思想

王晓燕老师认为荨麻疹总属于先天禀赋不足，后天调护失宜，复感外邪所致。患儿胎禀异常，或患儿母亲在孕育胎儿期间嗜食肥甘厚味，蕴生湿热毒邪影响胎儿，致使小儿出生即为特禀质，一旦调护失宜，复感外邪，易发瘾疹。或因感受风邪，风性轻扬，易袭阳位，加之小儿脏腑娇嫩，形气未充，若逢其汗出，腠理开，风邪乘虚入内，则发为该病；或因湿邪为患，湿为阴邪，易阻遏气机，伤人阳气，气结则血行不畅，津液凝聚，阳损则阴盛，阴盛则水液聚集，发为瘾疹，且湿邪形无定体，湿性黏滞，致病多缠绵难愈，病程较长，或反复发作；或为热邪所致，小儿为纯阳之体，生机旺盛，感邪后易从阳化热，热（火）为阳邪，易耗气伤津，生风动血，风热相搏，津液亏虚，发为瘾疹。此外小儿具有发病容易、传变迅速的病理特点，起初患儿可能感受单一邪气，但一经传变，则易夹杂诸邪，共同致病。

对于瘾疹患儿的治疗，王晓燕老师认为要以调理特禀体质为主，辅以祛邪，或补肺健脾、益卫固表，或益气养血、和营固表，或疏风清热、凉血解毒，或运脾燥湿、行气活血。

瘾疹时隐时起，走窜不定，遇风易发，符合风邪善行数变的特点，所以，治疗上必用疏散风邪之药，临床首选秦艽、防风。秦艽有祛风湿、疏经络、清虚热之功效，现代研究发现秦艽碱甲有一定抗组织胺和抗过敏性休克的作用；防风有疏风、清热、解表、止泻的功效，现代研究发现其主要成分升麻素可通过对TSLP/IL-33和TJ的作用可以抑制过敏性炎症。"治风先治血，血行风自灭"，在治疗瘾疹时必用活血、行血的中药，如当归、丹参、牡丹皮、川芎等。

王晓燕老师在临床特别推崇使用马齿苋治疗本病。马齿苋是药食两用之品，有清热利湿、解毒消肿、凉血活血、止渴利尿等功效，煎煮药浴或外擦有很好的止痒消疹作用。对于因湿热、风热或热毒者引起的瘾疹，王晓燕老师主张同时用新鲜马齿苋烹饪服之。

王晓燕老师强调，特禀体质者应重视日常生活的调理。饮食宜清淡、均衡，粗细搭配适当，荤素配伍合理，少食牛肉、鹅肉、鱼虾、酒、辣椒、荞麦、蚕豆、芒果、菠萝等腥膻发物、辛辣及含致敏物质之品；被褥、床单要经常洗晒，保持室内清洁；刚装修完的居室不宜立即搬进居住；不宜养宠物；起居要有规律，减少春季的室外活动时间，积极参加各种体育锻炼；避免紧张情绪。

三、验案举隅

验案一

张某，男，5岁。

现病史：患儿以"反复身痒、皮疹2年"为主诉于2018年8月2日来诊。患儿2年来曾多次服用抗组胺药、钙剂等治疗，但是皮疹、身痒反复，抓挠后皮疹变大，易扩散，常在吹风受凉后出现，缠绵难愈，平素易感冒，晨起喷嚏连连，精神可，纳食欠佳，二便可。查体：身上多处皮肤可见白色皮疹，一般情况可，腹胀，无压痛及反跳痛，肝、脾肋下未触及，舌淡苔薄白，脉弱。血常规：嗜酸性粒细胞明显增多。皮肤划痕试验阳性。

中医诊断：瘾疹（肺脾气虚，卫外不固）。

治法：补肺健脾，益卫固表。

方药：玉屏风散加减。生黄芪12g，防风6g，白术10g，川芎6g，地肤子9g，辛夷6g，苍耳子7g，黄芩9g，当归9g，炒麦芽10g，炙甘草3g。7剂，水煎服，每日1剂，分两次口服。

二诊（8月10日）：自诉身痒减轻，皮疹发作次数明显减少，故守上方继服7剂，服法同前。

三诊（9月15日）：诉之前诸症皆愈，1个多月来未再复发，进食芒果时偶有瘙痒，嘱暂时避免进食芒果，守上方，继服3剂。电话随诊，病愈。

按语：荨麻疹西医常予抗过敏治疗，实为治标之法，往往当下有效，但病情反复，难以根治。王晓燕老师认为该病患儿胎禀异常，为特禀体质，主张以调理特禀体质为主。本患儿胎禀不足，脾胃气虚，不足以输布精微物质上承于肺，土不生金，母病及子，肺气亦虚，而致患儿肺脾气虚，卫外不固。肺主皮毛，肺卫不足，屡感风寒，风邪客于肌表，郁于皮毛肌腠之间，内不得疏泄，外不得透达，正邪相搏而致反复发作皮疹、瘙痒；肺开窍于鼻，故晨起喷嚏连连；脾胃气虚，运化失司，故腹胀纳差。治以补肺健脾，益卫固表，方用玉屏风散加减。黄芪益气固表为君；白术健脾益气，助黄芪以加强益卫固表之功，为臣药，二药合用使气旺表实；佐以防风走表而祛风邪，与黄芪、白术相配则补中寓散，且黄芪得防风固表而不敛邪，防风得黄芪，祛邪而不伤正，即所谓补虚而肺卫实，为御风之关键。加辛夷、苍耳子以宣肺通窍；川芎、当归以活血化瘀；地肤子、黄芩以清热利湿、祛风止痒，并防上药温而化热；炒麦芽以健脾消食；甘草以益气补中、调和诸药。

验案二

李某，男，2岁。

现病史：患儿以"全身出现皮疹两周"于2019年3月10日来诊。患儿两周前周身出现皮疹，色红，时隐时现，痒甚。寐欠佳，汗出，未予特殊治疗。查体：患儿四肢、躯干可见团块状皮疹，疹色发红，局部皮肤灼热，瘙痒甚，遇热加重，未见发热、恶寒等证，咽红，纳少，二便调，舌红，苔薄黄，脉浮数。

中医诊断：瘾疹（风热犯表）。

治法：疏风清热，凉血解毒。

方药：消风散合银翘散加减。金银花12g，连翘12g，葛根12g，白芷12g，川芎10g，牡丹皮12g，地肤子12g，白鲜皮12g，蝉蜕5g，苦参6g，防风10g，荆芥穗12g，炙甘草6g。4剂，水煎服，每日1剂，分两次温服。

嘱患儿家长勿让患儿进食辛腥发散之品，尽量勿搔抓皮肤。4天后复诊，皮疹消失，寐安，诸症消失。

按语：患儿腠理不固，感受风热之邪，郁于腠理，血气相搏而发病。皮疹色红，遇热加重，瘙痒甚，咽红，脉浮数均为风热在表之证。治以疏风清热，凉血解毒，予消风散合银翘散加减。方中银花、连翘清热解毒；葛根解肌清热；川芎、丹皮凉血散血清热；白芷、地肤子、白鲜皮、荆芥穗、防风祛风止痒；苦参清热燥湿；蝉蜕疏散风热、透疹；炙甘草调和诸药。诸药合用，以达疏风清热，凉血解毒之效。

验案三

赵某，女，9岁。

现病史：患儿以"周身反复出现块状皮疹1年"为主诉于2018年11月9日来诊。患儿1年前无明显诱因于四肢、躯干、面部出现大片风团，疹色淡红瘙痒，经多方治疗，疗效不显。皮疹夜间尤甚。查体：四肢、躯干可见少许风团，疹色淡红，瘙痒无痛，皮疹高出皮肤表面，面色少华，倦怠乏力，舌质淡红，苔薄白，脉细数。

中医诊断：瘾疹（气血两虚证）。

治法：益气养血，和营固表，祛风止痒。

方药：八珍汤加减（颗粒剂）。当归10g，川芎10g，黄芪10g，党参10g，生地黄20g，白芍10g，茯苓10g，白术10g，白芷10g，葛根7g，羌活7g，防风10g，地肤子10g，白鲜皮

10g，甘草6g。7剂，冲服，每日1剂，分两次温服。

二诊（11月17日）：夜间风团偶发，数量减少，色淡红，仍然时有瘙痒，纳可，二便调。舌淡红苔薄白，脉细数。此为气血渐复，风燥得减，向愈之征。守法继服原方7剂。

三诊（11月25日）：夜晚未再起风团，四肢、躯干、面部均无风团，面色渐润，乏力减轻，饮食、二便调。舌淡红苔薄白，脉细数。予上方减去羌活、地肤子、白鲜皮之风药，继续巩固益气养血、和营固表，治疗1周后停药。

四诊（12月20日）：停药3周期间，未再起皮疹，诸症平和。

按语：患儿瘾疹日久，辨证为慢性荨麻疹气血亏虚型。脏腑气血亏虚，血虚生风生燥而致痒，治疗上当以补虚为主，治以益气养血、和营固表、祛风止痒。方以八珍汤加减。当归、川芎、白芍、生地黄补益阴血；黄芪益气升阳合当归补气生血固表，正所谓"治风先治血，血行风自灭"；茯苓、白术健脾和中，以恢复其运化受纳之功，使气血得生；羌活、白芷、防风、地肤子、白鲜皮祛风止痒，配以葛根提升清阳，甘草调和诸药，则久病可愈。